中医临床必备实用疗法系列丛书

谭同来 总主编

李美珍 曾姣飞 编著

中医清热法

论治法，以法统方，传承精华

勤临证，辨证遣药，守正创新

山西出版传媒集团
山西科学技术出版社

U0295817

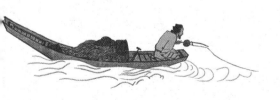

中医临床必备实用疗法系列丛书
编委会名单

总 主 编　谭同来

策 　 划　赵志春

副总主编　李美珍　袁晓红　朱跃芳

编 　 委　（以姓氏笔画为序）

王海波　尹跃兵　朱跃芳　许卫平

孙必强　李　远　李美珍　张咏梅

周文明　赵彦琴　贺云祥　袁晓红

曾姣飞　谭同来

序

　　疗法，即治疗方法，是在辨清证候、审明病因、确定病机、落实病位之后，有针对性地采取的治疗方法，是理、法、方、药重要的一环，是中医临床工作者"一拨其本，诸病悉除"必须掌握的秘钥。

　　法随证立，方从法出。疗法堪为上承辨证，下统方药的至关重要一环，起着承上启下的桥梁作用。随着自然科学的发展，人们对病证的深入研究，理论推演出许多新治法，派生出许多新方剂；从治疗疾病的丰富经验中，自创了许多行之有效的方剂，提炼归纳为许多新治法。无论是理论推演式，还是经验总结式得出的新疗法，这些都是弥足珍贵的，对于中医临床工作者拓宽视野，提高疗效，无不裨益。为此，我们承担了山西科学技术出版社《中医临床必备实用疗法》系列丛书的编撰工作。

　　《中医临床必备实用疗法》系列丛书，分为《中医发汗法》《中医泻下法》《中医清热法》《中医补益法》4部，按概述、分类、适用病证、历代方剂、常用药对、名医案例六部分阐述，体例新颖，以法统方，选方严谨，治方述证，以案证法，环环相扣，如掌观螺，历历在目。丛书可谓是一套内容丰富、专业规范、简明扼要、时代气息强的疗法新书。

"清如秋菊何妨瘦，洁似夏荷不畏染"。面对社会主义经济建设的潮涌浪奔，无论是做理论研究的，还是临床工作者，我们应该不忘初心，"为天地立心，为生民立命，为往圣继绝学，为万世开大平"。这是时代赋予我们一代人的重托。

谭同来，于湘江之滨

目　录

第一章 概 述

清热法，简称清法，是指运用寒凉药物，通过清热泻火、凉血、解毒等作用，以清除体内温热火毒之邪，消除里热证的一种治疗大法，属"八法"之一。清热法在临床中应用非常广泛，在诸多外感及内伤杂病中使用清热法，可达到祛邪排毒、挽危救难的目的，是八法中非常重要的一种治法。

一、清热法的起源与发展

清热法自人们用药治病开始即已使用，古代医者很早就开始使用清热药物治疗疾病，在漫长的医疗实践活动中，历代先贤不断揣摩、探索、归纳、总结，由零碎走向系统，由雏形走向成熟，经历了不断积累，不断丰富，不断完善的一个悠久历程。

（一）秦汉时期

秦汉时期，随着社会生产力的发展，医学知识有了快速的积累，对疾病有了一定的诊断和治疗方法，先秦时期

1

的古代哲学辩证思想，推动了中医学理论体系的构建，出现了许多标志性的名著。对清热法形成贡献较大的医籍主要有《黄帝内经》《伤寒杂病论》，其他尚有《神农本草经》《中藏经》等。

《黄帝内经》（简称《内经》），为秦汉时期中医理论经典著作。《内经》中有许多热证的病因、病机、临床表现的论述，提出了热证的治法，为清热法的形成和发展奠定了理论基础。

（1）概括了火热证病机：《素问·至真要大论》病机十九条指出："诸热瞀瘈，皆属于火"；"诸禁鼓栗，如丧神守，皆属于火"；"诸逆冲上，皆属于火"；"诸躁狂越，皆属于火"；"诸病胕肿，疼酸惊骇，皆属于火"；"诸腹胀大，皆属于热"；"诸病有声，鼓之如鼓，皆属于热"；"诸转反戾，水液浑浊，皆属于热"；"诸呕吐酸，暴注下迫，皆属于热"等，共有 9 条病机涉及火热病证，可见热证在临证中是非常多见的，因而清法的应用是非常广泛的。

（2）明确了热病的治则：《素问·至真要大论》指出"热者寒之""温者清之"，是为清法的治则。

（3）提出了热证组方用药：《素问·至真要大论》曰"热淫于内，治以咸寒，佐以苦辛，以酸收之，以苦发之。""火淫于内，治以咸寒，佐以苦辛，以酸收之，以苦发之。""热淫所胜，平以咸寒，佐以苦甘，以酸收之。""火淫所胜，平以咸冷，佐以苦甘，以酸收之，以苦发之，以酸复之。"为后世创制清法方剂打下了理论基础。

（4）提出了热证的服药法：《素问·五常政大论》有"治热以寒，温而行之；治寒以热，冷而行之"，以及"治温以清，冷而行之；治清以温，热而行之"的记载，后者即是常法，前者则是反佐服法。

《神农本草经》是我国最早的中药学专著。该书记载了365味中药，其中有127味中药属于清法类药，如临证清热常用的石膏、知母、天花粉、栀子、黄芩、黄连、黄柏、龙胆、苦参、连翘等等均来源自《神农本草经》，为后世清热法组方用药提供了依据，奠定了清热法的药物基础。

《中藏经》，为东汉华佗著（后人疑为托名之作）。华氏结合自己丰富的临床经验，创立了阴阳、虚实、寒热。为纲的脏腑辨治体系，立脏腑病气用药式，根据风、气、热、冷、虚诸病邪所引发的脏腑病证，开列针对性系列治疗方，以备诸急。如脏腑热证用药：心风宜服疏冷药地骨皮、青黛、升麻、栀子、大黄、知母等，肝热宜服次冷药秦皮、石决明、百合、黄芩、生地、黄连、天冬等等，对后世脏腑热证立法组方有所启示。

《伤寒杂病论》，为东汉著名医家张仲景所著。《伤寒杂病论》被后世誉为"方书之祖"，其所采用治法被称为"众法之宗"。张氏在《内经》理论指导下，结合自己临床实践，创立了六经辨证论治体系，据证立法，依法组方，创制了不少治热性病证的方剂，"方中蕴法"，为清热法的形成和发展奠定了临床基础。张氏虽重视伤寒病证的治疗，但其治为广义之伤寒，其中清法应用有不少，且为后代留下了诸多疗效卓著的清热名方，如白虎汤、竹叶石膏汤、黄芩汤、白头翁汤、栀子豉汤、葛根黄芩黄连汤等等。《伤寒论》在阳明篇中所论清法内容颇多，在太阳、少阳、少阴、瘥后劳复诸篇中均有清法的灵活应用，在《金匮要略》中亦有不少清法的应用。概括有以下几个方面：

（1）清热除烦法：张仲景创制了清热除烦的栀子豉汤。如《伤寒论》第76条："发汗吐下后，虚烦不得眠，若剧者，必反覆颠倒，心中懊恼，栀子豉汤主之。若少气者，栀子甘草豉汤主之；若呕者，栀子生姜豉汤主之"；375条："下利后更烦，按之心下濡者，为虚烦也，宜栀子豉汤"；《金匮要略·呕吐哕下病脉证治》第44条："下利后更烦，按之心下濡者，为虚烦也，栀子豉汤主之"等等。上述诸条论述了无形热邪扰于胸中，出现心烦或不眠甚或心中懊恢，用清宣郁热之法治之，用栀子豉汤，方中栀子苦寒清热泻火以除烦，淡豆豉辛凉宣散郁热以除烦，二药合用，清宣郁热以除烦。

（2）清肺平喘法：张氏所创制的麻黄杏仁甘草石膏汤采用了清肺平喘法。《伤寒论》63条："发汗后，不可更行桂枝汤。汗出而喘，无大热者，可与麻黄杏仁甘草石膏汤"；《伤寒论》162条："下后，不可更行桂枝汤；若汗出而喘，无大热者，可与麻黄杏子甘草石膏汤。"此二条论述了汗后、下后，外邪化热入肺，邪热壅闭于肺，迫津为汗，肺失宣降而致喘咳，采用辛凉宣泄、清肺平喘之法，方用麻黄杏仁甘草石膏汤。方中用石膏清泄肺热，麻黄宣肺平喘，杏仁降肺止咳平喘，甘草调和诸药，合奏辛凉宣泄，清肺平喘之功。

（3）清热利咽法：《伤寒论》第311条："少阴病，二三日，咽痛者，可与甘草汤；不差，与桔梗汤。"张氏对外邪侵袭少阴经之咽喉疼痛，采用清热利咽法，咽喉轻度红肿，用一味清热的生甘草即可，重者加利咽之桔梗。

（4）清热泻火法：对于伤寒之邪入里化热入阳明，采用清热泻火之法治疗，创制了白虎汤，方中石膏配知母，相须为用，清热泻火力强，粳米、炙甘草益气和中、生津。如《伤寒论》219条："三阳合病，腹满，身重，难以转侧，口不仁，面垢，谵语，遗尿；发汗则谵语；下之则额上生汗，手足逆冷；若自汗出者，白虎汤主之"；350条"伤寒脉滑而厥者，里有热，白虎汤主之。"

（5）清热泻火、益气生津法：对于火热炽盛、热伤气津，张仲景则采用清热泻火、益气生津之法治之，方用白虎加人参汤。如《伤寒论》26条："服桂枝汤，大汗出后，大烦渴不解、脉洪大者，白虎加人参汤主之"；168条："伤寒若吐若下后，七八日不解，热结在里，表里俱热，时时恶风，大渴，舌上干燥而烦，欲饮水数升者，白虎加人参汤主之"；《金匮要略·痉湿暍病脉证治第二》："太阳中热者，暍是也。汗出恶寒，身热而渴，白虎加人参汤主之。"等等。

（6）清热生津、益气和胃法：伤寒之后，余热未清，热扰心神，余热扰胃，胃失和降，采用清热生津、益气和胃之法，用白虎汤化裁，选药石膏、竹叶、半夏、麦门冬、人参、粳米、甘草组合而成，方名竹叶石膏汤。如《伤寒论》397条："伤寒解后，虚羸少气，气逆欲吐，竹叶石膏汤主之。"

（7）清心泻火、凉血止血法：对心火亢盛，扰乱心神，迫血妄行所致心烦不安、吐血衄血，采用清心泻火法，使火降血止，用黄芩、黄连配大黄之泻心汤治疗。如《金匮要略·惊悸吐衄病篇》第17条："心气不足，吐血，衄血，泻心汤主之。"

（8）清热止利法：对于热入阳明所致的下利证，则采用清热止利法，方用葛根芩连汤。如《伤寒论》34条："太阳病，桂枝证，医反下之，利遂不止。脉促者，表未解也；喘而汗出者，葛根黄芩黄连汤主之。"另外，张氏还创制了黄芩汤以治利，如《伤寒论》172条："太阳少阳合病，自下利者，与黄芩汤"，对少阳胆火郁不伸，内迫阳明大肠所致下利或兼呕吐，则用清少阳胆热的黄芩为主组成的黄芩汤以治疗，本方能清少阳胆热，坚阴止利。

（9）清热燥湿、凉肝解毒法：对肝经湿热下迫大肠或大肠湿热下注所致里急后重、下痢脓血，渴欲饮水之症，张氏采用清热燥湿、凉肝解毒之法，方用白头翁、黄柏、黄连、秦皮组合而成的白头翁汤。如《伤寒论》371条："热利下重者，白头翁汤主之。"

（10）清热养阴法：素体阴虚阳亢，外邪从阳化热而致心烦不眠，口燥咽干，舌红少苔，脉细数，此阴虚火旺、心肾不交之证，张仲景用清热滋阴、交通心肾之法，方用黄连、黄芩、芍药、鸡子黄、阿胶组成的黄连阿胶汤。如《伤寒论》303 条："少阴病，得之二三日以上，心中烦，不得卧，黄连阿胶汤主之。"另外，百合知母汤、百合地黄汤等也有清热养阴之功。

（11）清热化痰开结法：伤寒表邪入里化热，与痰邪结于心下致心下痞闷，按之则痛，用清热化痰开结之法，由苦寒清热之黄连，配辛温化痰开结的半夏及清热化痰的栝楼组方，辛开苦降，化痰散结。如《伤寒论》138 条："小结胸病，正在心下，按之则痛，脉浮滑者，小陷胸汤主之。"

（12）清热止呕、益气安中法：产后乳汁去多，阴血不足，中气亏虚，虚火内扰，胃气上逆，采用清热止呕、益气安中法，药用石膏、竹茹、白薇、桂枝、甘草组成竹皮大丸。如《金匮要略·妇人产后病脉证治》："妇人乳中虚，烦乱呕逆，安中益气，竹皮大丸主之。"

（13）清泄湿热退黄法：张仲景治黄疸除了清利湿热的茵陈蒿汤外，还有清泄湿热的栀子柏皮汤。对湿热郁蒸三焦发黄，无汗或但头汗出，小便不利，心烦懊侬，采用清泄湿热退黄法，用栀子、黄柏、甘草组合成方。如《伤寒论》261 条："伤寒身黄发热，栀子柏皮汤主之。"正如《医宗金鉴·订正伤寒论注》云："伤寒身黄发热者，设有无汗之表，宜用麻黄连轺赤小豆汤汗之可也；若有成实之里，宜用茵陈蒿汤下之亦可也。今外无可汗之表证，内无可下之里证，故惟宜栀子柏皮汤清之也。"

（14）清热解毒法：对于感染虫毒之狐惑病，张氏用清热解毒法，用甘草泻心汤、赤小豆当归散、升麻鳖甲汤等方治之。如《金匮要略》百合狐惑阴阳毒病脉证治第三："狐惑之为病状如伤寒，默默欲眠，目不得闭，卧起不安，蚀于喉为惑，蚀于阴为狐，不欲饮食，恶闻食臭，其面目乍赤、乍黑、乍白，蚀于上部则声喝，甘草泻心汤主之。蚀于下部则咽干，苦参汤洗之。蚀于肛者，雄黄熏之。病者脉数无热微烦，默默但欲卧，汗出，初得之三四日，目赤如鸠眼，七八日，目四眦黑。若能食者，脓已成也，赤小豆当归散主之。阳毒之为病面赤斑斑如锦纹，咽喉痛，唾脓血。五日可治，七日不可治，升麻鳖甲汤主之。阴毒之为病面目青，身痛如被杖，咽喉痛，五日可治，七日不可治，升麻鳖甲汤去雄黄蜀椒主之。"

总之，医圣张仲景的《伤寒杂病论》是理、法、方、药完备的医学巨著，其清法使用，据证而立，依法组方，为清热法完整体系的形成奠定了实践基础。

（二）魏晋南北朝时期

魏晋南北朝时期，名医辈出，总结经验，著书立说之风亦甚盛行。对清热法有所贡献的主要是《小品方》和《肘后备急方》。

《小品方》为南朝宋齐间著名医家陈延之著。曾为唐代习医必读之书，与《伤寒杂病论》齐名，可惜原书宋以后散佚，残文散见于《肘后备急方》《备急千金要方》《外台秘要》等医籍中。《小品方》卷六论述四时伤寒、时行温病等内容最为作者所倚重，谓"中其秘要者，是第六一卷。治四时之病……终极为最要。"在《小品方》卷六中，分别介绍伤寒、温病、天行病的论治方法。陈氏认为外感寒温有别，因而治法各异，倡导"时行瘟疫为异气说"。陈氏还发现温病并非全由寒邪所致，另有冬令感温、伏而后发者，提出了"冬温毒伏发"，丰富了外感热病的内容。外感病用清法的特点，体现在以下三方面：一是善用清热解毒法，且常配辛散透达药以宣泄邪毒，如漏芦连翘汤（漏芦、连翘、黄芩、麻黄、白蔹、升麻、甘草、大黄、枳实）；二是清热泻火，如大黄汤（大黄、黄连、黄柏、栀子）；三是清热凉血，如芍药地黄汤（芍药、生地黄、牡丹皮、犀角）（此即《备急千金要方》收录并改名的犀角地黄汤）。陈氏尤重清泄解毒，陈氏之论，对后世认识、区分、治疗伤寒、时行、瘟疫极有帮助，极大地丰富了清热解毒法内容。另外，在妇科方面清法的应用有两个特点：一是较张仲景增加了清热安胎法，载有三首清热安胎方，苎根汤、安胎止痛汤及一首治母有劳热，动胎，胎不安，去血，手足烦方（生甘竹皮、当归、芎、黄芩）；二是专药清热凉血治崩漏，如以生蓟根汁或生地黄汁治疗血热崩漏。

《肘后备急方》，为晋朝医家葛洪所作，为现存最早的急症诊治专著，记载了多种传染病引起的急性病症，大量搜集了民间的清法方剂，丰富了清法的内容。葛洪所处时期，因战乱，倡简约，其所载之方多"简、便、廉、效"，其中很多内服、外用之方用治热病。青蒿、常山治疟为其首创，如其所载"青蒿一握，以水二升，渍绞取汁，尽服之"，为治疟有效单方，诺贝尔获奖者屠呦呦所带领的科研团队正是在此启发下，研制出了新型抗疟药青蒿素，挽救了全球特别是发展中国家数百万人的生命，其功不可没。另外，卷二的一无名方，治伤寒六七日，热极，心下烦闷，狂言见鬼，其方为"黄连三两，黄柏黄芩各二两，栀子十四枚"，此即为后世广泛使用的黄连解毒汤，用治三焦火毒热盛之证显效。治消渴用栝楼根、麦冬、知母、人参、苦参、土瓜根捣筛，以牛胆汁和为丸，苦寒清热与甘寒养阴之品相伍，清热泻火与滋阴生津并用，对后世用清法治消渴证有借鉴作用。

（三）隋唐时期

隋唐时期，医学理论与技术，随着这一时期政治、经济、文化的发展而有新的提高，出现了众多名医名著，在清热法方面有所成就的主要是《千金要方》《千金翼方》。

《千金要方》《千金翼方》为初唐著名医家孙思邈所著。孙氏在时行温疫证治方面，创立了四时五脏阴阳毒的辨证纲领，将四时瘟疫与病发于五脏联系起来，阐发其病机与证治。如春三月的"青筋牵病"，属肝腑藏温病阴阳毒，以发热、项直、背强等为特点；秋三月的"白气狸病"，属肺腑藏温病阴阳毒，以体热生斑、或暴呕逆、气喘引饮为特点。其对温疫病的论述，对后世温病学的发展产生了影响。对伤寒温病的治疗，重在苦寒清热解毒，《千金方》治热毒常不离黄连、黄柏、苦参、栀子等。孙谓："凡除热解毒，无过苦酢之物，故多用苦参、青葙、艾、栀子、葶苈、苦酒、乌梅之属，是其要也。热盛非苦酢之物不解。热在身中，既不时治，治之又不用苦酢之药，如此，救火不以水也。今诸疗治，多用甘、辛、姜、桂、人参之类，此皆贵价不常有，比行求之，转以失时。而苦参、青葙、葶苈、艾之属，所在尽有，除热解毒最良。得病内热者，不必按药决也，便以青葙、苦参、艾、苦酒疗之。"用药反对用价高难求辛温之姜、桂、人参，配伍汗下养阴法，倡清法与他法结合。孙氏两书辑录了7500余首方，集唐以前方书之大成，书中有大量清法的方药，许多清热方至今仍为临床常用，如清肺化痰排脓治肺痈的苇茎汤（苇茎、薏苡仁、冬瓜子、桃仁），治疟经数年不愈的栀子汤（栀子、常山、车前叶、秫米）等等。除内服药物外，还采用其他方法以祛邪退热：

（1）外洗以退热（清热）：如取李叶、柳枝单味药浴洗退热。

（2）粉身法：如用十物寒水石散治少小身体壮热，不能服药（寒水石、芒硝、滑石、石膏、赤石脂、青木香、大黄、甘草、黄芩、防风、川芎、麻黄根，上各等份，合治下筛，以粉一升，药屑三合相和，复以筛筛之，以粉儿身，日三）。

（3）膏摩法：治少小新生肌肤幼弱，喜为风邪所中，身体壮热，或中大风，手足惊。甘草防风（各一两）、白术桔梗（各二十铢）、雷丸（二两半），上五味咀，以不中水猪肪一斤煎为膏，以煎药，微火上煎，消息视稠浊，膏成，去滓，取如弹丸大一枚，炙手以摩儿百遍，寒者更热，热者更寒，小儿虽无病，早起常以膏摩囟上及手足心，甚辟风寒。

（4）灌肠法：孙思邈将灌肠法作为治疗疳湿痢的主要方法使用。调治疳湿痢应"以药吹灌下部"。《疳湿痢第九》载"治疳湿不能食，身重心热脚冷百节疼痛"，用黄芩、芍药、苦参、甘草、当归、蜀椒、甘松、青黛、熏黄、豉、葱白、东引桃根，盐，"十五味咬咀，以水一斗八升，煮约四升，分为三二分，一度灌一分，汤如人体，然后著麝香、猪胆一枚即灌，灌了作葱豉粥食之。后日更将一分如前灌之，十日忌生冷毒物等，但是油腻、酱、乳、醋三十日忌之大佳"。将灌肠的用药、煎煮法、用量、时间次数，甚至灌肠后调护都说得明明白白。这说明孙氏对灌肠疗法运用自如，经验丰富。这些外治退热法，是治法上的创新，为清法注入了新的内容。

（四）宋金元时期

宋金元时期，学术争鸣，诸多有创新精神的医家，对外感、内伤病证进行了系统的研究，提出了新的理论、见解，相应的在治法上有所突破、创新，在清热法方面有贡献的有钱乙、庞安时、刘完素、罗天益、朱丹溪、戴思恭等医家学者。

钱乙，为宋朝著名医家，善治小儿疾病，其代表作为

《小儿药证直诀》。其对清法的贡献表现在以下几方面：

（1）提出了清脏腑热证，创制了一些清脏腑热方剂。钱乙创建了儿科五脏辨证纲领，认为小儿热证居多，因小儿脏腑虽柔弱，但生机勃勃，阳气相对较为旺盛，感邪后易从热化，临床多见阳热亢盛的实热证，或由此所致的阴津亏损的虚热之证，故五脏热证居多，首次提出了清脏腑热证。书中载有：心气热，导赤散（生地、木通、生甘草、竹叶）主之；心实热，泻心汤（单味黄连）主之；心虚热，用生犀散（生犀末、地骨皮、赤芍药、柴胡根、干葛、炙甘草）；肝实热，泻青丸（当归、龙脑、川芎、山栀子仁、川大黄、羌活、防风）主之；脾实热，泻黄散（藿香叶、栀子仁、石膏、甘草、防风）主之；邪热伤脾，用玉露散（寒水石、石膏、甘草）；肺实证，泻白散（地骨皮、桑白皮、炙甘草）或甘桔汤（甘草、桔梗）主之等等。其中导赤散、泻青丸、泻白散、泻黄散等诸多清法名方为后世医家治内儿科病证所常用。这些治法方药为脏腑热证治法组方奠定了基础。

（2）提出"凉泻法"治急惊风。钱乙首次揭示了小儿急慢惊风的病因病机，对急惊风，认识到急惊风是心肝热盛风生所致，谓"小儿急惊者，本因热生于心。身热面赤引饮，口中气热，大小便黄赤，剧搐也，盖热盛则风生，风属肝，此阳胜阴虚也。"治疗上提出"急惊合凉泻"，用泻青丸泻肝火，用泻心汤、导赤散以泻心火，痰热所致者则用利惊丸等，这些方药甚合病机，验之有效，为后世治热极生风证以启示。

（3）主张"外疏内清"法治小儿疮疹。钱乙提出小儿疮疹多因"外感天行，内蕴热毒"所致，治疗当"温凉药治之，不可妄下及妄攻发。""有大热者，当利小便，有小热者，宜解毒。"以使疹毒外疏内清，不至邪毒内陷，用方紫草散（钩藤、紫草茸各等份），为后世治疮疹积累了经验。

（4）倡"甘寒清热"法。钱乙对小儿热证用药，考虑小儿体质特点，用药喜甘寒柔润之品，如生地、地骨皮、桑白皮等，不喜用苦燥之黄芩、黄连，以防其苦燥伤阴，对甘寒清热法有很好的发挥。

庞安时，北宋医家，对清法亦有不少贡献。庞氏明辨伤寒与温病的关系，使温病脱离了伤寒的范畴。在其《伤寒总病论》中，明确提出伤寒与温病分治，曰："四种温病，败坏之候，自王叔和后鲜有明然详辨者，故医家一例作行汗下……温病若作伤寒，行汗下必死。伤寒汗下尚或错谬，又况昧于温病乎。天下枉死者过半，信不虚矣。"并确定了治法方药。在治疗上有以下特点：

（1）注重清热解毒：对天行温病，针对起病急、传变快、病势重的特点，主张初起即用大剂量石膏、寒水石、栀子、黄芩等大清气分热毒，甚则直接用大青叶、生地、玄参凉血解毒，以救危变。

（2）善于将清法与他法结合。使用清法配合汗法、下法、补法等，以宣邪、泄毒，使邪有出路，且结合补法，以补温毒所伤之气阴，且能扶正祛邪，如所创制的柴胡地黄汤（柴胡、生地黄、香豉、生姜、石膏、桂枝、大青叶、白术、芒硝、栀子仁）和石膏地黄汤（石膏、生葛根、麻黄、玄参、知母、栀子仁、黄芩、大青、地黄）等等。这对后来者治外感病传染性疾病以启迪。

刘完素，金元医家，"寒凉派"的代表，其对热病的理解和清热法的创新，很有成就，是值得书写的一位名医。其对清热法的贡献有以下两方面：

（1）提出了诸多外感内伤病证用清法的理论依据。刘完素在病因病机上提出的"六气化火说""五志过极皆为火热"论，为后世用清法或他法结合清法治外感及内伤杂病的理论依据。刘完素所处的时代，正值《太平惠民和剂局方》刊行、流传广泛之时，"官府守之以为法，医门守之以为业，病者持之以立命，世人习之以成俗"，人们崇尚温燥，甚至滥用温燥，导致了严重的不良后果，许多疾病因此加重甚至死亡，刘完素则敢于冲破陋习，创立新说。他认真研习《内经》，加以补充发挥、创新，遵古不泥古，在其所著《素问玄机原病式》中补充了病机"诸涩枯涸，干劲皴揭，皆属于燥"，完善了《内经》的六气病机学说，也为后世采用"甘寒养津法"治燥证提供了依据。刘完素对《素问》病机十九条属于火热病的范畴共计扩大为57种，以之说明火热致病的广泛性。对《内经》火热病机加以演绎发挥，形成了"六气化火"说及"五志过极皆为火热"论。刘氏的"六气皆从火化"论，认为火热为病能相兼各气，各气为病又都能同化转归为火，同时火热又能衍生各气，在火与其他各气的转化方面，以六气化火为主，其余为次。刘完素认为火、热是导致多种热性病的主要原因，火热之邪在多种疾病中占有重要地位，揭示了火热之邪对人体的伤害。刘完素在重视"外感火热论的同时"，对内伤情志致病亦有自己独特见解，认为五志劳伤，气机失调，久而化火，曰"五藏之志者，怒、喜、悲、思、恐也。若志过度则劳，劳则伤本藏，凡五志所伤皆热也"。另外，对中风病证，打破传统的外风所致认识，认为是"将息失宜而心火暴甚，肾水虚衰不能制之，则阴虚阳实而热气怫郁，心神昏冒，筋骨不用，而猝倒无所知"（《素问病机气宜保命集》），在治疗上注重清心火、养肾水等等。这些理论为后世治外感病及内伤杂病用清法提供了理论依据。

（2）治法方药方面：善用寒凉，创制一批清法名方。刘完素在病机上倡导火热论，在治疗上善用寒凉，提出"经所谓发表不远热，攻里不远寒，余自制双解通圣辛凉之剂，不遵仲景法桂枝麻黄发表之药，非余自炫，理在其中矣。故此一时，彼一时，奈五运六气有所更，世态居民有所变，天以常火，人以常动，动则属阳，静则属阴，内外皆扰，故不可峻用辛温大热之剂，纵获一效，其祸数作，岂晓辛凉之剂，以葱白盐豉，大能开发郁结，不惟中病令汗而愈，免致辛热之药，攻表不中，其病转甚，发惊狂衄血斑出，皆属热药所致。故善用药者，须知寒凉之味况，兼应三才造化通塞之理也。"对于热邪在表者，用石膏、滑石、葱白、豆豉等辛凉解表法；里热炽盛证，重视清热解毒法，善用黄连解毒汤，或清下结合，将黄连解毒汤与承气汤合用以苦寒攻下，清泄火热；表里同病者，创表里双解法。刘完素打破了温药发表、先表后里的治法成规，首创辛凉解表法和表里双解法，为温热病的治疗开辟了新的方法与思路。除了防风通圣散、双解散外，刘完素还创制了芍药汤、六一散、益元散、碧玉散、鸡苏散等一批清热名方。刘完素学术上倡导"火热论"，擅用寒凉治法，为清法的发展作出了巨大的贡献，也为后世温病学派的形成和发展奠定了重要基础，正如后人所谓"伤寒宗仲景，热病崇河间"。

罗天益，元代医家。对三焦气血寒热的辨证治法作了专门的发挥，首倡三焦寒热之辨治，"别三焦辨气血，泻热除寒"，为后世温病学家之三焦辨证打下了基础。在其著作《卫生宝鉴》中，对热证按三焦气血辨证，分为六类：

（1）上焦热：采用清热解毒、泻火通便之法，以凉膈散、龙胆鸡苏散、洗心散等为主方。

（2）中焦热：采用泻火解毒、调和脾胃之法，以调胃承气汤、泻脾散、贯众散等方为主。

（3）下焦热：采用泻火清热，补阴润燥之法，以大承气汤、三才封髓丹等为主方。

（4）通治三焦甚热：采用泻火清热之法，以三黄丸、黄连解毒汤等方为通治之方。

（5）气分热：采用清热泻火、生津止渴之法，以白虎汤、柴胡饮子等方为主方。

（6）血分热：采用清热凉血、泻火破瘀之法，以桃核承气汤、清凉四顺饮子等方为主方治之。拓展了清法的应用范围。

朱丹溪，金元时期"滋阴派"代表医家，所著《格致余论》倡导"阳有余，阴不足""相火论"。认为"阳有余、阴不足"是自然界的普遍现象，人体亦同样存在着阳有余阴不足，谓"人之阴阳动多静少""人之阴精难成易亏""人之相火易夺阴精"。对火热病证的治疗，从三方面论治：

（1）实火可泻。火盛于内，耗伤阴血，治当苦寒直折其火，即实火可泻，常用黄连解毒汤或硝黄等治之。肝经火旺，则用其所创制的左金丸等等。

（2）火郁当发：用李东垣的泻阴火升阳汤、升阳散火汤治之。

（3）虚火可补。若中气不足，药用甘寒；而阴虚火动，则滋阴降火。在火热病证的治疗方面，创建了"滋阴降火"之法，创制了名方大补阴丸，方用熟地、龟板滋阴补肾以制火，黄柏、知母清虚热虚火以存阴。此方为清补结合之代表方，为清法与他法结合治病疗疾增添新的内容。

戴思恭，元末明初医家。对丹溪学说有发挥，治疗有所补充。指出："火之为病，其害甚大，其变甚速。"治火，辨其虚实采用甘温以除之、甘寒以降之、咸冷以折之、壮水以制之、温热以济之、升散以发之等法。对实火证主张用苦寒之味以治之。

王安道，明代医家，著有《医经溯洄集》。王氏明确提出伤寒与温病的区别，并认为病机不同，初起治法亦有别，王氏认为：伤寒即发于冬令寒冷之时，而寒邪在表，闭其腠理，故非辛甘温之剂，不足以散之，此仲景桂枝、麻黄等汤之所以必用也；温病热病后发于天令暄热之时，怫热自内而达于外，郁其腠理，无寒在表，故非辛凉或苦寒或酸苦之剂，不足以解之。王安道提出温病的病机是里热外达，其治疗以清里热为主，而解表兼之。由此温病从伤寒体系中独立出来。

（五）明清时期

明清时期，中医理论日渐成熟，加之温病学家对温热类疾病证治的逐步完善，此时为清热法发展乃至渐趋成熟时期，其中对清热法贡献较大者有吴有性、程钟龄、叶天士、吴鞠通等，缪希雍、喻昌、戴天章、余师愚、王泰林、王士雄等亦作出了不小贡献。

缪希雍，明朝医家。在其著作《本草经疏》中提出："伤寒古今时地不同因之六经治法宜异"，认为今时南方热病，医者当师仲景意而变通之，因时因人因地灵活变通运用，并认为"伤寒易于热化"。缪氏从临床实践中认识到，南方气候温暖，多温热之病。认为外感伤寒六经中，以热证为多，尤以阳明证多，因外邪多从口鼻而入。《先醒斋广笔记·寒》中曰"伤寒温疫，三阳证中往往多带阳明者，以手阳明经属大肠，与肺为表里，同开窍于鼻；足阳明经属胃，与脾为表里，同开窍于口。凡邪气之入，必从口鼻，故兼阳明证者独多。"因而缪氏对外感热病的治疗，重视阳明，主张用清法，善用辛凉、甘寒清气之法，方药喜用白虎汤、竹叶石膏汤，尤擅用辛甘大寒之石膏，且用量较大。遵《神农本草经疏·石膏》之说："发斑、发疹之要品，起死回生，功同金液。若用鲜少，则难责其功。"认为石膏辛能解肌，甘能缓热，大寒而兼辛甘，则能除大热。对伤寒温病的治疗，强调速逐热邪。因温邪为阳邪，易耗竭阴液，且因热邪传变迅速，易犯营血。这些见解体会，对外感热病的治疗及温病体系的形成均有较大贡献，对清法的应用有所拓展。

吴有性，明末清初医家，著有《瘟疫论》。吴氏所处时代，因战争不断，疫病流行，对医家临证经验积累，认真思考，不断探索，著成《瘟疫论》。吴氏对瘟疫病的发生、发展、演变以及治疗的原则、方法进行了全面的阐述。在病因上：认为瘟疫非六淫所感，而是杂气。并深刻认识到杂气致病具有传染性、流行性和散发性，《瘟疫论·杂气论》"此气之来，无论老少强弱，触之者即病。""其时村落中偶有一二人所患，虽不与众人等，然考其证，甚合某年某处众人所患之病，纤悉相同，治法无异。"在病机上：提出"邪伏膜原之说"。在治疗上：初期认为不宜汗下，而宜疏利表气，驱除伏邪，用自制达原饮（槟榔、厚朴、草果、知母、芍药、黄芩、甘草）。若邪游溢于经，出现三阳经见证，则应"随经引用，以助升泄"，则用其所创制的三消饮

（槟榔、厚朴、草果、知母、芍药、黄芩、甘草、大黄、葛根、羌活、柴胡、生姜、大枣）；中期采用"九传治法"；后期治疗宜养阴清余邪，大多用清燥养荣汤（知母、天花粉、当归身、白芍、地黄汁、陈皮、甘草，加灯芯煎服）。吴氏之《瘟疫论》是继《伤寒论》之后一部重要的论述外感传染病的专著，在外感病、传染病学上有重要的地位，其创立的疏利膜原、分消表里的治则治法及所创制的达原饮、三消饮等方剂，为清法的发展作出了重要的贡献。戴天章曾感慨："吴又可先生贯穿古今，揭明于中天矣。"

喻昌，明末清初医家。对清法的贡献主要有两点：一是倡用"甘凉滋润"法以治燥，用清法注意护胃气，"清而不伤胃"。喻氏的主要医学理论为"秋燥论"，所论之燥包括温燥与凉燥，但以温燥为主，认为燥成则从火而化为热，治疗忌辛散、不宜苦寒，以免伤津，主张采用甘凉滋润之法，创制了清燥救肺汤（桑叶、石膏、甘草、人参、胡麻仁、麦门冬、杏仁、阿胶、枇杷叶）。以润制燥，重视护胃气，"今拟此方，命名清燥救肺汤，大约以胃气为主，胃土为肺金之母也。"清燥热用甘寒的桑叶、石膏，且在方中重用人参、甘草，而不用天冬、知母及其他苦寒药。他分析"天门冬虽能保肺，然味苦而气滞，恐反伤胃阻痰，故不用也；知母能滋肾水清肺金，亦苦而不用"，注意护胃，培土生金。喻氏的"清而不伤胃"之治法用药观，对后人有启示，吴鞠通的桑杏汤即是在清燥救肺汤基础上化裁而成。二是使用逐秽解毒法，从三焦立论以辨治温疫。在其所著

《尚论篇·详论温疫以破大惑》中提出："邪既入，急以逐秽为第一要义。上焦如雾，升而逐之，兼以解毒；中焦如沤，疏而逐之，兼以解毒；下焦如渎，决而逐之，兼以解毒。"这对后学治温病使用逐秽解毒法有指导意义，也极大地丰富了清法的内容。

周扬俊，清朝医家，著有《温热暑疫全书》。在其著作中论述了温病、热病、暑病、疫病的各种证候及治法。《温热暑疫全书·自序》曰"凡病伤寒最重，温热尤烈，伤寒仅在一时，温热暑疫，每发三季，为时既久，病者益多。"卷一温病方论中，辑录共34方，其中33方为清热解毒方，卷二热病方，共22方，19方为清法之方，卷三31方，均为清法之方。其所著虽多辑录前人之言，但有自己的见解、体会，对后学有启迪，对清法亦有贡献，叶天士曾从师于周氏。

戴天章，清朝温病学家，著有《广瘟疫论》。对清法贡献有以下几点：

（1）寒凉直折治温病。戴氏对瘟疫的治疗，列出了汗、下、清、和、补五法，但认为清法为基础治法，清法包含内容亦很广，且宜与他法结合使用，谓"时疫为热证，未有不当清者也。其在表宜汗，使热从汗泄，汗法亦清法也；在里宜下，使热从下泄，下法亦清法也。若在表已得汗而热不退，在里已下而热不解，或本来有热无结，则惟以寒凉直折以清其热而已，故清法可济汗、下之不逮，三者之用，可合而亦可分。时疫当清者十之六七，则清法不可不细讲也。"

（2）用清法辨病邪深浅以施治。"凡清热之要，在视热邪之浅、深。热之浅者在营卫，以石膏、黄芩为主，柴胡、葛根为辅；热之深者在胸膈，花粉、知母、楼仁、栀子、豆豉为主。热在肠胃者，当用下法，不用清法，或下而兼清亦可。热入心包者，黄连、犀角、羚羊角为主。热直入心脏，则难救矣，用牛黄犹可十中救一，须用至钱许，少则无济，非若小儿惊风诸方，每用分许即可有效。"

（3）列出了清法的适应证。戴氏列出了清法的适应证，谓"当清诸症，详列于下：热在营卫证，身热汗自出，不恶寒反恶热，身重，头面项红肿，周身红肿，斑疹，鼻孔干，唇燥，烦躁，遗尿，舌苔白；热在胸膈……"对里证共列了38条：烦躁、呕、咳、渴、口苦、口甘、唇燥、齿燥、鼻孔干、耳聋、鼻如烟煤、鼻孔煽张、咽干、咽痛、舌燥、舌强、舌卷短、胸满痛、胁满痛、腹满痛、少腹满痛、自利、便血、便脓血、大便闭、小便不利、小便黄赤黑、小便多、遗尿、囊缩、多言、谵语、狂、善忘、沉昏、循衣摸床撮空、多睡、身冷呃逆、吐蛔等。并阐述其证治方药，对于这些病证，大多采用清法或清法与下法结合，以清泄里热。

（4）治法用方善吸收各家所长，并自制一些清法方剂。戴氏用清法治瘟疫，方药的应用善吸收各家所长，不拘门派，临证加减，为其所用，常用方如白虎汤、达原饮、黄芩汤、普济消毒饮、白虎加苍术汤、黄连解毒汤、犀角地黄汤等等。自创参胡三白汤（人参、白术、柴胡、白芍、白茯苓）、葛根葱白汤（葛根、芍药、知母、川芎，加葱白、生姜煎）、白虎举斑汤（石膏、知母、甘草、人参）、犀角大青汤（犀角、大青叶、元参、甘草、升麻、黄连、黄芩、黄柏、山栀）、柴葛五苓散（柴胡、葛根、茯苓、泽泻、猪苓、白术、桂枝）5 首方，其中白虎举斑汤、犀角大青汤清热作用较强。当然，其中个别方，稍偏温燥，临证应用当据证甄别使用。戴天章在温病的治疗中重视清法，同时辨证用药又重视热证的深浅，理法方药结合，对后来叶天士等温病学家治温病用法"到气方可清气""入营犹可透热转气"等治则治法的酝酿形成均有很大的启示作用，为清法的临证应用增添了内容。

程钟龄，清代医家。程钟龄集三十年临证经验，编著了《医学心悟》，突出贡献是提出了医门八法论。历代医家在临床实践中，探索出了多种治病方法，程氏加以概括、提炼、总结，提出了"八法"，其在《医学心悟》中说："论病之源，以内伤外感四字括之。论病之情，则以寒热虚实表里阴阳八字统之。而治病之方，则又以汗、和、下、清、吐、消、温、补八法尽之。"此八法为治疗之大法，是程钟龄从高层次治疗大法角度，根据历代医家对治法的归类总结出来的，有提纲挈领，执简驭繁的作用，为后人所遵从。程氏对每一治法概念、使用注意等都论述极为透彻。对清法的论述总结如下：

（1）论述了清法的概念、理论依据。《医学心悟》言"清者，清其热也。脏腑有热则清之。经云：热者寒之是已。"

（2）提出热证居多，清法当常用，指出了清法的适应证、变证。如在《医学心悟》中说"夫六淫之邪，除中寒、寒湿外，皆不免于病热。热气熏蒸，或见于口舌、唇齿之间，或见于口渴、便溺之际，灼知其热而不清，则斑黄狂乱，厥逆吐衄，诸症丛生，不一而足。此当清不清之误也。"

（3）提出了清法的使用注意。"然有当清不清误人者，有不当清而清误人者，有当清而清之不分内伤外感以误人者，有当清而清之不量其人、不量其症以误人者，是不可不察也。"这些论述，使清法理论渐趋成熟。

杨栗山，清代医家，著有《伤寒温疫条辨》，提倡"宣郁泄热"治温病。杨氏认为杂气入侵，"中焦受邪，则清浊相干，气滞血凝不流……"其酿变在中焦，流布于上下，故治宜宣通三焦之气机，清泄三焦之热毒，使内郁之热毒得以从内外上下而分消。其所创的升降散为宣郁泄热之主方。杨氏治温重视"宣郁、泄热、解毒"，认为温病怫热内郁，里热炽盛，非泻则清，非清则泻，给郁伏三焦之邪热外泄之机。对温病的治疗尤其注重泄热解毒，《伤寒温疫条辨》所载15首方，除升降散、芳香饮外，基本上都合用了黄连解毒汤，芩、连为必用之品。杨氏很好诠释了清法中的泄热解毒法。

余师愚，清朝医家，著有《疫疹一得》，详论疫病斑疹的病源、色泽、形态以及治疗和预后转归。认为运气失常，运气变衍为火毒，火毒入于胃，敷布十二经所致，是为疫疹之病因病机，对疫疹的治疗强调清热解毒。常用方为凉膈散加减而成的清心凉膈饮（后世称为余氏清心凉膈散）及自创方清瘟败毒饮。尤其清瘟败毒饮使用广泛，在《疫疹一得》谓"此十二经泄火之药也。斑疹虽出于胃，亦诸经之火有以助之。重用石膏直入胃经，使其敷布于十二经，退其淫热；佐以黄连、犀角、黄芩泄心肺火于上焦，丹皮、栀子、赤芍泄肝经之火，连翘、玄参解散浮游之火，生地、知母抑阳扶阴，泄其亢甚之火，而救欲绝之水，桔梗、竹叶载药上行，使以甘草和胃也。此皆大寒解毒之剂，故重用石膏，先平甚者，而诸经之火自无不安矣。"尤重用清胃热之石膏，毒邪嚣张"用药需过峻，数倍于前人"，根据邪之轻重，其方中主药剂量亦有大、中、小之别，对瘟疫斑疹的治疗作出了很大的贡献，为清热法添砖加瓦。

叶天士，清代著名温病学家，创立了卫气营血的辨证论治体系，对瘟病的辨证，提出"卫之后方言气，营之后方言血"。对于治疗，叶氏对温病的不同阶段，采用的治法不同，但以清法为主。除卫分证用汗法（辛凉解表法）外，对气分、营分、血分均采用清法治疗，但清法又有清气分邪热、清营透热、清热凉血散血等不同。正如《温热论》所言"在卫汗之可也，到气才可清气，入营犹可透热转气，如犀角、玄参、羚羊角等物，入血就恐耗血动血，直须凉血散血，如生地、丹皮、阿胶、赤芍等物。否则前后不循缓急之法，虑其动手便错，反致慌张矣。"这些理论为吴鞠通清热法制方打下了基础。

吴鞠通，温病学派的代表医家，著有《温病条辨》，倡导温热病三焦辨证论治，充实、完善了外感热病的辨证论治体系，使温病的理法方药日臻完备，惠泽后人。对于外感热病的治疗，其基本大法为清热养阴，正如《温病条辨·中焦篇》谓"温病伤人身之阴，故喜辛凉、甘寒、甘咸，以救其阴。"以《内经》"风淫于内，治以辛凉，佐以苦甘；热淫于内，治以咸寒，佐以甘苦"为指导，制订出三焦病证治疗方案：上焦主以辛凉，中焦主以甘寒，下焦主以咸寒。"在上焦以清邪为主，清邪之后，必继以存阴……"，因清得一分邪热，即保得一分津液。《温病条辨》对清法的贡献可概括两大方面：一是丰富了清法的内容。吴鞠通清法的应用归纳可有：清气、清营、清宫、清络四法。清气法，即清气分热法，以张仲景的白虎汤及结合自己经验的白虎汤加减方为主；清营法，即清解营分邪热，用自制的清营汤为主方。清宫法，清膻中之热，用自制的清宫汤，吴鞠通谓"此咸寒甘苦法，清膻中之方也。谓之清宫者，以膻中为心之宫城也。俱用心者，凡心有生生不已之意，心能入心，即以清秽浊之品"；清络法，清肺络中余热，用自制清络饮。《温病条辨》谓"手太阴暑温，发汗后暑证悉减，但头微胀，目不了了，余邪不解者，清络饮主之。""凡暑伤肺经气分之轻证皆可用之。""既曰余邪，不可用重剂明矣，只以芳香轻药清肺络中余邪足矣。"二是创制了大量流传后世，效验明显的清法方剂。吴鞠通创制了增液承气汤、增液汤、清络饮、清营汤、清宫汤、安宫牛黄丸、化斑汤、新加香薷饮、青蒿鳖甲汤、三黄二香散、桑杏汤、沙参麦冬汤、益胃汤、增液汤等等，这些清热法方剂对热病的治疗发挥了极大的作用，一直为后世医家所推崇，被奉为经典之方，沿用至今。

王泰林，清朝医家，擅长内、外科。其对清法的主要贡献在于：归纳总结了肝火病证的治疗方法，为后世用清法治脏腑火热证提供了借鉴。王泰林对肝病的证治深有体会，对于临床常见肝病证型几乎全部搜集。在其著作《西溪书屋夜话录》指出肝病有肝风、肝气、肝火之别，列治肝三十法。肝火有虚实之分，肝之实火证候多。肝火治疗有清肝法、泻肝法、清金法、泻子法、补母法、化肝法等。

（1）清肝法：清肝善用羚羊、丹皮、黑栀子、黄芩、夏枯草等药直接泻肝火。

（2）泻肝法：泻肝配合木通、泽泻、大黄等通利二便之品，给邪火以出路。

（3）清金法：木火反侮肺金时，用沙参、麦冬、枇杷叶、玉竹、天冬等清润肺金以制肝木。

（4）泻子法：肝火盛致心火炽热时，在清肝火的同时配合泻心火，"如肝火实者，兼泻心。如甘草、黄连，乃'实则泻其子'也"。

（5）补母法：对水亏肝火盛，配合补肾阴，采用"虚则补母"法。

（6）化肝法：肝郁化火者，又采用疏肝理气为主，结合清肝热以清化肝经郁火。

这些治肝热、肝火之法为后代所效法，其利用脏腑五行生克、治病求本等治法思路，对脏腑火热证运用清热法治疗有启示作用。

王士雄，清朝后期温病学家，著有《温热经纬》《霍乱论》等。对清法所作出的成就主要体现在以下几方面：

（1）善用甘寒清解法，注意护阴。王氏认为温邪为阳邪，易伤耗津液，不宜骤下温补。如用一味玄参汤治阴虚火炎、面赤如饮酒者，其效若神。病情轻者，甚至采用食疗法以清热，如青龙白虎汤之用甘寒的青果、莱菔，以清热生津止渴。

（2）创立清暑益气、养阴生津法治暑热证。王氏对暑证有深刻的认识，认为暑有明显的季节性，暑多兼湿非必兼。认为暑热证气阴两伤之证非常多，治疗当清暑益气、养阴生津，创制了王氏清暑益气汤。

（3）清法用药剂量宜轻。王氏用清法，崇尚轻清灵动，尤其治上焦之证，谓"上焦之治，药重则过病所。"

此外，明清还有诸多医家对清法不乏精辟之论，如温存厚之《温病浅说》谓"散以辛凉，润以甘寒"，为治温病八字妙诀；雷丰认为暑热盛极，可化火酿毒，在其《时病论》中言"暑毒，烦热，赤肿，身如针刺"，治当清热解毒等等，无法一一赘述。总之，迨至明清，由于温病学说的形成，清法方剂的不断丰富，清法的分类应用更加广泛，成为治热证更为倚重的治疗方法。

（六）近现代

近代时期（鸦片战争后），随着社会制度的变更，西方科技和文化的传入，中西文化出现了大碰撞，中医学理论的发展出现了中西汇通和中医理论科学化的思潮，一是继续整理前人的学术观点；二是汲取西医之长以发展中医，中医治法在总结中提高，在扬弃中升华。

现代（中华人民共和国成立后），中医药工作者对清法进行了广泛深入的研究，尤其在临床及动物实验等方面进行了探索，取得了许多有目共睹的成绩。

1. 清法的临床研究

清法被临床工作者广泛用于感染性及传染性疾病的治疗中，对其他非典型性热病的一些疾病用清法，进行了尝试，并总结了经验，取得了很好的疗效，归纳总结如下：

（1）传染性疾病：

病毒性肝炎：用清热利湿解毒、凉血活血法治疗慢性乙型病毒性肝炎重度黄疸，内服中药：茵陈80g、赤芍30g、大黄10g、黄连10g、丹参20g、葛根20g、丹皮15g、茯苓20g、白花蛇舌草30g、败酱草30g，另用中药（茵陈100g、赤芍50g、大黄50g、黄连30g、丹参30g、葛根30g、丹皮30g、茯苓30g、白花蛇舌草30g、败酱草30g）灌肠，共治疗53例，治愈21例，显效18例，有效12例，无效2例，总有效率96.23%。[石峻等.清热凉血解毒法治疗慢性乙型病毒性肝炎重度黄疸临床观察.中国中医急症,2009,18(6)：884-885]

流行性腮腺炎：清热解毒法治疗小儿流行性腮腺炎，辨证分四型治疗：一是邪犯少阳证，治以疏风清热、散结消肿法，方用柴胡葛根汤加减；二是热毒壅盛证，采用清热解毒、软坚散结法，方用普济消毒饮加减；三是邪陷心肝证，采用以清热解毒、息风开窍法，方选清瘟败毒饮加减；四是毒窜睾腹证，治以清热解毒、泻肝胆火法，方选龙胆泻肝汤加减。收效不错。[陈婷.清热解毒法治疗小儿流行性腮腺炎31例.河南中医,2011,31(10):1135-1136]

传染性单核细胞增多症：采用清热解毒法（基本方：石膏30g、知母10g、水牛角15g、黄芩10g、生地黄10g、赤芍10g、玄参10g、连翘10g、牡丹皮10g、桔梗6g、金银花10g、当归10g、夏枯草10g、柴胡12g、甘草6g）联合更昔洛韦治疗儿童热毒炽盛型传染性单核细胞增多症58例，显效43例，有效12例，无效3例，总有效率94.82%，疗效优于更昔洛韦组。[闫永彬.四妙清瘟败毒饮治疗儿童热毒炽盛型传染性单核细胞增多症临床研究.中医学报,2016,31(4):599-601]

流行性乙型脑炎：王氏用清热解毒法为主，分三型辨证治疗。卫气型：用乙脑Ⅰ号方（金银花30g、连翘15g、生石膏18g、知母10g、大青叶60g、板蓝根60g、紫花地丁30g、贯众30g、薏苡仁15g、黄芩12g、粳米15g）；气营型：用乙脑Ⅱ号方（生石膏150g、金银花30g、菊花15g、紫花地丁30g、大青叶60g、板蓝根30g、麦冬12g、郁金10g、石菖蒲10g、泽兰15g、粳米10g、甘草10g、生地黄

12g）；营血型：用乙脑Ⅱ号方加减：高热不退者，加犀角、羚羊角、青黛、龙胆草、寒水石，烦躁惊厥抽风者，加羚羊角、生地龙、僵蚕、全虫、蜈蚣、朱砂，阴液枯竭，舌绛而干者，加元参、麦冬、西洋参，痰多加天竺黄、胆南星、远志、川贝母，昏迷与深度昏迷时，按辨证使用"三宝"。获得显效。[王怀义.清热解毒法为主治疗流行性乙型脑炎130例.中医杂志,1983(8):38-39]

小儿手足口病：采用清气凉营、解毒化湿法，用清热凉血汤（基本方：连翘5g、金银花8g、赤芍6g、生薏米8g、生地黄5g、板蓝根10g、石膏12g、知母5g、蝉蜕3g、生滑石5g、甘草3g）治小儿手足口病32例，治愈24例，显效4例，有效2例，无效2例。[高伟民.清热凉血汤治疗小儿手足口病32例临床观察.农垦医学,2011,33(6):523-524]

（2）感染性疾病：

肺炎：用清热解毒法（基本方为清热汤：金银花、鱼腥草、板蓝根、石膏各30g，芦根40g，虎杖50g，竹叶、黄芩、桑皮、贝母各10g，连翘15g）治疗肺炎16例，单用清热解毒汤者12例，加用抗生素治疗者4例，所有病例全部治愈。结果退热时间平均为2.37天，住院时间平均为12天，表明以清热汤治疗肺炎有效。[易章俊.清热解毒汤治疗肺炎16例小结.湖北中医杂志,1989(6):18]

慢性支气管炎：清热解毒化痰利咽法治慢性支气管炎发作期，采用口服清热解毒利咽方（药物组成：金银花30g、连翘15g、鱼腥草30g、土茯苓30g、僵蚕10g、蝉蜕

10g、浙贝母10g、生甘草10g、桔梗10g、延胡索10g），临床疗效优于单纯止咳化痰方。［张子臻.清热解毒利咽方治疗慢性支气管炎发作期46例.山东中医杂志,2009,28(4):233-234］

化脓性扁桃体炎：清热解毒法（基本方：金银花、连翘、薄荷、野菊花、马勃、生石膏、牛蒡子、板蓝根、大黄、甘草）治疗小儿化脓性扁桃体炎56例,好转25例,无效3例,总有效率96.43%。［李高照.清热解毒汤治疗小儿化脓性扁桃体炎.山西中医,2009,25(2):23］

疱疹性咽峡炎：采用清热解毒利咽法,用清热解毒汤（金银花、连翘、紫花地丁、蒲公英、玄参、牛蒡子、射干、石膏、知母、荆芥、薄荷、炒三仙、甘草）治疗疱疹性咽峡炎32例。结果：治愈22例,有效8例,无效2例,总有效率94%。［谢晓丽.清热解毒汤治疗疱疹性咽峡炎疗效观察.陕西中医,2012,33(8):953-954］

急性胆囊炎：用清利肝胆法（基本方：龙胆草、生甘草、当归、黄芩、车前子、木通、山栀子、柴胡、泽泻、生地黄）结合常规西医治疗急性胆囊炎35例,显效17例,有效6例,无效4例,总有效率88.57%,优于单用西药组。［姜凯等.龙胆泻肝汤对急性胆囊炎患者治疗效果的临床研究.辽宁中医杂志,2015,42(6):1255-1256］

胃溃汤：周氏认为胃溃汤其病由毒起,热由毒化,日久酿成毒热之邪蕴结于胃,采用清热解毒、消痈生肌法治疗胃溃疡活动期,收效满意。［周学文.胃溃疡活动期的中

医证治.中华中医药学刊,2007,25(9):1775－1776)

慢性胃炎：采用活血清热法（基本方：党参15g、灵脂6g、丹参12g、桃杏仁各10g、蒲公英15g、黄连6g、荷叶10g、佩兰10g、苏梗10g、谷麦芽各10g、酒军6g）治慢性胃窦炎43例，治愈28例，显效9例，好转4例，无效2例，总有效率为95.3%。[王新民.活血清热法治疗慢性胃窦炎43例临床观察.甘肃医药,2010,29(1):88－89]

溃疡性结肠炎：王长洪教授用清肠解毒法（青黛、黄连、黄芩、金银花、木香、槟榔、大黄、白芍、枳壳）、清热健脾燥湿法（黄芩、黄连、青黛、党参、白术、茯苓、炙甘草、木香、砂仁、炒薏苡仁）、疏肝实脾清热法（柴胡、炒白术、白芍、陈皮、防风、茯苓、山药、枳壳、黄连、青黛）、温中清肠补肾法（黄连、炒白术、炮姜、肉桂、山药、党参、肉豆蔻）、化瘀通络清肠法（当归、川芎、桃仁、红花、酒军、苦参、秦皮、枳壳、桂枝、青黛）治溃疡性结肠炎有不错疗效。[高文艳等.王长洪教授清法治疗溃疡性结肠炎经验.辽宁中医药大学学报,2014,16(12):198]

尿路感染：以清热解毒法为主，结合利湿法（基本方：蒲公英、紫花地丁、金银花、连翘、黄芩、大青叶、板蓝根、生地榆、白花蛇舌草、半枝莲、败酱草、木通、萹蓄、生苇根），治疗泌尿系感染132例，痊愈115例，好转14例，无效3例，总有效率97.73，优于西药治疗组。[张永祯.清热解毒法为主治疗泌尿系感染.黑龙江中医药,1998(3):6－7]

慢性盆腔炎：清热解毒利湿法治疗慢性盆腔炎，基本方为：蒲公英、紫花地丁、土茯苓、败酱草、红藤、赤芍、丹皮、当归、黄柏、薏苡仁、车前子、炙甘草，并随证加减，疗效较佳。[刘晶晶.清热解毒利湿法治疗慢性盆腔炎体会.辽宁中医药大学学报,2010,31(11):24]

阴道炎：用清热解毒法（基本方：野菊花15g、蒲公英15g、丹参15g、红藤15g、重楼10g、白芷10g、太子参10g、炙黄芪20g、生薏苡仁30g、黄柏6g、砂仁6g、甘草6g）治疗生殖道支原体感染34例，治愈19例，好转9例，无效6例，总有效率82.35%。[耿忠杰.清热解毒法治疗生殖道支原体感染34例.山西中医,2014,30(7):42]

带状疱疹：清热凉血法（基本方：柴胡12g、龙胆草12g、当归12g、赤芍12g、生地黄15g、大青叶15g、板蓝根15g、桃仁10g、红花10g）治疗带状疱疹65例，痊愈47例，显效13例，有效3例，总有效率为96.92%。[潘义敏.清热凉血方治疗带状疱疹65例.陕西中医,2010,31(7):866]

（3）免疫性疾病：

急性肾小球肾炎：李氏认为清热解毒法是治疗急性肾炎的大法，因为急性肾炎病因是由肺胃热盛，外感风热湿毒引起，如咽炎、扁桃腺炎、脓疮、下肢化脓性感染等，循经入肾而发病。经过多年临床实践，认识到热毒为主要致病原因。湿浊、瘀血潴留体内则表现为蛋白尿、血尿，湿与瘀又是病理产物，故在清热解毒的基础上，辅以利湿消肿、活血化瘀、凉血止血法。基本方组成：金银花30g、连翘 30g、蒲公英 30g、半边莲 30g、白花蛇舌草 30g、车前子 15g、茯苓 15g、丹参 15g、赤芍 15g、白茅根 15g、蝉衣 10g、甘草 10g。儿童酌减量。共治疗 65 例，痊愈 56 例，好转 7 例，无效 2 例，收效明显。[李云萍.清热解毒法治疗急性肾炎 65 例.天津中医,2000,17（1）:50]

（4）循环系统疾病：

病毒性心肌炎：用清法（清热解毒法、清热化湿法、清热养阴法、清热通络法）结合茶树根合剂（茶树根、鸡蛋）治病毒性心律失常效佳。[肖坚.浅谈清法合茶树根合剂治疗病毒性心肌炎心律失常.中国中医药信息杂志,2003,10（9）:5]

冠心病：王化良教授用清热解毒法（基本方药：金银花、连翘、白花蛇舌草、黄芩、夏枯草、菊花、鲜芦根）治冠心病，有较好疗效。认为"火"邪是冠心病的重要发病因素，现代人心理压力较大，常致肝郁气滞，气郁化火；随着生活水平的提高，多食肥甘厚味、烟酒辛辣皆易生热毒痰浊之邪，热积日久化火，必耗津伤液，灼津为痰，入血脉，壅遏气血而致瘀；人过中年，肾气渐衰，肾阴亏虚，血液浓稠黏滞，受热毒煎熬，瘀血渐生，如此，热毒、瘀血、痰浊逐渐损伤血脉结聚成块而成动脉粥样硬化斑块。并认为，动脉粥样硬化是以动脉内皮细胞功能障碍和平滑肌细胞迁移与增殖为主要病理改变的炎性疾病，运用清热解毒类中药可达到消炎的目的。[康海静.王化良教授运用清热解毒法治疗冠心病经验.长春中医药大学学报,2012,28

冠心病心绞痛：对冠心病心绞痛热证通过辨证分型，分别采用宣肺清心解郁法，清热平肝育阴、濡润心脉法，滋阴清火法，宁心清胆、化痰安神法，泻肝火、清心络法治疗，收效较好。[王鹏等.应用清法治疗冠心病心绞痛热证的体会.中国医药学报,2003,18(3):151]

颈动脉粥样硬化：清热泻火法（基本方：葛根芩连汤）联合西药基础治疗颈动脉粥样硬化，能有效降低颈动脉 IMT 值，缩减斑块面积，具有较强的抗动脉粥样硬化作用。[李史清.清热泻火为主治疗颈动脉粥样硬化疗效观察.山东中医药大学学报,2010,34(2):136－137]

高血压：用黄连解毒汤加减治疗高血压病患者 30 例，显效 16 例，有效 12 例，无效 2 例，总有效率93.13%。[李运伦.黄连解毒汤加减治疗高血压病30例临床研究.国医论坛,2000,15(3):38－391]

脑出血：采用清热凉血法（金银花、黄芩、生地黄、石决明、夏枯草等）治疗中、重度脑出血早期 56 例，并设对照组对比。结果：治疗组总有效率92.9%，对照组总有效率71.4%，治疗组显著优于对照组（P＜0.05）。[张展峰等.清热凉血法治疗痰热窍闭型重度脑出血早期56例.陕西中医,2009,30(2):163－164]

中风急性期：清热解毒法（基本方：大黄、黄芩、黄连、栀子、胆南星、全栝楼）结合常规西医治疗中风急性期 60 例，显效 14 例，有效 26 例，好转 16 例，无效 4 例，

第一章　概述

总有效率93.3%，优于西药组。[王心光等.清热解毒汤治疗中风急性期60例.辽宁中医杂志,2001,28(9):542]

（5）血液系统疾病：

再生障碍性贫血：清热凉血法（羚羊角粉0.3~1.0g、水牛角5~30g或犀牛角粉0.3~1.0g、金银花10~50g、生地黄10~50g、熟地黄10~50g、麦冬5~15g、丹皮5~15g、当归5~15g、元参5~15g、鸡血藤10~30g、黄柏5~10g、甘草5~10g等）治疗慢性再生障碍性贫血28例，治愈12例，缓解8例，明显进步6例，无效2例，总有效率92.9%。[孙红丹等.中药清热凉血为主治疗慢性再生障碍性贫血28例疗效观察.山东医药,2005,45(19):86]

嗜酸性粒细胞增多症：清热解毒法（基本方：大青叶10g、板蓝根10g、紫花地丁10g、黄芩10g、生甘草15g）治疗嗜酸性粒细胞增多症23例，收效满意。[钟志贵.清热解毒为主治疗嗜酸性粒细胞增多症23例.人民军医,1985(1):36-37]

过敏性紫癜：清热凉血法（基本方：生地黄12g、金银花9g、连翘9g、土大黄15g、乌梅9g、蝉衣3g、丹皮9g、赤芍药9g、仙鹤草15g、生山楂15g）治疗过敏性紫癜41例，痊愈28例，有效8例，无效5例，痊愈率68.13%，总有效率87.18%。[张亦群."清热凉血汤"治疗过敏性紫癜14例.上海中医药大学学报,2001,15(1):32-33]

特发性血小板减少性紫癜：采用清热凉血法治疗特发性血小板减少性紫癜，用黄连泻心汤合十灰散加减化裁收

效较好。[李克煦.清热凉血法治疗特发性血小板减少性紫癜.四川中医,2005,23(3):61]

(6)内分泌系统疾病

甲状腺功能亢进症:中药清热泻火法（基本方:丹皮、栀子、柴胡、白芍、白术、酸枣仁、麦冬、薄荷、菊花、黄芩、地骨皮、钩藤、炙甘草）结合常规西药治疗甲状腺功能亢进症,有效率95%,优于常规西药治疗。[张进进.清热泻火治疗甲状腺功能亢进症的临床研究.中国继续医学教育,2015,19(7):186-187]

亚急性甲状腺炎:清热解毒益气固表法（基本方:黄连15g、紫草20g、板蓝根30g、败酱草20g、蒲公英20g、白花蛇舌草20g、半枝莲15g、党参15g、黄芪15g、山楂核15g、荔枝核20g等）治亚急性甲状腺炎,收效较好,用药后身热、畏寒等全身症状很快被控制,甲状腺局部的症状也经20~30天时间的治疗可全部消失,且治疗效果稳定,不易复发。[李彦平.清热解毒益气固表治疗亚急性甲状腺炎.现代中西医结合杂志,2001,10(19):1866]

糖尿病:以清热法（基本方:黄连10g、黄芩10g、知母10g、生地黄15g、桑白皮6g、地骨皮6g、干姜6g）为主治疗初诊2型糖尿病,有效率为80%,并且能够降低TC、TG水平,改善肾功能,疗效优于单纯应用吡格列酮的对照组。[高秀娟.以清热法为主辨证治疗初诊2型糖尿病的临床疗效观察.黑龙江中医药,2012(6):16-17]

痛风性关节炎:用清热凉血法（基本方:蒲公英10g、

紫花地丁 10g、瞿麦 15g、赤芍 15g、茵陈 15g、白术 15g、茯苓 15g、陈皮 10g、知母 15g、黄柏 10g、甘草 6g)治疗痛风性关节炎 32 例,显效 25 例,有效 6 例,无效 1 例,总有效率为 96.9%。[魏合伟.清热凉血方治疗痛风性关节炎的疗效观察.广州中医药大学学报,2014,31(6):895-896]

(7) 风湿性疾病:

风湿性疾病:清热解毒凉血合并清虚热之法治疗风湿病恢复期血沉持续不降,取得了良好疗效。[刘燊伭.清热法治疗风湿病恢复期血沉持续不降体会.浙江中医杂志,2011,46(3):196]

类风湿性关节炎:用清热解毒法治疗活动性类风湿性关节炎,按中医辨证分为阴虚内热、湿热、瘀血发热三型,分别采用清热解毒、滋阴凉血法和清热解毒、利湿通络法及清热解毒、活血通络法,取得满意疗效。[张鸣鹤等.清热解毒法治疗活动性类风湿性关节炎163例疗效总结.北京中医,1990(1):16-17]

干燥综合征:尹氏等认为本病多因正虚邪盛、阴虚内热、毒蕴血瘀所致,故从养阴清热解毒立法,创立养阴清热解毒汤(生地黄 20g、赤芍 10g、玄参 12g、牡丹皮 10g、白花蛇舌草 30g、黄芩 12g、野菊花 10g、生石膏 30g、知母 10g、芦根 30g、北沙参 15g、麦冬 15g、石斛 20g、红藤 30g)共治疗 20 例,痊愈 5 例,显效 6 例,有效 5 例,无效 4 例,总有效率80%。[尹国富等.养阴清热解毒汤治疗干燥综合征20例.中医研究,2010,23(2):40-41]

（8）肿瘤：

清法在肿瘤病证中应用较广，尤其是清热解毒法，侯氏等采用泻肝解毒法、启膈解毒法、和胃解毒法、理肠解毒法、通窍解毒法、清肺解毒法、散结解毒法、舒胞解毒法、除痰解毒法、凉血解毒法等解毒十法治多部位肿瘤取得了较好效果。[侯超等.清热解毒法历代演进与解毒治癌十法.中华中医药杂志,2016,31(11):4604－4606]

总之，清法可用于内、外、妇、儿、肿瘤、五官科、传染科等多学科的疾病，其用不胜枚举，临床工作者进行了诸多有益的探索，取得了丰硕的成果。

2. 清法方药的实验研究

（1）解热作用：清法方药有很好的退热作用，对不同致热原所引起的动物实验性发热模型有明显退热作用。如石膏对内毒素引起发热的动物有解热作用；知母浸膏能防治大肠埃希菌所致高热；金银花对发热模型大白鼠及炎性模型小鼠均有解热作用；白虎汤对内毒素所致家兔发热有明显的退热作用；黄连解毒汤对内毒素所致家兔发热亦有效，虽起效慢，但持续时间长；凉膈散对家兔内毒素温病模型具有明显的解热作用等等。

（2）抗病原微生物作用：清法方药具有抗菌、抗病毒、抗支原体等多种病原微生物的作用。大多数清热方药具有一定程度的抗菌、抗病毒作用，但其抗菌范围和强度各有所不同，如黄芩、黄连、金银花、连翘、重楼等有广谱抗菌作用；夏枯草煎液对痢疾杆菌、伤寒杆菌、人型结核杆菌等有抑制作用；芦根体外对 β - 溶血链球菌有抑制作用；板蓝根对流感病毒、腮腺病毒有抑制作用；野菊花对流感病毒有抑制作用；苦参对多种皮肤真菌及阴道滴虫均有抑制作用；清营汤对金黄色葡萄球菌、白色葡萄球菌、甲型链球菌、甲型副伤寒杆菌、乙型副伤寒杆菌及变形杆菌均有一定程度的抑制作用；黄连解毒汤对金黄色葡萄球菌、白色葡萄球菌、甲型与乙型伤寒杆菌、变形杆菌、痢疾杆菌等有抑制作用；白虎汤有抗病毒作用；白头翁汤有显著抗菌、抗阿米巴原虫作用等等。

（3）抗内毒素作用：药理实验证实，清法单味中药及清法方剂均有明显的抗内毒素作用。利用检测内毒素的鲎试验发现，清法常用中药黄芩、黄连、板蓝根、金银花、夏枯草、连翘、蒲公英、紫花地丁、败酱草等均具有抗内毒素作用，进一步的体外试验证明，在电镜下可见金银花、蒲公英、大青叶、鱼腥草、穿心莲、板蓝根等均能使大肠杆菌内毒素的网状结构崩解成杆状、短片状或点状。中药复方黄连解毒汤、清营汤、热毒清注射液、复方大青叶注射液、清开灵注射液等均有抗内毒素作用。如同济医科大学中西医结合研究所治疗法则研究室以四味清热解毒药制成的"热毒清"实验发现，"热毒清"体外能降解大肠杆菌内毒素的网状超微结构，体内可防治家兔内毒素性弥散性血管内凝血（DIC）的生物效应；另有实验发现黄连解毒汤有较显著的减毒作用，关于电镜下观察到其作用机制，是以破坏降解内毒素形态的直接方式而不是对内毒素活性的暂时性抑制。

（4）抗炎、抗感染作用：清法方药对炎症的不同过程有抑制或消除作用。实验证明中药黄芩、板蓝根、金银花、栀子、鱼腥草、连翘、苦参、山豆根、知母及清营汤、黄连解毒汤、仙方活命饮、龙胆泻肝汤等有明显的抗炎、抗感染作用。如连翘能促进炎性屏障的形成，抑制炎症的渗出；黄芩能对抗伴有变态反应的炎性病症；仙方活命饮能明显抑制肉芽组织增生，减少渗出，促进炎性灶的吸收和消散；清营汤能降低小鼠毛细血管的通透性等等。此研究对临床有极大的指导作用，临床上常用此类方药治疗急慢性炎症疾病，取得了很好的疗效。

（5）调节免疫功能：清法方药能调节机体的免疫功能，广泛作用于机体免疫功能的不同方面。如黄连、白花蛇舌草、穿心莲均能增强白细胞和网状内皮系统的吞噬功能；生地黄能明显提高淋巴细胞 DNA 和蛋白质的合成，对活性淋巴细胞的白细胞介素-2（IL-2）的产生有明显的增强作用，使低下的细胞免疫功能增强，能保护由于使用了环磷酰胺和地塞米松而引起免疫抑制的机体；蒲公英能促进淋巴细胞的转化率；板蓝根能明显增加正常小鼠脾重，白细胞总数及淋巴细胞数，对氢化可的松所致免疫功能抑制小鼠脾指数，白细胞总数及淋巴细胞数的降低有明显对抗作用；白虎汤、清胃散、清瘟败毒饮能增强小鼠巨噬细胞的吞噬功能；仙方活命饮能增强小鼠腹腔巨噬细胞吞噬功能，提高淋巴细胞转化率；龙胆泻肝汤能增强实验小鼠胸腺重量、增强小鼠巨噬细胞的吞噬功能，促进淋巴细胞转化；白头翁汤能增强白细胞及单核 - 巨噬细胞系统吞噬功能；复方苦参洗液可明显增加小鼠对植物血凝素刺激淋巴细胞转化反应；双黄连注射液能提高免疫低下鼠的血清补体水平，并显著增强小鼠单核 - 巨噬细胞的吞噬功能等等。

（6）抗肿瘤作用：清法方药动物体内、外实验均有明显的抗肿瘤作用。有资料报道具有抗肿瘤活性的清法中药有白花蛇舌草、半边莲、半枝连、射干、鱼腥草、夏枯草、板蓝根、穿心莲、野菊花、千里光、人工牛黄、大青叶、山慈姑、马齿苋、白头翁、黄连、贯众、鸦胆子、蒲公英、山豆根、金荞麦、冬凌草、白蔹、连翘、忍冬藤、虎杖、大血藤等 40 余种，如白花蛇舌草体外试验中有抑杀肝癌细胞及抗嗜菌体作用，体内试验则对小鼠 S180 有明显抑制作用；山豆根可对抗肝癌 H22 腹水瘤、S180 实体瘤；半枝连对直肠癌、结肠癌细胞及培养稳定的宫颈癌细胞株分离的 Hela 细胞起破坏作用；夏枯草对小鼠艾氏腹水癌及肉瘤 S180 均有抑制作用。有些学者对清法复方抗肿瘤作用进行了研究，如研究发现紫金锭有明显抑制和杀伤实验性白血病小鼠（L_{7212}）白血病细胞的作用，具有缓解减轻白血病细胞对肝脾浸润，明显延长白血病小鼠生存期的作用；仙方活命饮加黄芪、白术对小鼠接种性瘤有抑制作用；犀黄丸对人乳腺癌细胞株 MDA - MB - 231、人肝癌细胞株 SMMC7722、人膀胱癌细胞株 T24、人早幼粒细胞白血病细胞株 HL - 60、人肺脾癌细胞株 A549 肿瘤细胞增殖均有明显的抑制作用等等。清法方药可通过抑制细胞增殖、诱导肿瘤细胞凋亡、分化及逆转、调节机体免疫水平、调控基因表达、抗炎排毒等多种途径发挥抗肿瘤作用。

二、清热法的立法依据

清热法适用于温、热、火、毒等所致的里热证。里热证又包括实热证与虚热证。治疗里热证主要治法为清热法。

人体贵在阴阳协调平衡，阴阳失调是疾病发生的最基本病机。当机体感受温、热、火、暑等阳邪，或虽外感阴邪，但从阳化热；或由于情志内伤，五志过极而化火；或因痰湿、瘀血、食积等郁久化热致机体阳热过盛，机能亢奋，热量过剩的病理状态，出现发热，口渴饮冷，胸腹灼热，面红目赤，大便秘结，小便短黄，舌红苔黄而干，脉数或洪等症状。体内邪热亢盛，以清热祛邪为要，如吴又可所言"真知邪之所在，早拔去病根为要"。对于实热证，应"损其有余"，用清法，清泻有余之阳热，以恢复阴阳的平衡。

阴虚发热所致的里虚热证，可因久病真阴亏损，阴虚生内热，或因温热病后期伤阴等所致。"阴虚阳偏亢"，阴液不足，不能制约阳气，阳气相对亢盛，形成阴虚内热、阴虚火旺，阴虚阳亢等病理表现，症见五心烦热、潮热盗汗、两颧红赤、口燥咽干、消瘦、小便少大便干结等，如此虚热证，调整阴阳，当补其不足，固然以补阴为主，但当虚阳偏亢，单滋阴不能制火，也应结合清法，如李用粹认为"骨蒸发热"为"阴气虚阳气盛……少水不能灭盛火，而阳独治，独治者，不能生长也……宜秦艽鳖甲散主之。"

疾病的基本病机是阴阳失调，调整阴阳，补其不足，泻其有余，恢复阴阳的相对平衡是治疗疾病的基本原则。当体内阳热偏盛时，在"调整阴阳"及《素问·五常政大论》"治温以清""治热以寒"和《素问·至真要大论》"热者寒之，温者清之"的治疗原则指导下，确立使用清热法，用寒凉性质的方药以"泻其有余"之阳热，使邪热消解，以恢复人体的阴阳平衡，使身体复健。清·程钟龄在《医学心悟·卷一·论清法》曰："清者，清其热也。脏腑有热，则清之"，将清热法正式确定为八大治法之一。

三、清热法的主要功效

（一）退热

发热是火热、热毒病证最常见的症状，也是温热病的重症之一，是机体对温热毒邪的一种全身性反应，为正邪相争，阳热亢盛的一种现象。及时清退邪热，控制高热，是治疗温热病的关键环节，高热不退，容易耗伤正气、损伤阴津，乃至生风动血等等，变生诸症。无论邪热在气在血、阴分阳分，在脏在腑，均可采用清热法以退其热，尤其是高热之症，应及时清热，以终止温热邪毒燔灼机体气血、劫伤阴津的病理变化，顿挫邪热，使热退津复，脉静身凉，诸症消解。

（二）止血

出血原因有多种，但火热侵扰血分，迫血妄行，是出血类疾病最常见也是最主要的原因。出现各种急性出血，如咳血、吐血、衄血、尿血、便血、月经过多、崩漏等，且血色鲜红，量多，舌红，脉数等。此时，除用止血药外，需结合清法，清热泻火、清热凉血。治病求本，有时应以清法为主，火热消除，其血自止。《万病回春·卷之四·失血》谓"一切血证，皆属于热。药用寒凉。俱是阳盛阴虚，火载血上，错经妄行而为逆也。用犀角地黄汤随症加减。"《景岳全书·卷之三十·杂征·血证论治》："凡治血证，须知其要，而血动之由，惟火惟气耳"，又谓"火盛逼血妄行者，或上或下，必有火脉火证可据，乃可以清火为先，火清而血自安矣。"故清热可以止血，清热为止血最主要、最根本的治法，热清火除则血止。

（三）消暑

暑为阳邪，其性炎热，暑邪伤人，多出现一派阳热亢盛之证，如高热、面红、目赤、烦渴引饮，舌红脉数等，治当清解。清法具有祛除暑邪的作用，用于夏季暑热外感证。暑虽有兼夹，如兼表寒、夹湿等，此时，当结合他法治之，但暑为火热之邪，清暑泄热乃是暑病最基本的治法，清热可消暑。

（四）消疮

外科疮疡肿毒病证多因火热热毒之邪所致，《灵枢·痈疽》曰"大热不止，热胜则肉腐，肉腐则为脓。"治宜清热泻火解毒，正如《玉机微义·卷十五·疮疡门》所言："治大疔之法，必当泻其营气。标本言之，先受病为本，非苦寒之剂为主为君，不能除其苦楚疼痛也。"热毒壅聚，营气郁滞，气血瘀阻于肌肤，毒瘀交阻，聚而成形，发为疔疮、痈疖。症见局部红肿焮热疼痛，舌红苔黄，脉数。治宜清热解毒，用苦寒之品，清解郁热聚结之毒，使火热邪毒消解，营热清泄，则疮消结散，其病得愈。

（五）救阴

火热温毒之邪属阳，容易伤津耗液。尤其是温病，温病必有发热，热灼津伤，故极易伤津损液耗阴，而见烦热、汗出、干渴、尿赤便秘，舌绛苔黄，脉数等症。温病学家叶天士认为伤阴耗液是温病最突出的病理变化，强调："热邪不燥胃津，必耗肾液"；吴鞠通治温病尤为注重养阴，谓"留得一分津液，便有一分生理"，吴氏指出温病治疗始终以救阴津为主。温病中如不注意保养津液，则易发生逆传、内陷。但是，救阴津并非单用沙参、麦冬、石斛等养阴生津之品所能奏效的，邪热不除，津伤不止。当此温热邪毒稽留、热毒炽盛、烈焰燔灼之时，治疗首要，当用大寒之品以清热泻火解毒，使热邪火毒清解，阴津自保，用白虎汤、清瘟败毒饮等方清热以保津救阴。

（六）止痛

火热毒邪，易壅滞气血，阻滞经络，为肿致痛。用清热泻火、解毒之法治之，能起到消肿止痛的作用。现代药理证明清热药能控制和消除炎症和感染，所以能减轻病变局部疼痛，对于炎症、肿瘤等导致的疼痛均有缓解作用。《素问·举痛论》言"热气留于小肠，肠中痛，瘅热焦渴"，即是指恣食膏粱厚味辛辣炙煿之品，积食壅滞，熏蒸化热成毒，聚结肠道，传导失职，气机受阻而致腹满胀痛，拒按，身热烦渴等。治当用清法或清下结合，使热泄毒解，肠热得清，气机条畅，腹痛得以痊愈。

（七）醒神

外感温热邪毒，病情进展至营血分，温热邪毒内陷心包，闭阻清窍，易发生神志异常改变，而出现窍闭神昏证。症见高热，神昏，谵语，舌红或绛，脉数有力。若热极阳郁，阴阳之气不相顺接，而反见四肢逆冷之"热厥"证，此时若救治不及时，可出现厥脱之证。症见大汗淋漓、手足厥冷、目合口开、手撒尿遗、脉微细欲绝等，生命危殆，回天乏力，难以救治。故而在邪热闭阻清窍之时，及时清热解毒，开窍醒神，可使毒除神苏，力挽危难，以保全性命。

（八）止痢

湿热、疫毒侵袭人体，壅阻滞塞肠道，熏蒸脂膜，灼伤血络，腐坏血肉，化为脓血，致使大肠传导失职，可形成湿热痢疾或热毒血痢证。症见腹痛，里急后重，肛门灼热，下痢脓血，赤白相间，甚或赤多白少，舌红苔黄或黄腻，脉弦数，甚则可导致神昏痉厥等危急重症。治宜解热毒，清肠腑，除湿浊，以期毒清热解，湿祛浊消，大肠传导功能恢复正常，其利可止。

（九）除黄

清热解毒以除黄所指主要是"急黄"，急黄的病因为疫毒，疫毒入侵，阻遏中焦，熏蒸肝胆，胆汁泛溢。隋·巢元方《诸病源候论》所谓"脾胃有热，谷气郁蒸，因为热毒所加，故卒然发黄，心满气喘，命在顷刻，故云急黄也"，唐·孙思邈《千金要方》亦谓"凡遇时行热病，多必内瘀发黄"。急黄具有起病急，病情危重的特点，热毒内蕴营血，充斥三焦，败坏形体，耗气伤津动血。症见身黄如金，高热烦渴，呕吐频频，胸满气促，腹痛拒按，小便短黄，大便秘结，甚或神昏谵语，吐血、衄血、便血、发斑，舌绛苔黄糙，脉弦数等。此时，宜重用清热解毒之剂，以挫败邪毒，使病患转危为安。

（十）除痹

痹证主要由风寒湿侵袭人体所致，治疗主要采用祛风散寒，除湿止痛，通经活络为主，病程久者配伍补肝肾、益气血。但也有素体阳气偏盛，内有蕴热，寒邪入里化热，流注经络关节所致热痹。症见关节疼痛，局部灼热红肿，得冷则舒，痛不可触等，吴鞠通曾指出"痹之因于寒者固多，痹之兼乎热者，亦复不少"。热痹病证，则不宜采用温法治疗，正如《明医指掌》所言"然五脏痹各有形状之不同，浅深之各异，善治者，审其所因，辨其所形，真知其在皮肤、血脉、筋骨、脏腑浅深之分而调之，斯无危瘤之患矣。若一概混作风治而用风燥热药，谬矣！"而宜用清热祛邪通络之法，清热消肿、宣通痹阻。《顾松园医镜》谓："若邪郁病久，风变为火，寒变为热，湿变为痛，又当易辙寻之，宜通经活血，疏散邪滞剂中，而参以降火清热豁痰之品……此义丹溪得之，在《内经》原有热痹之证，非凿说也。"

（十一）生血

素体阴虚火旺之人，外感温热邪毒，在病变发展过程中，温热毒邪深入血分，煎熬津液，消灼真阴，若正气衰败，温毒乘虚内入，灼伤营阴，易累及于肾，复因肾中精气受损，每可致精匮髓乏，髓不化血之恶候。值此火热邪毒侵扰，而现身热头痛，唇焦口渴，心中躁扰，吐衄不止，肤斑密布，溲赤便结，脉象疾数，舌绛苔黄燥，古称"急劳"。当此之时，应速用清法，泻火息焚，凉血解毒滋阴，力挫温热邪毒对血液的煎灼。使血中毒热清解，热平阴复，则肾精复濡，精气内充，乃可化髓以生血。故正确使用清法，及时清解营血之热毒，是促进血液再生的重要环节，对"急劳"等证的治疗尤为关键。

（十二）止咳

清肺可止咳。咳嗽之成因有外感内伤，若火热所致者，均宜清之。如外感风热或燥热，肺失宣发致咳，选用桑菊饮或桑杏汤，清疏肺气以止咳。若外邪入里化热，或肺中伏火、或因肝火犯肺致肺失肃降而致咳嗽，则宜用泻白散、黛蛤散合清金化痰汤等以清之，肺中邪热消解，其咳自止。正如《医学入门·外集·卷之二·咳嗽》所言"治分新久求其本，新咳，有痰者，外感随时解散；无痰者，便是火热，只宜清之。久咳，有痰者，燥脾化痰；无痰者，清金降火。"

（十三）止呕

呕吐为临床常见病证，其致病原因多由外感六淫、内伤饮食及情志不和等，临床上属胃热者，不复少见。《三因极一病证方论》卷十一言"病者胃中挟热，烦躁，聚结涎沫，食入即吐，名曰热呕。或因胃热伏暑，及伤寒伏热不解，湿疸之类，皆热之所为也"。症见呕吐较为急迫，呕吐物多秽浊腐臭，或脘腹疼痛，喜冷拒按，伴见口干面赤，二便不畅，脉洪数等。正如《世医得效方·热呕》所言"胃受邪热，心烦喜冷，呕吐不止"。治宜清胃止呕，邪热清解，胃复和降，呕吐自止。药用石膏、黄连、芦根、竹茹、枇杷叶等。《医碥·卷之三·呕吐》言"不因外感而内热，胃火上冲者，治宜清降，石膏所必用也"，《景岳全书》对其证治，谓"胃中郁热，饮食积滞而呕者，则恶食恶寒，烦闷膈满，或渴喜凉，闻食则吐，服药亦吐，脉洪大而数，此皆实热者也，宜竹茹汤、麦门冬汤清之。"

（十四）调经

月经不调可因多种原因导致，但血热为其重要原因。如素体阳热偏盛，或感受热邪，或恣食辛辣香燥之品，或七情过极，郁而化热等，均可致阳热内盛，热扰冲任，迫血妄行，引起月经先期，或经行量多，或崩漏，经血鲜红或深红，质稠，伴口渴心烦，小便黄，大便秘结，舌红苔黄，脉滑数等月经不调病证。治疗宜用清法，通过清热泻火、凉血等，可使邪热除，冲任安宁，崩止经调。《万氏女科·卷之一·调经章》言"大抵调治之法，热则清之，冷则温之，虚则补之，滞则行之"，《丹台玉案·女科卷上·崩淋门》曰："崩者如土之崩，源泉逆流而不禁，乃血热而兼气虚，不能收摄也。……治此病者，惟调其气，清其内热而已"，《女科经论·卷七·崩带门》亦谓"妇人血崩，来如潮涌，明是热势妄行，岂可作寒论，治宜清补兼升提，不可骤止"。故清法是妇科调经止崩常用之法。

（十五）止带

妇科带下病可因多种病因所致，有脾虚湿困、肾虚、湿热下注、热毒蕴结等。若属肾阴虚、相火偏旺，复感湿邪，损伤任带二脉，可致带下过多，色黄或赤白相间，气臭，伴腰膝酸软、五心烦热、咽干口燥等，治宜滋阴益肾、清热止带，方用知柏地黄丸加减，阴复热消，带下可止。正如《傅青主女科·女科上卷·带下》谓"妇人有带下色黄者……法宜补任脉之虚，而清肾火之炎，则庶几矣。"若带下因湿热下注所致者，则宜清热除湿止带。《顾松园医镜·卷十六·带下》曰"若带下浓泔而臭秽者，湿热甚也，宜清热除湿为主"；如若因产后、手术后或房室不禁等感染热毒，或湿热蕴久成毒所致带下色黄绿如脓，或赤白相间，其气臭秽等，治疗则宜清热解毒，用五味消毒饮加半枝莲、薏苡仁、败酱草等。故带下病证的治疗，除常规健脾祛湿外，兼热或因热所致者，治宜清之，清热可止带。

（十六）安胎

胎漏、胎动不安是妊娠常见病。妇人若素体阳盛或阴虚内热，或肝经郁热，或外感邪热，致热伏冲任，扰动胎元，可致胎漏、胎动不安病证。症见妊娠期间，阴道下血，色红，质稠，或腰酸，腹痛下坠，伴心烦面赤，口干咽燥，手足心热，舌红苔黄，脉滑数等。治宜清热凉血，固冲以安胎。凡血热所致胎动不安者，宜消除病因，清热凉血，调摄冲任以安胎元。《校注妇人良方》指出"妊娠用药宜清凉，不可轻用桂枝、半夏、桃仁、朴硝等类"，血热胎动不安可选方保阴煎加减，黄芩、生地、苎麻根等为常用之品，如《万氏女科》指出："妊娠在于清热养血。条实黄芩为安胎圣药，清热故也，置水中取沉者为佳。"

（十七）息风

外感热病热入营血，燔灼肝经，伤津耗液，筋脉失濡，致动风抽搐挛急，症见高热口渴，神昏谵语，颈项强直，两目上视，牙关紧闭，四肢抽搐，舌红苔黄燥，脉弦数有力。临证见此等热极生风证，治宜清热凉肝、增液舒筋，以达到息风止痉的目的。热不除，津伤不止，挛急抽搐不得解。故热甚动风时，治当清热为首务，热清津复，则痉挛自止。

四、清热法的组方特点

（一）清热泻火药配养阴药

用于热病伤津、伤阴之证，包括外感病（阳明经热证或温病气分证）及脏腑火热证。药选石膏、知母和麦冬、生地、熟地、山茱萸等，如白虎汤、清胃散、玉女煎、甘露饮等。

（二）清热泻火药配补气生津药

用于治疗温病气津两伤及暑热气津两伤证。温热、暑热之邪可耗气伤津，症见身热多汗，口渴心烦，气短乏力等，药选石膏、竹叶与人参或西洋参、麦冬、石斛等，如竹叶石膏汤、清暑益气汤等。

（三）清热药配宣散透达药

用治热郁于内，取"火郁发之"，用宣散药开郁通闭，使气机通畅，泄热外出。药选栀子、石膏与豆豉、麻黄等，如栀子豉汤、麻黄杏仁甘草石膏汤；或用清热凉血药配透热转气药，用于热入营分证，药选水牛角、生地、玄参和金银花、连翘等，如清营汤。

（四）清热凉血药配凉血散瘀药

用于热入血分证，症见吐血、衄血、尿血、便血、发斑等。因络伤血溢易留瘀，且热与血结亦可成瘀，治疗采用"凉血散瘀"法，故用清热凉血药配活血散瘀药组方，药选水牛角、生地与赤芍、丹皮，如犀角地黄汤、犀地清络饮。

（五）清热泻火药配清热凉血药或加配清热解毒药

用治气血两燔证，使气血两清，毒解热退，药选石膏、知母和生地、玄参及黄连、黄芩等，如化斑汤、清瘟败毒饮。

（六）清热解毒药配活血化瘀药

用于治疗热毒壅聚所致阳证痈疡初起。痈疡肿毒初起，热毒壅聚，气滞血瘀，病变局部红肿热痛，治当清热解毒配活血散瘀之品，使结散肿消，药选金银花与当归、乳香、没药等，如仙方活命饮。

（七）清热药配息风止痉药

用于治疗邪热入厥阴，肝经热盛，热极动风证。症见高热不退，手足抽搐，发为痉厥，甚或神昏，舌红绛而干，脉弦数等。药选桑叶、菊花与羚羊角、钩藤，如羚角钩藤汤。

（八）清热药配开窍药

用于治疗温热邪毒内陷心包之热闭证。症见高热，神昏、谵语等，药选黄芩、黄连、栀子、石膏与牛黄、麝香、冰片等，如安宫牛黄丸、牛黄清心丸、紫雪等。

（九）清热药（清退虚热药）配养阴药

用于热病后期，邪热未尽，阴液已伤，热在阴分，暮热早凉，或阴虚火旺，潮热骨蒸，以及不明原因的长期低热等症。此属阴伤与热邪并存，若单用清热之法，阴伤难复，药选青蒿、黄芩、黄柏与鳖甲、生地、熟地等，如青蒿鳖甲汤、当归六黄汤、清骨散、知柏地黄丸等。

（十）清热药配利水渗湿药

用治火热内盛、伤津不明显，或湿热内盛证。使火热之邪、湿热之邪从小便排除，邪有出路。药选生地、龙胆草与木通、车前子等，如凉膈散、导赤散、龙胆泻肝汤等。

（十一）清热药配泻下药

用治邪热内盛成实，或未成实亦可，使火热之邪从下窍大便排解，邪有出路，达到釜底抽薪，通腑泄毒之目的，患者无腹泻即可使用。药选黄芩、黄连、栀子与大黄、芒硝等配伍，如凉膈散、泻心汤。

（十二）清热药（清热燥湿药）

配行气活血药：用于湿热浸淫肠腑，气血壅滞所致湿热痢疾。症见腹痛，便脓血，赤白相间，里急后重，肛门灼热等。药选黄芩、黄连与木香、槟榔、芍药、当归等，如芍药汤、黄芩汤、香连丸等。

五、清热法的使用注意

（一）辨清热证之部位

使用清法治病时，应辨清热证之部位，正确使用不同的清热法。若热在气而凉血，则必然引邪入里，热在血而清气，则必使邪不外透而痼结深伏。

（二）辨别热证之真假

清法切不可误用于真寒假热之证。

（三）辨明热证之虚实

实热宜清之，若屡用清热泻火之剂而热仍不退者，则是阴液耗伤，虚热内生，此乃王冰所说："寒之不寒是无水也"，切忌再投苦寒之品，以免化燥伤阴，当改甘寒壮水之法，滋阴清热。

第一章 概述

（四）权衡热证之程度，病情之轻重，量证投药

热盛而量轻，则无异于杯水车薪；热轻而量重，势必热去而伤阳，伐之过度。

（五）注意护胃

寒凉之品易伤阳败胃，使用清法，须考虑切勿损伤中焦阳气，必须凉而勿伤，寒而勿凝。体质弱者，宁可再剂，不可重剂，避免"热证未已，寒证即起"之戒，必要时配伍护胃之品。

（六）根据病情需要，在配伍或服药时，酌情使用"反佐"之法，以免寒热格拒

如配伍方面的"反佐"法，酌加一味温热之品，如吴茱萸、干姜、桂枝、半夏、砂仁等；若病重热甚，药物采用凉服而呕吐拒药时，亦可凉药热服，采用服药方法的"反佐"。

（七）邪热与有形实邪（燥屎、瘀血、痰饮、食积等）相结

邪热与有形实邪相结，则不宜单用清法，邪必不除。而应用他法或与他法结合，如与下法、消法等结合应用。

第二章　清热法的功效分类

清热法，又称清法，是中医治病的基本大法，为八法之一。清热法具有清热、泻火、凉血、解毒、祛暑、退虚热等作用，适用于温、热、火所致的里热证，里热证包括实热证和虚热证，其中实热证又有气分证、血分证、热毒证、脏腑火热证、暑热证等的不同。所以清热法是临床应用非常广泛的一种治疗方法，为临证治病不可或缺的一大治法。

笔者根据国家标准《中医临床诊疗术语—1997》将清热法的功效分类总结归纳如下：

一、清热泻火法

又称清泻火毒法、苦寒清热法。是由性寒味苦的药物组成的一种治疗方法。具有清除火热作用，适用于火热炽盛证，症见发热，口渴饮冷，胸腹灼热，面红目赤，大便秘结，小便短黄，舌红苔黄而干，脉数或洪等。常用方加味三黄汤、凉膈散等。

二、清热养阴法

是清热药与滋阴药并用的一种治疗方法。具有清热泻火、养阴作用。适用于火热伤阴证，症见发热，口渴喜冷饮，大便干结，小便短黄，舌红干，苔黄燥，脉细数等。常用方如冬地三黄汤。

三、清热生津法

是清热药与生津药并用的一种治疗方法。具有清热生津润燥作用。适用于热盛伤津证，症见发热，口渴喜饮，皮肤干瘪，眼眶凹陷，大便干结，小便短黄，舌红干，苔黄燥，脉细数等。常用方竹叶石膏汤加减。

四、清热解毒法

又称泻火解毒法、清泻火毒法。是清热解毒药或清热泻火药与清热解毒药并用的一种治疗方法。具有清泻火热、解毒的作用。适用于火毒证、火毒流窜证、火毒入络证等，症见肌肤等处生疮疖疔痈，红肿灼痛，化脓溃烂，发热口渴，舌红苔黄，脉数等。常用方如黄连解毒汤、五味消毒饮等。

五、解毒化斑法

是清热解毒药为主，酌配解表药或化瘀药的一种治疗方法。具有清热解毒化斑作用。适用于因热毒所致具有发斑特征的多种病症。常用方解毒化斑汤。

六、清热透疹法

是运用苦寒药物，治疗热入营血的一种治疗方法。具有清热凉营，透疹作用。适用于热盛而疹透不畅病证，症见瘀疹透发不出，烦热口渴，咽喉肿痛，舌红或红绛，脉数等。常用方清疹汤。

七、清热消肿法

是运用味苦性凉药物治疗火热之邪侵犯人体所致红、肿、热、痛的一种治疗方法。具有清热泻火、散结消肿作用。适用于火热所致痈肿等病证，症见肌肤局部红肿热痛，小便黄，舌红苔黄，脉数等。常用方如仙方活命饮。

八、清热行滞法

清热药与理气行滞药并用的一种治疗方法。具有清热行滞作用，适用于热壅气滞证。症见发热口渴，胸腹等处胀满、窜痛，便秘尿黄，舌红苔黄，脉弦数等。常用方柴胡清肝饮。

九、清热散结止痛法

是清热解毒药与活血化瘀药并用的一种治疗方法。具有清热解毒，活血消散壅结以止痛的作用。适用于热毒炽盛、气血壅滞证，症见病变局部红肿灼热疼痛，舌红苔黄，脉数有力等。常用方如清热消毒散、清热解毒汤等。

十、清热宣痹法

运用苦寒清热药物清除筋骨关节湿热痹阻的一种治疗方法。具有清宣痹阻的作用。适用于风湿热邪痹阻筋骨关节而以热邪为主所致的湿热痹阻证，症见身热，肢体关节肿胀、灼热、疼痛等。常用方如白虎加桂枝汤等。

十一、清热透邪法

是清热药与辛凉解表药并用的一种治疗方法。具有辛凉宣泄，透热外达的作用。适用于卫气同病或气分证的治疗方法，症见微恶风寒，壮热口渴，心烦汗出，舌红苔黄白，脉浮数等。常用方如寒解汤加减。

十二、甘寒清气法

是甘寒清热药为主的一种治疗方法。具有清除气分邪热，且有一定的生津作用，用于治疗温病邪热传入气分，或伤寒外邪传入阳明经，无形之热弥漫的火热炽盛证，症见高热面赤、恶热，烦渴饮冷，大汗出，舌红苔黄，脉洪大有力等。常用方如白虎汤等。

十三、清营血分法

用于温病热入营分证、血分证，又可分为以下几类：

（一）清营透热法

又称透营转气法。是清热凉血药与轻清泄热透邪药并用的一种治疗方法。具有清热凉营作用，并使热邪通过气分透达。适用于气营两燔证、营分证初期。气营两燔证，症见壮热口渴，烦躁不宁，甚则神昏谵语，斑疹隐隐，便结尿黄，舌红绛，苔黄燥，脉数等，常用方凉营清气汤；邪热初入营分证，症见身热夜甚，神烦少寐，时有谵语，口渴或不渴，或斑疹隐隐，舌绛而干，脉数。常用方清营汤。

（二）清营凉血法

是使用清热凉血药为主的一种治疗方法。具有清营凉血作用。适用于温热病邪深入营血分，伤耗阴血，扰乱心神之热入营血证的治疗方法，症见身热夜甚，心烦不寐，或神昏，渴不多饮，斑疹隐隐，或出血，便结尿黄，舌绛，脉细数等。常用方清营汤合犀角地黄汤加减。

（三）清热凉血法

是由清热凉血药与凉血止血药并用的一种治疗方法。具有清热凉血止血作用。适用于温热病邪深入血分，迫血妄行所致的血分证，症见吐血、鼻衄、齿衄、便血、尿血、斑疹透露、色紫或黑，身热口渴，心烦不寐，舌绛等。常用方犀角地黄汤加味。

（四）凉血息风法

是由清热凉血药、解毒药与息风止痉药并用的治法。适用于温热病邪深入营血分，邪热内盛，热极动风之血热风盛证，症见壮热肢厥，口渴饮冷，四肢抽搐，两目上视，角弓反张，舌质红绛，苔黄而燥，脉弦数等。常用清营汤合羚角钩藤汤加减。

（五）凉血养阴法

是由甘寒与苦寒药物并用的一种治疗方法。具有清热凉血滋阴作用。适用于热邪深入血分，伤阴化燥之血热伤阴证，症见咽干口燥，大便干结，形瘦神疲，身热夜甚，渴不多饮，舌绛少苔少津，脉细数等。可用清化饮合增液汤加减。

（六）凉血散瘀法

是由咸寒药与甘寒药物并用的一种治疗方法。具有清营解毒，透热养阴作用。适用于热邪深入血分，热毒耗伤血中津液致血运涩滞之血热瘀滞证，症见身热夜甚，烦躁不宁，渴欲漱水不欲咽，斑疹紫暗，舌绛紫而干，脉细数等。方用犀角地黄汤加减。

（七）清营解毒法

是清热解毒药与清心凉营药并用的一种治疗方法。具有清解营分热毒作用。适用于火热毒邪侵入心营所致的热毒入营证，症见身热夜甚，神昏谵语，渴不多饮，或斑疹隐隐，便结尿黄，舌绛，脉细数等。常用方清宫汤。

（八）凉血解毒法

是清热解毒药与清热凉血药并用的一种治疗方法。具有清解血分热毒作用。适用于火热毒邪侵入营血证，症见壮热烦渴，神昏谵语，斑疹紫暗，或出血色暗红，舌绛脉数等。常用方神犀丹。

（九）凉血化斑法

是由咸寒药与苦寒药物并用的一种治疗方法。具有清营凉血、解毒化斑作用。适用于热入营血所致斑疹，症见发热，或身热夜甚，外透斑疹，色赤，口渴，或不渴，脉数等，常用方如犀角大青汤（《医学心悟》）。

十四、气血两清法

由清热泻火药与清热凉血药并用的一种治疗方法。具有气血两清作用，适用于温病气血两燔证，症见壮热口渴，烦躁不宁，或神昏谵语，斑疹显露、色紫暗，或鼻衄、齿衄、便血、尿血，舌绛，脉数等。常用方化斑汤、清瘟败毒饮。

十五、凉肝息风法

是由清热凉肝药与甘寒养阴药并用的一种治疗方法。具有清热凉肝息风作用。适用于邪热炽盛，引动肝风之热盛动风证，症见壮热口渴，神志昏迷，手足抽搐，颈项强直，角弓反张，牙关紧闭，舌红绛，苔黄，脉弦数等。常用方羚角钩藤汤。

十六、凉血止血法

是由凉血止血药与苦寒泻火药并用的一种治疗方法。具有凉血止血作用。适用于邪热炽盛，迫血妄行之热盛动血证，以壮热口渴，面红目赤，便血、尿血、衄血，或斑疹显露，舌红绛，苔黄，脉洪数等为常见症的证候。常用方十灰散等。

十七、清虚热治法

是由养阴药与清热药（或同时兼有两方面作用的药物）并用的一种治疗方法。具有清热滋阴作用。适用于阴虚内热证，症见夜热早凉，舌红少苔，脉细数。包括以下几种：

（一）潜降虚火法

是由育阴潜阳药与泻火滋阴药并用的一种治疗方法。具有滋阴降火作用。适用于阴虚火旺证，症见潮热盗汗，咳嗽咯血，心烦失眠，口燥咽干，小便短黄，大便干结，足膝疼热或痿软，舌红少津，脉细数等。常用方大补阴丸。

（二）咸寒清热法

是运用性寒味咸的养阴退热药与甘寒养阴清热药并用的一种治疗方法。具有养阴透热作用。适用于温热病后期，邪伏阴分证，症见夜热早凉，热退无汗，形体消瘦，舌红少津，脉细数等。常用方秦艽鳖甲散。

（三）清热除蒸法

是由清退虚热药与甘寒养阴药并用的一种治疗方法。具有清虚热、退骨蒸作用。适用于虚劳骨蒸证，症见骨蒸盗汗，唇红颧赤，心烦不宁，午后潮热，肌肉消瘦，舌红少苔，脉细数等。常用方清骨散。

十八、清脏腑火热法

泛指具有清泄内脏邪热作用，适用于脏腑实热证的治疗方法。根据邪热所犯脏腑不同，具体分以下几类：

（一）清心热、火法

具有清心泻火作用，适用于心火炽盛证的治疗方法。包括以下几种：

1. 清心泻火法　是由苦寒入心经为主的泻火药与甘寒

清心除烦药并用的一种治疗方法。具有清心泻火作用。适用于火热炽盛，扰乱心神所致的心火炽盛证，症见发热口渴，心烦失眠，甚或狂乱，便秘尿黄，面赤，舌红苔黄，脉滑数。可用清心汤加减。

2. **清心导赤法** 又称清泻火腑法。是清心泻火药与养阴、利尿药并用的一种治疗方法。具有清心泻火、导热下行作用。适用于心火上炎证、小肠实热证（心移热膀胱证），症见发热口渴，心烦，口舌生疮、赤烂疼痛，面红，或心热下移小肠而见小便短黄、灼热、涩痛，舌红苔黄脉数。常用方导赤散。

3. **清心解毒法** 是清心泻火药与清热解毒药并用的一种治疗方法。具有清热泻火解毒作用。适用于热毒扰心所致病证，症见身热烦躁，神昏谵语等。常用方牛黄清心丸。

4. **清心凉营法** 是清热凉营药与清热解毒药并用的一种治疗方法。具有清心泻火凉营作用。适用于热入心营证，症见身热，渴不多饮，心烦不寐，或神昏谵语，斑疹隐隐，舌绛少苔，脉细数等。常用方清营汤加减。

5. **清心凉血法** 又称凉血清心法，是清心泻火药与清热凉血药并用的一种治疗方法。具有清心泻火凉血作用。适用于血分热盛，扰乱神明之血热扰神证，症见心悸心烦，躁扰不宁，或有谵语，身热夜甚，渴不多饮，斑疹显露，舌色深绛、少津少苔，脉细数等。常用方神犀丹。

6. **清心养阴法** 是清心泻火药与滋阴药并用的一种治疗方法。具有清心泻火滋阴作用。适用于心热阴虚证、心阴虚火旺证，症见心悸心烦，失眠多梦，潮热盗汗，口渴，颧红，舌红少津，脉细数等。常用黄连阿胶汤加减治疗。

7. **清心安神法** 是由苦寒清心药与甘寒重镇药并用的一种治疗方法。具有清心泻火、重镇安神作用。适用于热扰心神证，症见心悸心烦，失眠多梦，发热口渴，面赤，舌红苔黄，脉滑数等，常用方朱砂安神丸。

8. **清心开窍法** 是由清心开窍药与清热解毒药并用的一种治疗方法。具有清热解毒，醒神开窍作用。适用于邪热炽盛而神闭所致的热闭心包证，症见发热口渴，神志昏迷，或谵语、狂乱，面赤气粗，舌红苔黄，脉滑数。常用方清宫汤、安宫牛黄丸。

（二）清肺热（火）法

具有清泄肺热作用，适用于肺热炽盛证的治疗方法。具体包括以下几种：

1. **清热宣肺法** 是由清泄肺热药与宣肺解表药并用的一种治疗方法。具有清热泻火宣肺作用，适用于风热闭肺证，症见发热恶风，咳嗽，气粗而喘，胸闷胸痛，鼻煽，无汗，舌红，脉浮数等。常用方麻杏石甘汤。

2. **清肺解毒法** 是由清泄肺热药与清热解毒药并用的一种治疗方法。具有清热宣肺、泻火解毒作用。适用于火热毒邪炽盛，阻闭肺气所致的热毒闭肺证，症见发热肢厥，口渴，咳嗽，气粗而喘，胸部紧闷，鼻煽气灼，舌红苔黄，脉数等。常用方清肺解毒汤。

3. **清肺止血法** 是清泄肺热药与凉血止血药并用的一

种治疗方法。具有清泻肺热、凉血止血作用。适用于肺热炽盛所致鼻衄、咳血等症，症见咳血或咯血、衄血，血色鲜红，舌红脉数。常用方大蓟散或十灰散。

4. **清肺平喘法**　是由清泄肺热与化痰平喘药并用的一种治疗方法。具有清肺平喘作用。适用于肺热炽盛所致咳喘症，症见发热、口渴，咳嗽，气粗而喘，或有胸痛，鼻煽气灼，舌红苔黄，脉数等。常用方五虎汤（《仁斋直指》）、清肺汤（《增补万病回春》）。

5. **清肺止咳法**　是由清泄肺热药与止咳化痰药并用的一种治疗方法。具有清肺泻火作用。适用于肺热炽盛所致咳嗽症，症见发热、咳嗽，口渴，尿赤，舌红苔黄，脉数等。常用方泻白散、栀连清肺饮（《症因脉治》）。

6. **清肺泻肠法**　是由清泄肺热药与泻下药并用的一种治疗方法。具有清肺泻热导下作用。适用于肺热炽盛，肠失传导所致的肺热移肠证、肺热肠燥证，症见发热口渴，咳嗽气喘，腹胀便秘，舌红苔黄或黄燥，脉数或实等。常用方宣白承气汤。

7. **清肺化瘀法**　是清泄肺热药与活血化瘀药并用的一种治疗方法。适用于肺热血瘀证，症见发热口渴，咳嗽，痰中夹血，或咯血色暗红，胸部刺痛，舌红苔黄，脉弦数等。常用方苇茎汤。

8. **清肺化痰法**　是清泄肺热药与化痰药并用的一种治疗方法。具有泄热化痰作用。适用于痰热交织，壅积于肺之痰热壅肺证的治疗方法，症见发热口渴，咳嗽气喘，吐痰黄稠，胸闷，舌红苔黄腻，脉滑数。常用方清气化痰丸。

（三）清胃热（火）法

具有清泄胃腑火热作用，适用于胃腑火热证。具体包括以下几种：

1. 清胃泻火法 是以清胃泻火药为主与凉血清热药并用的一种治疗方法。具有清胃凉血作用。适用于胃火炽盛证，症见胃脘灼痛、喜冷，发热口渴，或口臭、牙龈肿痛、齿衄，便结尿黄，舌红苔黄，脉数等。常用方如清胃散。

2. 清热和胃法 是清泄胃热药与理气化湿和胃药并用的一种治疗方法。具有清热泻火，化湿和中宽胃作用。适用于胃火炽盛证，或湿热中阻证，症见胃脘灼热疼痛，嘈杂，呕恶等。常用方清中汤。

3. 清热止呕法 是由清泻胃火与益气和胃药并用的一种治疗方法。具有清热和中止呕作用。适用于热病后期，气津两伤证，症见身热汗出，烦渴欲呕，或虚烦不眠，舌红而干，脉虚数等。常用方竹茹石膏汤（《医宗金鉴》）。

4. 清胃止血法 是由清热凉血药与收敛止血药并用的一种治疗方法。具有清胃泻火、止血作用。适用于胃热壅盛证，症见吐血或呕血，血色鲜红或紫黯，或夹有食物残滓，伴脘腹胀闷或作痛，口臭，便秘或大便色黑，舌红苔黄腻，脉数。常用泻心汤合十灰散加减。

5. 清胃滋阴法 是由清热泻火药与甘寒滋阴药并用的一种治疗方法。具有清胃滋阴作用。适用于胃热炽盛，灼伤胃阴所致的胃热阴虚证，症见胃脘灼痛，烦热口渴，头痛、牙痛，齿龈出血，衄血，舌红少苔，脉细数等。常用方玉女煎。

6. 清胃行滞法 是由清泄胃热药与理气行滞药并用的一种治疗方法。具有清胃行气作用。适用于胃热炽盛，气机阻滞所致的胃热气滞证，症见胃脘痞满、胀痛或灼痛、拒按，嗳气，口臭，便结，舌红苔黄，脉弦数等。常用清热解郁汤加减。

7. 清胃降逆法 是清泄胃热药与降逆止呕药并用的一种治疗方法。具有清胃止呕作用。适用于火热之邪或辛辣之品等刺激，使胃失和降而上逆所致胃热气逆证，症见呕吐或呃逆、嗳气，胃脘灼痛，口渴，舌红苔黄，脉数等。常用竹茹汤、安胃饮加减。

（四）清肝热（火）法

具有清泻肝经火热作用，适用于肝经火旺证、肝火炽盛证、肝火上炎证的治疗方法。具体包括以下几类：

1. 清肝泻火法 是由苦寒泻火药与清利湿热药并用的一种治疗方法。具有清泄肝经火热作用。适用于肝经火旺证、肝火炽盛证、肝火上炎证，症见胁肋灼热疼痛，烦躁失眠，头痛，或头面烘热，或目赤肿痛，或耳暴鸣暴聋，或吐血、衄血，口苦口干，舌红苔黄，脉弦数等。常用方龙胆泻肝汤、当归龙荟丸、泻青丸等。

2. 疏肝清热法 是由疏肝理气药与清热药并用的一种治疗方法。具有疏肝清热作用。适用于肝郁化火证，症见两胁胀痛、灼热，烦躁易怒，口苦口干，或月经不调，少腹胀痛，或小便涩痛，舌红苔黄，脉弦数等。常用方加味逍遥散、金铃子散等。

3. **清肝解毒法** 是由清肝泻火药与清热解毒药及化瘀药合用的一种治疗方法。具有清肝泻火解毒作用。适用于热毒瘀肝证，症见胁胀灼痛，或胁下有肿块，壮热，口渴，身目深黄，甚或神昏，面赤，舌红苔黄，脉弦数。常用方化肝消毒汤（《洞天奥旨》）。

4. **清肝理气法** 是由清热药与理气行滞药并用的一种治疗方法。具有清肝泻火，理气止痛作用。适用于邪热内蕴，肝气郁滞所致的肝热气滞证。症见两胁胀痛、灼热，口苦口干，舌红苔黄，脉弦数。常用方柴胡清肝饮（《症因脉治》）。

5. **清肝化瘀法** 是由清肝热药与活血化瘀药并用的一种治疗方法。适用于肝热血瘀证、肝瘀化热证，症见两胁灼热、刺痛，或胁下有痞块、拒按，口干口苦，舌紫暗或有斑点，苔黄，脉弦涩等。可选用姚树坤教授清肝化瘀方（黄芩、莪术、三棱、苦参、白术、半枝莲、白花蛇舌草、甘草）。

6. **清肝养阴法** 是由清热药与滋阴养肝药并用的一种治疗方法。具有清肝热，养肝阴作用。适用于邪热内蕴，肝阴亏虚所致的肝热阴虚证，症见两胁隐痛、灼热，五心烦热，失眠多梦，烦躁易怒，口苦口干，舌红少苔，脉弦细数等。常用方一贯煎加减。

（五）清泄胆热法

是由清胆热药与疏利肝胆药并用的一种治疗方法。具有清泻胆经火热作用。适用于火热内扰，胆气不宁所致的胆经郁热证，症见烦躁易怒，胁胀口苦，或耳胀、耳痛、耳鸣，或半边头痛，失眠多梦，舌红苔黄，脉弦数。常用龙胆泻肝汤加减治疗。

（六）清肠泻热法

具有清泻肠道火热作用，适用于肠道实热证的治疗方法。又包括以下几种：

1. **清肠解毒法** 是由清热解毒药与苦寒燥湿药并用的一种治疗方法。具有清肠泻火解毒作用。适用于毒邪蕴结肠道之热毒蕴肠证，症见腹痛腹胀，便秘或腹泻，或便脓血腥臭等。常用方芍药汤、白头翁汤等。

2. **清肠止血法** 是由凉血止血药与疏风利气药并用的一种治疗方法。具有清肠止血、疏风利气作用。适用于肠风脏毒下血证，症见大便出血，以及痔疮出血，血色鲜红或晦黯，舌红苔黄脉数。常用方槐花散、槐角丸。

3. **清肠止泻法** 亦称清热止泻法。是由清热燥湿药与清热生津药合用的一种治疗方法。具有清肠泄火的作用。适用于热滞肠道证，症见身热，下利臭秽，肛门灼热，胸脘烦热，口干作渴，汗出气喘，舌红苔黄，脉数。常用方葛根芩连汤。

4. **清肠止痢法** 是由清肠泻火药与甘缓补中药并用的一种治疗方法。具有清热止痢的作用。适用于热滞肠道所致痢疾，症见腹痛下痢，身热，口苦，舌红苔黄，脉数。常用方黄芩汤。

（七）清泄脾胃伏火法

是清热药与升散药并用的一种治疗方法。具有清泻脾胃伏火作用。适用于脾胃伏火证，症见口疮口臭，烦渴易饥，口燥唇干，舌红脉数以及脾热弄舌等。常用方泻黄散。

（八）清泻肝胆法

是由苦寒泻肝药与清利湿热药并用的一种治疗方法。具有清泻肝胆火热作用。适用于火热炽盛，内扰肝胆所致的肝胆实火上炎证，症见胁肋灼热、胀痛，急躁多怒，口干口苦，头目胀痛，失眠多梦，耳暴鸣暴聋，舌红苔黄，脉弦数等。常用方龙胆泻肝汤。

（九）清心泻脾法

是由清泻心脾之火药与清热利湿药并用的一种治疗方法。具有清脾泄热作用。适用于邪热壅滞心脾所致的心脾积热证，症见发热口渴，口舌生疮、溃烂、疼痛，舌红苔黄，脉数有力等。常用方清热泻脾散（《医宗金鉴》）。

（十）清心泻肺法

是由清心解毒药与清肺散结药并用的一种治疗方法。具有清心泻肺，解毒散结作用。适用于痤疮属心肺热毒郁结证，症见面颊、前额、颌部、颈项及周围丘疹、结节红肿、黑头粉刺，痒或微痛，口干舌燥，尿黄便干，舌质红，苔薄黄，脉弦数。常用方平痤饮（河南中医学院刘茂林教授方）

（十一）泻肝清肺法

是由清肝泻火药与润燥化痰药并用的一种治疗方法。

具有清肺泻肝、降火化痰作用。适用于肝火炽盛，上逆犯肺，肺失肃降所致的肝火犯肺证，症见胸胁灼痛，急躁易怒，口苦口干，咳嗽阵作，甚至咳血，舌红苔薄黄，脉弦数。常用方咳血方、黛蛤散等。

（十二）泻肝清胃法

是由大量寒凉清肝泻火药与少量辛热制酸止呕药并用的一种治疗方法。具有清泻肝火，降逆止呕作用。适用于肝火炽盛，横逆犯胃，胃失和降所致的肝火犯胃证，症见脘胁疼痛，嘈杂吞酸，呕吐泛恶，口苦嗳气，便结尿黄，舌红苔黄，脉弦数等。常用方左金丸、戊己丸等。

（十三）清泻肺胃法

是由泻火解毒药与发汗解表药并用的一种治疗方法。具有解表清里作用。适用于表证未解，里热炽盛所致的肺胃热盛证，症见壮热无汗，口渴鼻干，咳嗽气喘，脘腹灼痛，便秘尿黄，舌红苔黄，脉浮数等。常用方石膏汤、栀子金花丸等。

（十四）清泄膈热法

又称清热凉膈法。是由清上泻火药与泻下通便药并用的一种治疗方法。具有清热凉膈作用，适用于热扰胸膈证，症见胸中烦热、懊侬，躁扰不宁，口渴，咳嗽吐黄痰，舌红苔黄，脉数等。常用方凉膈散加减。

十九、清泄相火法

是由清热药与滋阴药合用的一种治疗方法。具有滋阴降火的作用。适用于肾阴亏虚，虚热内扰所致的相火偏旺证，症见潮热，盗汗，颧红，五心烦热，梦遗，性欲旺盛，腰痛，耳鸣，尿黄，舌红苔黄少津，脉细数等。常用方知柏地黄丸。

二十、清热通淋法

是由清热泻火药与清热利水通淋药并用的一种治疗方法。具有清热泻火，利水通淋的作用。适用于邪热蕴积膀胱所致的热淋、膀胱蓄热证，症见小腹胀，小便灼热疼痛，发热口渴，舌红苔黄，脉数有力等。常用方八正散。

二十一、清热调经法

是由清热凉血药与滋阴养血药并用的一种治疗方法。具有清热调经作用。适用于血热所致经行先期、量多等月经不调证，症见月经先期，月经量多，经血鲜红或深红，质稠，心烦口渴，小便黄，大便秘结，舌红苔黄，脉数。常用方清经散、保阴煎等。

二十二、清热安胎（清热凉血安胎）法

是清热凉血药与止血安胎药并用的一种治疗方法。具有清热凉血，固冲安胎作用。适用于热扰胞宫所致胎动不

安证，症见妊娠期阴道下血，色红，质稀，或腰酸，腹痛下坠，伴面赤心烦，口干咽燥，手足心热，小便黄，大便秘结，舌红苔黄，脉滑数。常用方保阴煎。

二十三、清暑热法

具有清热祛暑作用。适用于夏月感受暑邪所致的多种疾病的治疗方法。包括以下几种：

（一）祛暑清热法

是由清热泻火药与益气生津药合用的一种治疗方法。具有清热解暑作用。适用于暑热证，症见壮热口渴多饮，神疲气短，心烦头晕，汗多，小便短黄，舌红苔黄干等。常用方白虎汤加味。

（二）解暑宣肺法

是由芳香轻解药与清宣肺络药合用的一种治疗方法。具有宣降肺气，清解暑热的作用。适用于暑热伤肺证，症见身热口渴不甚，但头目不清，昏眩微胀，舌淡红苔薄白，脉数等；重则骤然咳血、衄血，身热，口渴，咳嗽气喘，头目不清，舌红，苔黄，脉洪数无力。轻证常用清络饮，重证则用清络饮合犀角地黄汤加减。

（三）清暑益气生津法

是清热解暑药与益气生津药并用的一种治疗方法。具有清暑益气，养阴生津作用。适用于暑热侵袭所致的气津两伤证，症见发热口渴，神疲气短，心烦头晕，汗出，小便短黄，舌红苔黄干等。常用方王氏清暑益气汤。

（四）祛暑解表法

是由清热解暑药与辛凉解表药并用的一种治疗方法。具有祛暑解表作用。适用于暑温初起，复感于寒证，症见发热头痛，恶寒无汗，口渴面赤，胸闷不舒，舌苔白腻，脉数。常用方新加香薷饮。

（五）清暑利湿法

是由清热解暑药与渗湿利尿药合用的一种治疗方法。具有清暑利湿作用。适用于暑热夹湿证，症见身热、心烦口渴，小便不利，或呕吐泄泻，或小便赤涩，癃闭淋痛，舌红苔黄腻，脉滑数等。常用方六一散、清暑汤加减。

（六）清心涤暑法

是由养阴清热药与清心开窍药并用的一种治疗方法。具有清心涤暑作用。适用于暑热闭神证，症见发热口渴，神志躁扰不宁或昏迷，身灼热，尿短黄，息粗气喘，面赤，舌红苔黄，脉滑数或沉实。常用方清营汤加减。

（七）清暑解毒法

是由芳香化湿药与清热解毒药并用的一种治疗方法。具有清热利湿，化浊解毒作用。适用于暑湿毒蕴证，症见头痛而胀，胸脘痞闷，烦躁欲呕，肤热有汗，甚则神昏耳聋，苔黄腻，脉濡数等。可用甘露消毒丹加减治疗。

第三章　清热法的适用病证

清热法的适应范围非常广泛，有外感热证、内伤热证，包括实热、虚热，但总的来说主要是里热证。临床可用于内外妇儿五官科的多种疾病的治疗，可单用，也可与其他治法相结合使用。但须正确使用，用之得当，邪除病消，阴阳复衡，身体康健。正如程钟龄在《医学心悟》中所言"清者，清其热也。脏腑有热，则清之。经云：热者寒之，是已。然有当清不清误人者，有不当清而清误人者，有当清而清之不分内伤、外感以误人者，有当清而清之不量其人、不量其证以误人者，是不可不察也。"

一、清热法在内科疾病中的应用

清热法在内科疾病中应用极为广泛，包括肺病证、心脑病证、脾胃肠病证、肝胆病证、肾膀胱病证、气血津液病证、经络肢体病证、外感温病等。

（一）咳嗽

咳嗽是指肺失宣肃，肺气上逆，以咳嗽或咯吐痰液为主要表现的病证。可因外感风、寒、燥、热等病邪或内邪干肺（肺脏自病、他脏及肺）所致。可见于西医的急慢性支气管炎和上呼吸道感染等病证中。若肺中伏火所致咳嗽，甚则气急欲喘，皮肤蒸热，日晡尤甚，舌红苔黄，脉细数，则用泻白散以清肺止咳；或肝郁化火，上侮肺金而致气逆而咳，呛咳连声，或干咳少痰，咳时面红目赤，胸胁引痛，性情急躁，甚或痰中带血，舌红苔薄黄少津，脉弦数，治宜清肝泻肺，降火止咳，方选黛蛤散合泻白散加减；若肺热灼津成痰而见咳嗽，痰多黄稠，治宜清法与消法（化痰）结合，以清热化痰，肃肺止咳，方选清金化痰汤或清气化痰丸加减。总之，肺热肺火所致咳嗽，治疗以清泻肺热为主，药用桑白皮、地骨皮、黄芩等为主组方。

（二）肺痈

肺痈是因热毒壅肺，使肺叶生疮，血败肉腐，形成痈脓，以骤起发热，咳嗽，胸痛，咯腥臭脓血痰为主要表现的内脏痈病类疾病。相当于西医的肺脓疡。仲景在《金匮要略·肺痿肺痈咳嗽上气七》谓"咳而胸满，振寒脉数，咽干不渴，时出浊唾腥臭，久久吐脓如米粥者，为肺痈，桔梗汤主之。"药仅二味，而具有清热解毒排脓之功，后世受启发，加金银花、白及、橘红、甜葶苈、甘草节、贝母、苡仁所组成的加味桔梗汤，清热解毒，化瘀排脓之效更捷，用于肺痈溃脓期。成痈期可选用千金苇茎汤合如意解毒散加减。对于肺痈病证，宜清热解毒，化瘀排脓。药用清肺解毒化痰之品苇茎、薏苡仁、鱼腥草、金荞麦、桔梗等与化瘀药桃仁等合伍成方。

（三）喘证

喘证是肺气升降出纳失常，以呼吸困难，气息迫促，甚则张口抬肩，鼻翼扇动，难以平卧为主要临床表现的一种病证。可因外邪侵犯、饮食不当、情志、劳欲久病等导致。可见于西医的喘息型支气管炎、肺部感染、肺炎、肺气肿、肺结核等病证中。《伤寒论》663条谓"发汗后，不可更行桂枝汤，汗出而喘，无大热者，可与麻黄杏仁甘草石膏汤。"对于表邪化热内陷于肺，肺热壅盛所致的发热、喘咳，张仲景用方麻黄杏仁甘草石膏汤；若痰热郁肺所致者，症见喘咳，胸中胀满烦闷，痰黄黏稠不易咯出，伴身热有汗，渴喜冷饮，面赤咽干，小便黄，大便或秘，舌红苔黄腻，脉滑数。治宜清泻肺热，化痰平喘。由清肺的桑白皮、黄芩等配伍化痰降气平喘的苏子、半夏等组方，临证可选用桑白皮汤。

（四）肺痨

肺痨是一种具有传染性的慢性虚弱疾病，以咳嗽、咯血、潮热、盗汗及身体逐渐消瘦为主要特征。因正气不足，感染痨虫所致。相当于西医学的肺结核。痨虫蚀肺，耗伤肺阴，可形成阴虚火旺，虚火灼肺证。症见咳呛气急，痰少质黏，或咳吐黄稠痰，反复咯血、量多色鲜，骨蒸潮热、盗汗，颧红，五心烦热，口渴，胸胁掣痛，失眠多梦，身体日瘦，舌红而干、苔薄黄或剥，脉细数。治宜滋阴润肺与清热除蒸并用。方用百合固金汤合秦艽鳖甲散加减。

（五）不寐

不寐，又称"失眠"。以经常不能获得正常睡眠为特征的一类病证。主要表现为睡眠时间、深度的不足及睡眠后不能消除疲劳、恢复体力与精力。多由于情志所伤、饮食不节、久病年老或邪气扰乱等，引起阴阳的失调，阳不入阴，致心神不宁或心神失养。如若因情志不畅，肝郁化火，上扰心神，则见失眠，甚则彻夜不寐，急躁易怒，胸闷胁痛，口苦而干，目赤耳鸣，或头晕目眩，头痛欲裂，小便黄，大便秘结，舌红苔黄或黄燥，脉弦数。治宜清肝泻火，以安神助眠。方用龙胆泻肝汤加减。若心火炽盛，扰动心神，则可见心烦不寐，躁扰不安，口干舌燥，口舌生疮，小便短赤，舌尖红苔薄黄，脉数。治宜清心泻火，宁心安神。以清心泻火之黄连、栀子、生地与安神之琥珀、龙骨等组方，亦可用朱砂安神丸加减（朱砂有毒，不宜多服久服，现在临床汤剂中较少使用）。

（六）痫病

痫病，又名"癫痫"，俗称"羊痫风"。是一种发作性神志异常的病证，以发作时精神恍惚，甚则突然仆倒，昏不知人，口吐涎沫，两目上视，肢体抽搐或口中作猪羊般叫声，移时苏醒如常人为特征。相当于西医的癫痫病。其病因多为先天因素，或情志失调，或颅脑受损等。发作期，以针刺开窍醒神为主，可配合汤药，阳痫用黄连解毒汤合定痫丸加减治疗。休止期，应辨证治疗，若属痰火扰神证，可用龙胆泻肝汤合涤痰汤加减。

（七）癫狂

癫狂是神志失常疾病，可因先天不足或后天七情内伤所致。其中以精神抑郁，表情淡漠，沉默痴呆，语无伦次，静而少动者为癫，相当于西医的抑郁症、精神分裂症单纯型及偏执型；以精神亢奋，狂躁不安，喧扰不宁，打人毁物，动而多怒者为狂，相当于西医的躁狂症、精神分裂症青春型。癫与狂两者可转化，有时又难以区分。对于狂证，属痰火扰神者，可用镇心涤痰，清肝泻火法，根据症情，用生铁落饮加减，或当归龙荟丸，或礞石滚痰丸，或清消下三法结合治疗；若属火盛伤阴证，则采用滋阴降火，安神定志法，用二阴煎合琥珀养心丹加减。

（八）胃痛

胃痛，又称胃脘痛，是以上腹胃脘部近心窝处疼痛为主症的病证。可见于西医的急慢性胃炎、胃及十二指肠溃疡、胃癌、胃肠道功能紊乱、胃黏膜脱垂等病证中。多由外邪犯胃、饮食伤胃、情志不畅和脾胃素虚及他病影响等，导致胃气失和，气机不畅，"不通则痛"，或胃失濡养，"不荣则痛"。治疗以理气和胃止痛为主，辨明病因，结合他法。因肝气郁结，日久化热，邪热犯胃所致的肝胃郁热证，症见胃脘灼热疼痛，痛势较急，伴烦躁易怒，口干口苦，舌红苔黄，脉弦数。治疗除疏肝理气，宜结合清热之法，才能气疏热清痛止。方用丹栀逍遥散或化肝煎加减，或用清热解郁汤；若湿热蕴结中焦，亦可致胃气痞塞而痛，患者可出现胃脘疼痛，脘闷灼热，嘈杂，口干口苦，或口渴不欲饮，身重肢倦，纳差，小便黄，大便泻下不爽，舌红苔黄腻，脉滑数。治宜清化湿热，行气止痛。选方清中汤。浙江名医葛琳仪等临床工作者发现疼痛等脾胃病症多与慢性炎症有关，结合辨病指出，无论气滞还是湿阻均可化热，阴虚也可生内热，所以，治疗以清法为要，清法当贯穿始终，临床常用药如黄芩、蒲公英等。

（九）痞满

痞满是指以自觉心下痞塞，胸膈满闷，触之无物，按之柔软，压之无痛为主要症状的脾胃病证。相当于西医的慢性胃炎、浅表性胃炎、萎缩性胃炎、功能性消化不良、胃下垂等。其病因有感受外邪，饮食不节、情志失调等，上述诸因使脾胃受损，引起中焦气机升降不利，胃气壅塞而成痞。治疗的基本原则是调理脾胃升降，行气消痞。但其病有寒热虚实之分，又当别而治之。痞满属寒热虚实夹杂较多见，临证时，又当多法结合施治。对于邪热壅滞于胃的热痞，张仲景主张用清法，方用大黄黄连泻心汤，如《伤寒论》154条谓"心下痞，按之濡，其脉关上浮者，大黄黄连泻心汤主之"，方中大黄通泄邪热，黄连清胃火，黄芩泻中焦实火，三者合用，邪热得除，气机流畅，则热痞自消，临证可加以借鉴使用。若病患出现脘腹痞闷，或嘈杂不舒，恶心呕吐，纳呆，厌油，口干口苦而不多饮，大便不爽，小便短黄，舌红苔黄腻，脉滑数，此属脾胃湿热证，则宜清热、化湿、行气诸法同用，使热清、湿化、气畅，痞满自除。方用泻心汤合连朴饮加减。脾胃湿热证在临床上检查，幽门螺杆菌多为阳性，中药药理实验证实，清热燥湿药黄芩、黄连和清热解毒药蒲公英及泻下药大黄，其抑杀幽门螺杆菌作用最强，临床治疗中亦发现，黄连、蒲公英等清热药对慢性胃炎属脾胃湿热型者，对病证的改善作用快，收效明显。故脾胃湿热之痞满，采用清法，可提高疗效。

（十）呕吐

呕吐是指胃失和降，胃气上逆，迫使胃中之物从口中吐出的一种病证。可见于西医的急性胃炎、神经性呕吐、胃黏膜脱垂症、贲门痉挛等病证中。可因外邪犯胃、饮食不节、情志失调、病后体虚等引起，主要病机为胃失和降，胃气上逆。《伤寒论》397条"伤寒解后，虚羸少气，气逆欲吐，竹叶石膏汤主之"，此条文论述了病后气阴两虚，胃热欲吐的证治。方中石膏清胃热；竹叶清心除烦，利尿以引热下行，使心火从小便排出；麦冬清热养阴生津，人参、甘草、粳米补益中气、生津；半夏降逆止呕。诸药配伍，共奏清热和胃，益气生津之功。若胃有热邪，呕吐不止，心烦喜冷，手足心热，可用《普济本事方》竹茹汤；肝火犯胃呕吐，胃脘嘈杂吞酸，胁痛者，可用左金丸。

（十一）呃逆

呃逆是以气逆上冲，喉间呃呃连声，声短而频，令人不能自止为主要表现的脾胃疾病。多因外受寒邪、饮食失宜、情志不遂、病后体虚等，使胃失和降，胃气上逆动膈而发作。相当于西医单纯性膈肌痉挛，亦可见于其他如胃肠神经官能症、胃炎、胃扩张等病证中。治疗以理气和胃、降逆止呃为主。其中胃火上逆所致者，治宜清泄胃热、降逆止呃，用竹叶石膏汤或《景岳全书》之安胃饮加减治疗。

（十二）泄泻

泄泻是以排便次数增多，粪质稀溏或完谷不化，甚至泻出物如水样为主症的病证。因外受寒湿暑热之邪，或饮食所伤，或情志失调，或体虚久病等所致。其基本病机为脾胃受损，湿困脾土，传导失司。可见于西医的多种肠道疾病中。《伤寒论》34 条"太阳病，桂枝证，医反下之，利遂不止，脉促者，表未解也，喘而汗出者，葛根黄芩黄连汤主之"，此乃热邪内迫大肠下利证，以泻下臭秽，肛门灼热，小便短赤为临床主要特征。方中葛根外解肌表之热，内清阳明之热，升清阳，止泻利；黄芩、黄连苦寒清热燥湿，坚阴止利；甘草调和诸药，共奏解表清肠止利之功。葛根芩连汤为临证治急性肠炎所常用。

（十三）痢疾

痢疾是以腹痛腹泻，里急后重，痢下赤白黏冻或脓血便为主症的疾病。相当于西医的急慢性细菌性痢疾、急性阿米巴病等。其病因为外感时邪疫毒，或饮食不洁，而致邪蕴肠腑，气血壅滞，传导失司，络脉受伤而成。其治疗遵：热痢清之，寒痢温之，初痢实则通之，久痢虚则补之，寒热交错则清温并用，虚实夹杂则攻补兼施。张仲景创制了清热解毒止痢的白头翁汤，如在《伤寒论》371 条言"热利下重者，白头翁汤主之"；373 条又谓"下利欲饮水者，以有热故也，白头翁汤主之。"方中白头翁为君药，功能清热解毒，凉血止痢，为治热毒血痢之要药；黄连、黄柏助白头翁清热解毒止痢，为臣药；秦皮苦寒性涩，既能清热解毒，又能涩肠止痢，为佐药。四药相合，共奏清热解毒，凉血止痢之功。现临床常用本方合芍药汤加减治疫毒痢。而芍药汤又为治湿热痢的常用方，为刘完素所创制，具有清热解毒、调气行血之功。

（十四）黄疸

黄疸是以目黄、身黄、小便黄为主症的一种病证，其中以目睛黄染尤为本病的重要特征。可见于西医的急慢性肝炎、肝硬化、胆囊炎、胆结石等病中。多因外感湿热疫毒、内伤饮食劳倦或他病后，肝胆脾胃功能失调，胆汁外溢。分阳黄、阴黄论治，以化湿、利小便为基本治法。但疫毒炽盛所致的急黄，症见起病急，黄疸迅速加深，其色如金，高热烦渴，胁痛腹满，烦躁不安，神昏谵语，或见肌肤瘀斑，或衄血、便血，或腹水，或抽搐，继而嗜睡昏迷，舌红绛，苔黄或黄糙，脉数等，治疗又当清热解毒，凉血开窍。方用千金犀角散加味。

（十五）胆胀

胆胀是指胆腑气机通降失常所引起的以右胁胀痛并反复发作为主要表现的一种病证。相当于西医慢性胆囊炎。多因情志不畅、肝气郁结，或饮食不节，或外感湿热，或虫石扰阻等，致胆腑通降失常而形成本病。若临床症见右胁灼热胀痛，口干口苦，心烦失眠，小便短黄，大便秘结，舌红苔黄，脉弦数，此为胆腑郁热证，治宜清肝利胆。方可用清胆汤（《急腹症方药新解》）加减。

（十六）疟疾

疟疾是由于感受疟邪后，邪伏半表半里，正邪相争，以寒战、壮热、头痛、汗出，休作有时为临床特征的一类疾病。西医亦称为疟疾。治疗总则为祛邪截疟，但又应辨证施治，如温疟兼清；寒疟兼温；瘴疟宜解毒除瘴；劳疟治疗以扶正为主；疟母治宜祛瘀化痰，软坚散结。其中温疟、瘴疟治宜结合清法或以清法为主，温疟用方可选白虎加桂枝汤或白虎加人参汤，热瘴用清瘴汤加减（青蒿、柴胡、黄芩、黄连、茯苓、知母、陈皮、半夏、枳实、常山、竹茹、益元散）。

（十七）癃闭

癃闭是以小便量少，排尿困难，点滴而出，甚则小便闭塞不通为主症的一种病证。相当于西医的尿潴留。可因外邪侵犯、饮食不节、情志内伤、瘀浊内停及久病体虚等导致肾与膀胱气化功能失常而致病。治疗以"通利"为主。但肺为水之上源，若肺热壅盛，气不布津致小便点滴难出，则宜清肺，使"上窍开则下窍自通"，方用清肺饮加减。

（十八）淋证

淋证是以小便频数短涩，淋沥刺痛，小腹拘急，或痛引腰腹为主要特征的病证。可见于西医的急慢性下尿路感染、尿路结石、肾与膀胱结核、急慢性前列腺炎等病中。多因外感湿热、嗜食辛辣、情志失调、体虚劳欲等，使肾与膀胱功能失常，气化不利或气化无权所致。治疗的基本原则是：实则清利，虚则补益。若症见小便频数短涩，灼热刺痛，色黄，伴小腹拘急胀痛，或发热恶寒，呕恶口苦，舌红苔黄腻，脉濡数，治宜清热泻火，利水通淋，方用八正散加减。

（十九）遗精

遗精是由劳心太过，欲念不遂，或纵欲恣情，使肾失封藏或邪扰精室，导致不因性生活而精液自行遗泄的病证。可见于西医的神经衰弱、前列腺炎、精囊炎等导致的遗精。其治疗当遵：实则清泄、虚则补肾固涩的原则。其中，心肾不交证，采用滋阴清火、交通心肾法，方选黄连清心饮合三才封髓丹；湿热下注，则采用清热利湿法，方用程氏萆薢分清饮。

（二十）早泄

早泄是指房事时过早射精，不能实行正常性交为主要表现的病证。西医亦称为早泄。多与遗精、阳痿并见。若症见早泄，阴茎易举，阴部汗出，潮湿瘙痒，口苦纳呆，少腹胀痛，小便赤涩，舌红苔黄腻，脉弦滑，治宜清泄肝经湿热，方药可选龙胆泻肝汤加减。

（二十一）郁证

郁证是因情志内伤或体质因素等致气机郁滞，以心情抑郁、情绪不宁、胸满胁胀，或心烦易怒善哭，或咽中如有物梗阻等为主要表现的一种疾病。相当于西医的神经衰弱、癔病、焦虑症等。临床表现较为复杂，治疗当辨证若气郁化火致性情急躁易怒，胸胁胀痛，失眠多梦，口苦口干，或伴有头痛目赤、耳鸣、胃中嘈杂吞酸，便秘，舌红苔黄，脉数，治当疏肝解郁，清肝泻火。方药丹栀逍遥散加减。

（二十二）血证

血证是指血液不循常道，或上溢于口鼻诸窍，或下渗于前后二阴，或外溢于肌肤，所形成的一类出血性疾病。可见于西医的诸多疾病中。其致病之因有感受外邪、饮食不节、情志过极、劳累过度、久病气阴两虚等，主要病机为火热迫血妄行及气不摄血、血溢脉外两种。正如《景岳全书》提出："凡治血证，须识其要，而血动之由，惟火与气耳。故察火者，但察其有火无火；察气者，但察其气虚气实，知此四者，而得所以，则治血之法无余义矣。"临床所见，血证因火热之邪所致者多见，唐容川《血证论》亦谓"血证气盛火旺者，十居八九"。火热迫血妄行所致出血者，治当清热泻火，凉血止血。如因肺热所致鼻衄、咳血等，可用桑菊饮或桑杏汤加减；胃热、胃火炽盛所致鼻衄齿衄，可用清胃散或玉女煎加减治疗；胃热壅盛所致吐血，则可用泻心汤或十灰散加减；肝火上炎、犯及肺胃所致的鼻衄、咳血、吐血，则选用龙胆泻肝汤加减；湿热蕴结肠道所致的便血，可选用槐花散或地榆散合槐角丸；下焦热盛之尿血，则选用小蓟饮子，阴虚火旺所致尿血则用知柏地黄丸；血热妄行所致紫斑，治宜清热解毒，凉血止血，方用犀角地黄汤合十灰散，阴虚火旺者，治宜滋阴降火，凉血止血，方用茜根散等。

（二十三）盗汗

盗汗是指熟睡后汗出，醒后则汗止。多因阴虚火旺所致。症见盗汗，五心烦热，潮热颧红，咽干口燥，舌红少苔，脉细数，治宜滋阴降火，方用当归六黄汤加减。但需注意，小儿夜间汗出有些是生理性的，则无须治疗。著名医家孟庆云教授称：小儿多汗有生理性和病理性两种。小儿为稚阳之体，生机勃勃，在休息、睡眠及运动时，照常生长发育。和成人比较，小儿代谢率高，消耗大，处于"阳常有余状态"。小儿在睡眠之时，能量消耗远较运动时少，有余之阳气蒸腾阴液于外，便有汗出，决不可诊为虚劳或佝偻病等，无须用药治疗。如误投止汗之剂，则反影响发育，甚至会因阳气发越不出而导致发热。

（二十四）消渴

消渴是以多饮、多食、多尿、形体消瘦乏力，或尿有甜味为主要临床表现的疾病。相当于西医的糖尿病。其病因有先天禀赋不足、饮食不节、情志失调、劳欲过度等。基本病机为阴虚燥热，治疗以清热润燥、养阴生津为主。消渴病证与肺胃肾三脏关系密切，分为上、中、下三消，即肺燥、胃热、肾虚不同。其中上消与中消治疗时应结合清法。上消多因燥热伤肺，肺不布津所致。症见烦渴多饮，口干舌燥，尿频量多，烦热多汗，舌红苔薄黄，脉数。治宜清热润肺，生津止渴，用朱丹溪之消渴方加减。中消多因胃热炽盛，伤津灼液所致。治宜清胃泻火，养阴生津。

方选玉女煎加减。

（二十五）痹证

痹证是以肢体筋脉、关节、肌肉发生疼痛、麻木、酸楚、重着，或关节肿胀、变形，活动障碍等为主要表现的病证。可见于西医的风湿热、风湿性关节炎、类风湿性关节炎、痛风、坐骨神经痛等疾病中。由外感风、寒、湿、热等邪，内因正气不足，邪气滞留肢体筋脉、关节、肌肉，导致经脉闭阻、不通所致。若风湿热邪壅滞经脉或形成风湿热痹，症见关节痛剧，局部红肿灼热，得冷则舒，痛不可触，筋脉拘急，不可屈伸。可有皮下结节或红斑，或伴有发热、恶风、口渴、纳少、烦躁不安等，舌红苔黄或黄腻，脉滑数。治宜清热通络，祛风除湿。方用白虎加桂枝汤或宣痹汤。

（二十六）痉证

痉证是以项背强直，四肢抽搐，甚至口噤、角弓反张为主要临床表现的一种病证。可见于多种西医病证。病因有外感和内伤两个方面。外感主要是感受风、寒、湿、热之邪，壅阻经络，气血不畅，或热盛动风而致痉；内伤主要因他病久病导致阴血亏虚，筋脉失养，虚风内动而致痉，或肝肾阴虚，肝阳上亢，亢阳化风而致痉。治疗原则，急则止痉以治其标，缓则补益虚损以治其本。实证中应用清法较多：如肝经热盛所致高热、抽搐、口噤等，治宜清肝潜阳、息风止痉，方用羚角钩藤汤加减；阳明热盛所致高热、抽搐、便秘等，治宜清泄邪热、生津止痉，方用白虎汤合增液承气汤加减；邪热入心营致高热、神昏、抽搐等，治宜清心凉营、开窍止痉，方用清营汤合安宫牛黄丸等。

（二十七）痿证

痿证是指肢体筋脉弛缓，软弱无力，不能随意运动，或伴有肌肉萎缩的一种病证。可见于西医的多种神经系统疾病中。因外感、内伤等多种原因导致肢体筋脉肌肉失养，弛缓不收形成。《素问·痿论》提出了"治痿独取阳明"原则，后人认为其义主要是：一是不论选方用药、针灸取穴，都应重视调理、补益脾胃；二是治疗清阳明热邪，包括清胃火、祛湿热。可见清法在痿证治疗中是非常重要的。当然，因痿证的致病之因很复杂，证型也有虚、有实及虚实夹杂不同，故治疗不应拘泥，应辨证施治。其中需用清法者有以下几型：肺热津伤型，症见病起发热，且在发热后突现肢体痿软无力，甚至腰脊手足痿弱不用，伴口渴心烦、咽干、呛咳痰少，肌肤干燥，小便黄，大便干结，舌红苔黄，脉细数，宜用清燥救肺汤以清热润燥，养阴生津起痿；湿热浸淫型，起病相对较缓，身体困重，逐渐出现四肢痿软或麻木微肿，伴发热，胸脘痞闷，小便短涩不畅，舌红苔黄腻，脉濡数，宜加味二妙散加减以清热燥湿、利筋通脉起痿。

二、清热法在外科疾病中的应用

清热法在外科病证治疗中应用非常广泛，因外科疮疡多因火毒所生，因此清法是外科疾病的主要治法。具体应用时，又当分清火热之虚实盛衰或兼夹。实火者，治宜清热解毒法；热在气分者，治当清热泻火；邪热火毒在营血分者，治宜清营凉血；湿热火毒者，治宜清热祛湿；阴虚火旺者，治宜养阴清热等。

清热解毒法用于热毒证，症见局部红肿热痛伴发热烦躁、口干咽燥，舌红苔黄，脉数等，常见于细菌、病毒、真菌、霉菌等感染所致的外科病，如疔、疮、疖、痈等。常用药有金银花、蒲公英、紫花地丁、野菊花、重楼、黄连、黄芩、黄柏等，方可选用五味消毒饮、清热解毒汤、消毒汤等；清热泻火法适用于热在气分，症见病患局部色红或皮色不变，灼热肿痛的阳证，或皮肤病之皮损焮红灼热，伴有身热，口渴，便秘尿赤，舌红苔黄腻或黄燥，脉数，如颈痈、流注、脓疱疮、接触性皮炎等，常用药石膏、知母、山栀子、芦根、黄连、黄芩、黄柏等，常用方仙方活命饮、黄连解毒汤等；清营凉血法适用于邪热侵入营血，症见局部焮红灼热的外科病证，如烂疔、发、大面积烧伤，皮肤病出现红斑、瘀点、灼热等，如丹毒、红蝴蝶疮等，常用药水牛角、生地、丹皮、赤芍、紫草等，常用方犀角地黄汤；清热祛湿法适用于湿热阻络证，病患局部可见多形性皮肤损伤，红斑、糜烂渗出、焮红肿胀，伴身热不扬，头身困重，便溏，舌红苔黄腻，脉濡数，如臁疮、腓腨发等，常用药如龙胆草、车前草、泽泻、茵陈、冬瓜皮、木通、苦参等，常用方龙胆泻肝汤、清热除湿汤；养阴清热法适用于外科病证属阴虚火旺者，常用药有青蒿、地骨皮、银柴胡等，方可用知柏地黄丸、清骨散等。

上述清热治法，可相互结合。根据病情，有时也须与其他治法相配合，如补法、消法等。另外，须注意，使用清法，切忌寒凉太过，须顾护脾胃。不然，脾胃功能败坏，气血生化乏源，外疡迁延难愈。

（一）疖

疖是一种生于皮肤浅表部位，以局部红、肿、热、痛，突起根浅，脓出即愈为主要表现的疮疡类疾病。因外感暑毒，或嗜食辛辣、膏粱厚味之品，湿热火毒内生所致。相当于西医的疖、皮肤脓肿、头皮穿凿性脓肿及疖病。以清热解毒为基本治则。热毒蕴结者，用五味消毒饮加减；暑热浸淫者，治宜清暑化湿解毒，用清暑汤加减；若阴虚内热、体虚毒恋，治宜养阴清热解毒，用防风通圣散合增液汤加减。

（二）疔

疔疮是一种发病迅速，易于变化的，且危险性较大的急性化脓性疾病。其病变特点是形小根深，坚硬如钉，肿痛灼热，病势急，反应剧烈，易于走黄，损伤筋骨。疔可发生于全身任何部位，但以颜面和手足多见。发病部位不同，病程阶段不同，治疗有所不同，但总的治疗原则是清热解毒。方剂多用五味消毒饮、黄连解毒汤、犀角地黄汤或几方合用，有湿热者，合用三妙丸。因其发展变化快，易于走黄、损伤筋骨，必要时，结合西药抗生素，或手术处理等。

（三）痈（发）

痈是以肌肤患病部位红肿热痛，光软无光，伴寒热口渴，易肿、易脓、易溃、易敛为主要表现的痈病类疾病。痈之大者称为发。多因热毒蕴蒸，气血壅滞所致。相当于西医的皮肤浅表脓肿、急性化脓性淋巴结炎等。因发病部位不同，有不同的命名，如生体表的称体表痈，生于下肢的有大腿痈、膝痈、小腿痈，腋下的腋痈，肘部的肘痈，颈前、臀部、手背部等处的发称锁喉痈、臀痈、手发背等等。其治疗稍有差异，但总的治则为清热解毒消痈。初起者，热毒壅聚、气血瘀阻，故治疗在清热解毒同时，配伍活血化瘀，以解毒散瘀消肿，多选用仙方活命饮。热毒重者，仙方活命饮合五味消毒饮；发于头面部的痈、发，可选用普济消毒饮加减；腋痈可加引药入肝胆经的柴胡、黄芩等，或用柴胡清肝汤；发于下肢，兼有湿热者，配伍薏苡仁、黄柏、泽泻等清热祛湿之品。成脓后，用仙方活命饮合透脓散以清热解毒排脓，必要时，可手术切开排脓。

（四）有头疽

有头疽是以局部红肿热痛，易向深部周围扩散，有多个脓栓堆积，溃后形如蜂窝，病损范围超过9cm，甚至大于30cm，易致疽毒内陷为主要表现的疮疡类疾病。因外感风热、湿热，内有火毒，内外毒邪凝聚，气血瘀滞，结于肌肤间所致。相当于西医的痈。其治按初、溃脓期、收口期，分别采用和营解毒、清热利湿、托里解毒、调补气血之法。

必要时配合外治法及手术治疗，病情重者，可用西药抗生素。如辨证属火毒凝结证，则采用清热泻火，和营托毒法，方用黄连解毒汤合仙方活命饮；湿热壅滞证，采用清热化湿，和营托毒法，方用仙方活命饮加减；阴虚火炽证，治宜清热托毒兼滋阴生津，方用竹叶黄芪汤；气虚毒滞证，攻补兼施，扶正托毒，方用仙方活命饮合八珍汤加减。

（五）流注

流注是因正气不足，感染邪毒，流窜血络，阻于肌肉深部所致痈病类疾病。以一处或数处漫肿，微热疼痛，皮色如常，内有脓液为主要表现特点。类似于西医的脓血症、多发性转移性肌肉深部脓肿、髂窝部脓肿。以清热解毒，和营通络为治则。常用黄连解毒汤合犀角地黄汤加减治疗。发于夏秋暑季者，多兼湿邪，治宜解毒清暑化湿，可用清暑汤加减治疗。

（六）丹毒

丹毒是患部突然皮肤鲜红成片、色如涂丹，掀热肿胀，迅速蔓延扩大为主要表现的皮肤疾病。多先由皮肤、黏膜破损，外受火毒与血热搏结，蕴阻肌肤，不得外泄所致。相当于西医的急性网状淋巴管炎。治疗的基本原则是凉血清热、解毒化瘀。若辨证属风热毒蕴证，采用疏风清热解毒法，用普济消毒饮加减治疗；肝脾湿火证，治宜清肝泻火利湿，可选方龙胆泻肝汤、柴胡清肝汤或化斑解毒汤等；湿热毒蕴证，则采用清热利湿解毒法，方用五神汤合萆薢渗湿汤加减；若发生于新生儿的胎火蕴毒证，治宜清热解毒凉血，方用黄连解毒汤合犀角地黄汤加减。

（七）发颐

发颐是以颐颌部肿胀疼痛，张口受限，伴高热为主要表现的痈病类疾病。多因外感或手术后，汗出不畅，余邪热毒未能外达，结聚于颐颌之间所致，好发于成年人，类似于西医的急性化脓性腮腺炎。以清热解毒为治则，成脓后则切开排脓，使脓毒外泄。若辨证属热毒蕴结者，治宜清热解毒，消肿排脓，方用普济消毒饮加减；毒盛酿脓证，治宜清热解毒，托毒透脓，方用普济消毒饮合透脓散；若病程日久，反复发作，属余毒留恋者，治宜清脾泻热，化瘀散结，用黄连解毒汤加减。

（八）附骨疽

附骨疽是一种毒气深沉，附骨而生的化脓性疾病。以局部胖肿，附筋着骨，推之不移，疼痛彻骨，溃后脓水淋漓，不易收口为特点的疾病。多见于儿童，好发于长骨。易形成窦道，损伤筋骨。相当于西医的急、慢性化脓性骨髓炎。多因疔、疖、疖等其他疾病治疗护理不当，余毒流注，或骨折、骨科手术后，感染毒邪所致。宜早期及时治疗，因其发病与邪毒、湿热相关，故治疗原则为清热化湿、行瘀通络。常用仙方活命饮合五神汤加减。若热毒炽盛，则宜用黄连解毒汤合仙方活命饮。后期正虚邪恋，则宜扶正为主，兼清余毒。

（九）走黄、内陷

走黄和内陷是阳证疮疡类疾病，在病变过程中，因火毒炽盛，或正气不足，使毒邪走散，内攻脏腑而引起的危重症，是严重的全身性化脓性疾病。相当于西医的败血症、毒血症、脓血症。其中，继发于疔疮的称走黄，因疽毒或疔疮以外的其他疮疡引起的称为内陷。走黄其病变特点是疮顶忽然陷黑无脓，肿势迅疾扩散，且伴有高热甚或神昏谵语。治宜用重剂清热解毒凉血，直折病势，以挽危急，用五味消毒饮、黄连解毒汤、犀角地黄汤三方合并加减治疗。内陷表现特点为肿疡疮顶忽然内陷，或溃疡脓腐未净忽然干枯无脓，或脓净红活的疮面忽变光白板亮，同时伴邪盛热极或正虚邪盛或阴阳两竭的全身证候。临床分为三陷证：火陷证、干陷证、虚陷证。其中火陷证治宜凉血清热解毒，兼养阴清心开窍，方用清营汤合黄连解毒汤加减，其他两型治疗则以攻补结合或以补为主。因走黄、内陷病情危急，宜配合西医治疗。

（十）瘿痈

瘿痈是以结喉两旁结块肿硬，皮色不变，微有灼热，痛引耳后枕部，常伴发热，较少化脓为主要表现的瘿病类疾病。多因内有郁火，外感风热邪毒所致。相当于西医的亚急性甲状腺炎。以疏风清热，化痰散结为治则。辨证属风热痰凝者，用牛蒡解肌汤加减；若属气郁痰凝证，则宜清肝理气，化痰散结，方用柴胡清肝汤加减。

（十一）瘤岩

凡瘀血、痰滞、浊气停留于体表组织中所形成的肿物均称为瘤，岩是发生于体表的恶性肿瘤的统称。瘤岩的形成多因七情劳欲，复感外邪，脏腑失调，痰浊内生，气血凝结、瘀毒互结而成。清法在瘤岩病证中较常用，尤其是清热解毒法。临床及中药药理实验发现，清热解毒中药白花蛇舌草、半枝莲、重楼、板蓝根、石上柏、山豆根、山慈姑、黄芩等均有抗肿瘤作用。当热毒蕴结，形成的瘤岩，症见硬结肿块增大，色红，压痛，灼热；或肿块溃烂，状如翻花，时流血水，恶臭异味。伴有发热，心烦，口渴，大便干结，舌红，苔黄或少苔，脉弦或滑数者，治当清热解毒、软坚散结，用五味消毒饮合当归龙荟丸加减治疗。当然，对于瘤岩，尤其是岩，应尽早手术治疗。

（十二）脂瘤

脂瘤是皮脂腺中皮脂潴留郁积而形成的囊肿，又称粉瘤。其特点是皮下圆形肿块，质软，边界清楚，中央有粗大毛孔，破溃后有脂质粉渣样物。相当于西医的皮脂腺囊肿。多因痰气凝滞于皮肤之间所致。若搔抓染毒，痰湿化热，则见瘤体红肿、灼热、疼痛，甚至跳痛化脓；伴发热，恶寒，头痛，舌红苔黄，脉数，治宜清热化湿，和营解毒，方用龙胆泻肝汤合仙方活命饮加减。

（十三）热疮

热疮，又称火燎疮。是以皮肤黏膜交界处发生成簇水泡、糜烂、破溃、结痂，痒痛相兼为主要表现的疱疹类皮肤病。因外感，或肺胃内热，或热病伴发所致。相当于西医的单纯疱疹。以清热解毒，养阴祛邪为主要治法。辨证属肺胃热盛证者，方用辛夷清肺饮加减以疏风清热解毒；

属湿热下注证者，方用龙胆泻肝汤以清热利湿解毒；若病情反复发作，属阴虚内热者，宜用增液汤加板蓝根、薏苡仁、紫草等养阴清热解毒。

（十四）蛇串疮

蛇串疮，又称"蛇丹""缠腰火丹"。是以成簇水疱沿身体单侧呈带状分布，排列宛如蛇形，疼痛剧烈为主要表现的疱疹类皮肤病。多因肝脾湿热，循经蕴肤，兼感邪毒所致。相当于西医的带状疱疹。治疗以清热利湿，通络止痛为主。辨证常分肝经郁热证、脾虚湿蕴证及气滞血瘀证。若皮损鲜红，疱壁紧张，灼热刺痛，伴口苦咽干，烦躁易怒，大便干或小便黄，舌红苔黄，脉数。此为肝经郁热证，治宜清肝泻火，解毒止痛，方用龙胆泻肝汤加减。

（十五）黄水疮

黄水疮，又称"滴脓疮""脓窝疮""天疱疮"。以皮肤出现脓疱、结痂、流黄水、浸淫成片、瘙痒为主要表现的皮肤病。因暑湿热邪客于肌肤，或脾虚湿蕴，复感风热湿毒所致。治疗以清热利湿为主。分暑湿热蕴证和脾虚湿蕴证两型。若脓疱密集，色黄，周围绕以红晕，糜烂面鲜红，口干，小便黄，大便秘结，舌红苔黄腻，脉濡数。此乃暑湿热蕴证，治宜清暑利湿解毒，方用清暑汤加减。

（十六）恶虫叮咬伤

因蚊子、臭虫、跳蚤等叮咬，虫毒侵袭肌肤所致。以皮肤上呈丘疹样风团，上覆针尖大小瘀点、丘疹或水疱，伴瘙痒为主要表现的皮肤疾病。类似西医的虫咬性皮炎。

因病虫不同，症状表现有所差异，辨证多属热毒证，治疗以清热解毒、祛风止痒为原则，方用五味消毒饮合消风散加减。

（十七）漆疮

漆疮是因禀赋不耐，接触漆毒所致。以接触漆后皮肤红肿、灼痒，甚至起水泡为主要表现的过敏性疾病。西医称为漆性皮炎。治疗以清热除湿，解毒止痒为主。初起肿胀较轻，可用消风散疏风清热止痒；若皮损肿胀鲜红，上有水疱或大疱，治宜清热祛湿，凉血解毒，方用化斑解毒汤合龙胆泻肝汤加减。

（十八）药毒

因内服或外敷药物所致。以皮肤出现斑疹、水疱、瘙痒等为主要表现的皮肤疾病。西医称"药疹""药物性皮炎"。药毒总由内外因相互作用的结果，由禀赋不耐，药毒内侵所致。治疗以清热凉血、利湿解毒为基本原则。辨证可分风热侵袭、湿毒蕴肤、热毒入营和气阴两虚型。其中热毒入营证，常用清营汤加减治疗。皮肤科专家朱仁康治药疹常用自拟皮炎汤收效不错，药物组成为生地、赤芍、丹皮、生石膏、知母、金银花、连翘、竹叶、生甘草，临证可供借鉴。

（十九）隐疹

隐疹，又称风疹块。以身体瘙痒，搔之出现红斑隆起，形如豆瓣，堆累成片，发无定处，忽隐忽现，退后不留痕迹为主要表现的皮肤疾病。多由气血虚弱，卫外不固，风邪乘虚侵袭所致；或因饮食不慎，食海鲜、辛辣刺激等腥发动风之物而发；或由七情内伤，营卫失和等导致。相当于西医的荨麻疹。治疗上以疏风，调和营卫为基本原则。其中，风热犯表者，可选用消风散以疏风清热止痒；肠胃湿热型，可用防风通圣散合茵陈蒿汤加减以疏风解表、通腑泄热。

（二十）猫眼疮

猫眼疮又称"雁疮""寒疮"。是一种急性自限性炎症性疾病。因其疮形如猫之眼，光彩闪烁无脓血而得名。以靶形或虹膜状为主，兼有丘疹或疱疹等多形性皮损，常伴黏膜损害，自觉瘙痒或轻度烧灼感为临床特征。多发于青壮年男女，尤以青年女性为多，常见于冬春季节，但愈后易于复发。相当于西医的多形性红斑。其发生多因禀赋不耐，腠理不密，感受不耐之物，搏于肌肤而成。临床辨证可分寒湿阻络、湿热蕴结、火毒炽盛三种证型。若发生于夏季，皮损表现为红斑、丘疹、风团，色鲜红，可有较多水疱，或口腔糜烂，外阴湿烂，自觉痒痛，可伴有发热、咽干、关节酸痛或身倦乏力、纳呆呕恶，溲赤便秘，舌红，苔黄腻，脉弦滑者，属湿热蕴结证，治宜祛风清热，解毒利湿，方用消风散合龙胆泻肝汤加减；起病急，高热恶寒，头痛无力，全身泛发红斑、大疱、糜烂、瘀斑，口腔、二阴破溃糜烂，伴恶心呕吐，关节疼痛，小便短赤，大便秘结，舌红苔黄，脉滑数者，属火毒炽盛证，治宜清热凉血、解毒利湿，方选清瘟败毒饮合导赤散加减。

（二十一）葡萄疫

葡萄疫是血管壁渗透性或脆性增高所致皮肤、黏膜下出现瘀点、瘀斑为主要表现的一种血管炎性疾病。临床表现为皮肤瘀点、瘀斑，压之不褪色，可伴有关节疼痛、腹痛或血尿等肾脏损害。类似于西医的过敏性紫癜。治疗早期以清热凉血，活血化瘀为主，后期以补益脾肾为主。若皮疹为鲜红色密集的瘀点、瘀斑，高出皮肤，伴恶寒发热，口渴咽痛，甚或鼻衄，尿黄便秘，舌红绛苔黄腻，脉数，此为热毒发斑证，治宜清热凉血，化瘀消斑。方用犀角地黄汤合银翘散加减治疗。若皮疹见于下肢，为鲜红色密集的瘀点、瘀斑或大片紫癜，伴关节红肿疼痛，或恶心呕吐、腹痛、便血，或尿血，舌红苔黄腻，脉滑数，证属湿热伤络型，治宜清热利湿，通络消斑。方用犀角地黄汤加减。

（二十二）白疕（牛皮癣）

白疕，又名"白壳疮"。是以皮肤起多形红斑、银屑，刮去鳞屑可见点状出血为主要表现的皮肤疾病。相当于西医的银屑病，有遗传背景，与免疫反应异常有关。多因营血亏损，血热内蕴，化燥生风，肌肤失养所致。辨证常分为血热内蕴证、血虚风燥证、气血瘀滞证、湿毒蕴阻证、火毒炽盛证。如症见皮疹呈点滴状，发展迅速，颜色鲜红，层层鳞屑，瘙痒剧烈，抓之有点状出血。伴口干舌燥，咽喉疼痛，心烦易怒，大便干燥，小便黄赤，舌质红，苔薄黄，脉弦滑数者，属血热内蕴证，治宜清热凉血，解毒消斑，方用犀角地黄汤加减；若皮损发生在腋窝、腹股沟等皱褶部位，红斑糜烂，痂屑黏厚，瘙痒明显；或掌跖红斑、脓疱，脱皮。或伴关节酸痛、肿胀，下肢沉重，舌红苔黄腻，脉滑，此为湿毒蕴阻证，治宜清利湿热，解毒通络，方用萆薢渗湿汤加减；如若症见全身皮肤潮红、肿胀、灼热痒痛，大量脱皮，或有密集小脓疱，伴壮热，口渴，头痛、畏寒，大便干燥，小便黄赤，舌红绛，苔黄腻，脉弦滑数者，属火毒炽盛证。治宜清热泻火，凉血解毒，方用清瘟败毒饮加减。

（二十三）风热疮

风热疮又称"血疳疮""母子疮"。以淡红色或黄褐色圆形或椭圆形斑，其长轴与皮纹一致，上覆以糠秕状鳞屑，先有母斑后有子斑为临床特征的皮肤疾病。相当于西医的玫瑰糠疹。多因外感风热，郁闭肌肤或血分有热，化燥生风所致。中医治疗效果较好。若发病急剧，皮损呈圆形或椭圆形淡红斑片，上覆细薄鳞屑，伴心烦口渴，尿微黄，大便干，舌质红，苔白或薄黄，脉浮数，治宜疏风清热止痒，方用消风散加减；若皮损色泽鲜红或呈紫红色斑片，上有较多糠秕样鳞屑，瘙痒较剧，伴有抓痕、血痂，舌红苔少，脉弦数。治宜清热凉血、养血润燥，方用皮肤科专家朱仁康的凉血消风散加减（生地30g、当归9g、荆芥9g、蝉衣6g、苦参9g、白蒺藜9g、知母9g、生石膏30g、生甘草6g）。

（二十四）粉刺

粉刺是以面及背部见黑头或白头粉刺、丘疹、脓疱、结节、囊肿及疤痕为主要表现的皮肤疾病。相当于西医的痤疮。多因素体血热偏盛，加之饮食不节或外邪侵袭所致。中医治疗效果较好，辨证分为肺经风热证、肠胃湿热证、痰湿瘀滞证三型。其中，肺经风热型症见丘疹色红，或有痒痛，或有脓疱。伴口渴喜饮，小便黄，大便干结，舌红苔薄黄，脉弦滑。治宜疏风清热，方用枇杷清肺饮加减。肠胃湿热型症见颜面、胸背部皮肤油腻，皮疹红肿疼痛，或有脓疱。伴口臭、小便黄、大便秘结，舌红苔黄腻，脉滑数。治宜清热除湿解毒，方用茵陈蒿汤加味，脓疱较多，可加白花蛇舌草、野菊花等加强祛湿解毒作用。

（二十五）酒渣鼻

酒渣鼻以鼻准头及鼻两侧皮肤潮红、丘疹、脓疱，甚至鼻头增大变厚为主要表现的皮肤疾病。本病西医亦称为酒渣鼻。多因肺热胃火等，使血瘀成齇所致。以清泄肺胃，理气活血为主要治法。若红斑发于鼻尖或两翼，压之褪色。常嗜酒，伴口渴、大便干结，舌红苔薄黄，脉弦滑。证属肺胃热盛证，治宜清泄肺胃积热，方用枇杷清肺饮加减。若在红斑上出现痤疮样丘疹、脓疱，毛细血管扩张明显，局部灼热，伴口渴、大便干结，舌红苔黄，脉数，此乃热毒蕴肤证，治宜清热解毒凉血。方用黄连解毒汤合凉血四物汤加减。

（二十六）红蝴蝶疮

红蝴蝶疮是一种可累及全身多脏器的自身免疫性疾病。相当于西医的红斑狼疮。多见于 15 ~ 40 岁女性。临床常见类型为盘状红蝴蝶疮和系统性红蝴蝶疮。其特点是盘状红蝴蝶疮好发于面颊部，主要表现为皮肤损害，多为慢性局限性；系统性红蝴蝶疮除有皮肤损害外，常同时累及全身多系统、多脏器，病变呈进行性经过。本病由先天禀赋不足，肝肾亏虚而成。常虚实并见，变化多端。这种疾病的治疗目前西医尚以皮质类固醇激素为主，但中医对红斑狼疮的治疗亦有较大的作用，主要为增加机体免疫功能，治疗各种并发症，调理气血，减少激素等免疫抑制药的药量和副作用，巩固治疗效果，降低疾病的复发。外感六淫、饮食、情志、日光暴晒、内服药物等，均可成为发病的诱因。在发病过程中，热毒炽盛证可反复出现，症见面部蝶形红斑，色鲜艳，皮肤紫斑，关节肌肉疼痛。伴高热口渴、烦躁，甚或抽搐，尿赤便结，舌红绛苔黄腻，脉数，治宜清热凉血，化斑解毒。方用犀角地黄汤合黄连解毒汤加减。若见斑疹黯红，关节足跟疼痛，伴有不规则发热或持续性低热，手足心热，心烦失眠，易疲劳，自汗盗汗，面浮红，月经量少或闭经，舌红苔薄黄，脉细数，则属阴虚火旺证，治宜滋阴降火，方用六味地黄丸合大补阴丸、清骨散加减。

（二十七）花柳毒淋

花柳毒淋是以排尿困难，尿频尿痛，茎端流出米泔样浊物为主要表现的疫病类疾病。多因不洁性交，淫秽疫毒之邪侵及肾系、精室所致。本病相当于西医的"淋病"。宜中西医结合治疗，西医用抗生素，中医辨证分湿热毒蕴证和阴虚毒恋证两型。若症见尿液混浊如脂，尿道口红肿、溢脓，小便赤涩热痛，女性宫颈充血、触痛，并有脓性分泌物，或有前庭大腺红肿热痛，或全身伴有发热，舌红苔黄腻，脉滑数，证属湿热毒蕴证，方用龙胆泻肝汤加减；若症见小便短涩淋漓，或尿道口有少许黏液，酒后或疲劳后易复发，女性白带多，伴腰膝酸软，五心烦热，纳差，舌红苔少，脉细数，则属阴虚毒恋证，治宜滋阴降火，利湿祛毒，方用知柏地黄丸加减，亦可配合清热祛湿止痒中药外洗。

(二十八) 痔

痔又称痔疮、痔核。是直肠末端黏膜下和肛管皮肤下的静脉丛发生扩大、曲张所形成的柔软静脉团。以便血、脱出、肿痛为临床特点。根据其发病的部位不同，临床分为内痔、外痔和混合痔。病因病机为风伤肠络、湿热下注、气滞血瘀和脾虚气陷。其中风伤肠络证，治宜清热凉血祛风，方用凉血地黄汤加减；湿热下注证，治宜清热利湿止血，方用脏连丸加减。

(二十九) 肛痈

肛痈是以发热恶寒，肛门部红肿、灼热、疼痛，化脓溃后易成肛瘘为主要表现的痈病类疾病。类似于西医的"肛门直肠周围脓肿"。多因嗜食肥甘、辛辣，湿热下注，或湿痰凝结，邪毒留阻于肛管直肠周围，气血瘀滞，热毒化腐成脓，形成痈肿，以清热解毒利湿为治疗大法。其中，火毒蕴结证，症见肛门周围突然肿痛，质硬，表面焮热，持续加剧，伴恶寒发热，尿赤便秘，舌红苔黄，脉数，治宜清热解毒，方用仙方活命饮、黄连解毒汤加减；若肛周红肿热痛，坠胀，肿块变软，按之有波动感，或溃脓黄稠带有粪臭味，口渴不欲饮，舌红苔黄腻，脉弦数，此为湿热下注证，治宜清热利湿，方用龙胆泻肝汤合三妙丸或萆薢渗湿汤合黄连解毒汤加减；阴虚毒恋证，症见肛门肿痛，日久不消，皮色暗红，成脓时间长，溃脓稀薄，疮口难敛，伴午后潮热，心烦口干，舌红少苔，脉细数，治宜养阴清热，方用青蒿鳖甲汤加减。

（三十）脱肛

脱肛是直肠、肛管、直肠全层，甚至部分乙状结肠向下移位的一种疾病。以努挣后肠黏膜或肠管全层脱出，不出血或少量淡红色血性黏液，常伴肛门失禁或便秘为表现特点。相当于西医的直肠脱垂。总因脾虚气陷所致，但亦有因气血亏虚而为实邪所侵导致者。分脾虚气陷证和湿热下注证。若见肛门肿物脱出，色紫黯或深红，甚或表面溃破、糜烂，肛门坠痛，肛内有灼热感，舌红苔黄腻，脉弦数，此为湿热下注证，治宜清热利湿，方用葛根芩连汤加减。若灼痛糜烂者，应加银花、蒲公英等清热解毒之品。

（三十一）子痈

子痈是以肾子（睾丸）肿痛为主要表现的痈病类疾病。多因湿热痰浊等阻滞肾子所致。相当于西医急慢性附睾炎或睾丸炎。若症见睾丸或附睾肿大疼痛，阴囊皮肤红肿，皱纹消失，焮热疼痛，少腹抽痛，局部压痛明显，脓肿形成时，按之应指，伴恶寒发热，舌苔黄腻，脉滑数。当辨为湿热下注证，治宜清热利湿，解毒消肿。方用枸橘汤加减。

（三十二）囊痈

囊痈是以阴囊红肿热痛，肾子（睾丸）不肿大为主要表现的痈病类疾病。相当于西医的阴囊脓肿、阴囊蜂窝织炎。多因肝肾湿热下注，或外湿内侵蕴酿成毒所致。症见阴囊红肿焮热，坠胀疼痛，拒按，腹股沟臖核肿痛，酿脓时局部胀痛、跳痛，阴囊有局灶隆起，指压有波动感，可伴有发热，口干喜冷饮，小便赤热，舌红，苔黄腻或黄燥，脉弦数或紧数。治宜清热利湿，解毒消肿，方用龙胆泻肝汤或泻热汤加减。未成脓者，亦可配合用清热中药外敷，用玉露散、金黄散或双柏散凉水调糊冷敷。若红肿范围较大者，用三黄汤（大黄、黄柏、黄芩）煎汤作冷湿敷，有助于消肿止痛。

（三十三）血精

血精是以精液粉红色、红色、棕红色或带有血丝为主要表现的男性肾系疾病。多因热入精室，或外伤，或思虑劳损、房事不节、久病致脾肾气虚血失统摄所致。多见于西医精囊炎。其病有虚实之分，证型以湿热下注、阴虚火旺、瘀血阻络、脾肾两虚四型为主，治疗当以止血为主，但前两种证型治疗需结合清法以消除病因病机。若症见精液暗红而黏稠，射精时伴有疼痛感，小腹、会阴、肾子（睾丸）、腰骶部胀痛，伴小便灼热频急不畅，口苦咽干，面红目赤，舌红苔黄腻，脉滑数。此为湿热下注证，治宜清热利湿，凉血止血。方用龙胆泻肝汤加减。部分病情较重者，可见发热恶寒，烦躁不安等热毒炽盛表现，则加蒲公英、金银花、赤芍、丹皮等清热解毒凉血之品。若症见精液呈鲜红色，或伴射精疼痛，阴部坠胀不适，腰骶酸痛，头晕耳鸣，心烦失眠，口干咽燥，小便短赤，舌红少苔，脉细数，则属阴虚火旺证，治宜滋阴降火，凉血止血。方用知柏地黄丸合二至丸加减。

（三十四）精浊

精浊是以尿后滴白，排尿不畅，少腹或茎中坠胀痛痒，但尿液并不混浊为主要表现的男性肾系疾病，多因湿热下注，阴虚火旺，精室瘀阻等所致。相当于西医的慢性前列腺炎。其基本病理变化为湿热、肾虚、瘀滞，三者相关为患，病情缠绵，难以速愈。治宜以清利、补肾、化瘀排浊为原则，病情复杂时，相互结合，权衡以治。若属湿热蕴结证，治当清热利湿排浊，方用龙胆泻肝汤或八正散加减；若属阴虚火旺证，治当滋阴降火排浊，方用知柏地黄丸加减。

（三十五）臁疮

臁疮是因小腿皮肤破损，感染邪毒，湿热下注，或瘀久化热所致的慢性溃疡类疾病。多发生于小腿下三分之一处的皮肤和肌肉之间，经久不易收口，即敛又每因损伤而复发。可发生于小腿的内外侧，内侧者称为"内臁疮"，外侧者称为"外臁疮"。类似于西医的小腿慢性溃疡。其病变有"腐""瘀""虚"的特点，相互演变、相兼，以清热利湿，调理气血为基本治则。当脓腐为患时，治宜用清法为主。若症见疮面色黯或上附脓苔，脓水浸淫，秽臭难闻，四周漫肿灼热，或伴湿疮痒痛相兼；甚者恶寒发热，口渴，尿赤便结，舌红苔黄腻，脉滑数，此为湿热下注证，治宜清热利湿，和营解毒消肿。方用三妙丸合五神汤加减。

（三十六）脱疽

脱疽是以初起肢冷麻木，后期趾节坏死脱落，黑腐溃烂，疮口经久不愈为主要表现的脉管疾病。此病乃内外因相合而为患，多因先天不足，正气虚损，寒湿之邪侵袭，瘀阻脉络，气血不畅，甚或痹阻不通所致。包括西医的血栓闭塞性脉管炎、动脉硬化性闭塞症和糖尿病性坏疽等。活血化瘀为基本治法，但亦应辨证、病证结合施治。其中，湿热毒盛证、热毒伤阴证治疗中当使用清法。湿热毒盛证，治宜清热利湿，和营解毒通络。方用四妙勇安汤或四妙勇安汤合四妙丸加减，热毒伤阴者，用顾步汤加减（黄芪、人参、石斛、当归、金银花、牛膝、菊花、甘草、蒲公英、紫花地丁）。

（三十七）烧伤

烧伤是指热力（包括热液、蒸气、高温气体、火焰、炽热金属液体或固体等）、电能、化学物质、放射线等所引起的组织损害，主要指皮肤和黏膜，严重者也可伤及皮下和黏膜下组织，如肌肉、骨、关节甚至内脏。创面局部以红斑、肿胀、疼痛、水疱、渗出、焦痂等为主要表现特点，病情重者伴有全身症状。对于轻度烧伤，可用外治法，用清热解毒、止痛、生肌的外用膏药，如湿润烧伤膏、紫草油膏等，中重度烧伤，则中西结合，内外并治。早期内治以清法为主，宜清热解毒，益气养阴，后期则宜补益脾胃。若辨证属火热伤津证，治宜清热解毒，养阴生津，方用黄连解毒汤、银花甘草汤加减；若属火毒内陷证者，治宜清营凉血解毒，方用清营汤、犀角地黄汤、清瘟败毒饮加减。

（三十八）痛风

痛风是以拇指关节、跖趾关节、足背、足跟、踝、指、腕等小关节红肿剧痛反复发作，关节畸形，形成"痛风石"为主要表现的肢体痹病类疾病。类似西医痛风性关节炎。多因过食膏粱厚味，内生湿热，外感风寒湿邪，久之蓄痰成瘀，沉积于关节周围而成。急性期祛邪为主，慢性期扶正为主。若症见关节红肿热痛，起病急，局部灼热，得凉则舒。伴发热，口渴，心烦，小便黄少，舌红苔黄或黄腻，脉滑数或弦数。此为湿热痹阻型，治宜清热利湿，宣痹痛络。方用四妙白虎汤加减。

三、清热法在妇科疾病中的应用

清热法在妇科疾病中应用较为广泛，因为热邪是导致妇科病证的常见原因，热证为妇科常见病证。其热有内外虚实之分。外热多是火热、热毒之邪侵入胞中，或过食辛辣炙煿之品，导致体内阳热内盛；内热则因脏腑、气血、阴阳失调所致。另外，又有瘀血化热，湿郁化热致病等。

外感之热、情志化火、湿热、瘀血化热多为实热，脏腑功能失调，阴虚所生之热为虚热。无论实热、虚热均能损伤脉络，迫血妄行，因之导致月经过多、先期、经期延长、崩漏、经行发热、行经吐衄、经行口糜、带下、阴痒、胎漏、胎动不安、产后发热等病证产生。"热者清之"，治疗当用清法。其中实热证宜清泄，虚热证宜结合补法，采用清补。常用方有两地汤、保阴煎、五味消毒饮、龙胆泻肝汤、丹栀逍遥散、知柏地黄丸等。

（一）月经先期

以月经周期提前7天以上，连续2个周期以上为主要表现的月经类疾病。相当于西医的"月经频发"。其病多因热扰冲任，血海不宁，或气虚冲任不固所致。血热所致者，宜用清法。若辨证属阳盛实热证，治宜清热泄火，凉血调经，方用清经散加减；若为肝郁血热证，治宜疏肝凉血调经，方用丹栀逍遥散加减；证属阴虚血热者，则采用滋阴清热，养血调经法，方用两地汤。

（二）月经过多

以月经量较常量明显增多，而周期、经期基本正常为主要表现的月经类疾病。本病可见于西医的"排卵性月经失调""子宫肌瘤""盆腔炎性疾病"等病变中。临床常见有血热、气虚、血瘀三型。属血热者，治宜清热凉血、固冲止血，方用保阴煎加味。

（三）经期延长

是以行经持续时间达7天以上，甚或淋漓半月方净，而月经周期基本正常为主要表现的月经类疾病。可见于西医的"子宫内膜炎""子宫肌瘤"等病变中。病因病机多为阴虚血热、气虚不统血或瘀阻冲任、血不循经。若症见经期延长，经血量少，色红，质黏稠，伴口干咽燥，颧红，潮热，手足心热，舌红少苔，脉细数。证属阴虚血热，治宜清热养阴，凉血调经。方用两地汤合二至丸加减。

（四）崩漏

崩漏是指月经周期紊乱，子宫出血如崩似漏为主要表现的月经类疾病。类似于西医的"无排卵性功能失调性子宫出血"。其因有肾虚、脾虚、血热、血瘀，治疗宜遵"急则治标，缓则治本"的原则，采用塞流、澄源、复旧三法，灵活加以应用。若症见经血非时突然大下，或淋漓日久难止，血色深红、质稠，伴见烦热口渴，小便黄，大便秘结，舌红苔黄，脉数。治宜清热凉血，固冲止血。方用清热固经汤加减（生地、地骨皮、栀子、黄芩、地榆、生藕节、阿胶、陈棕炭、龟甲、牡蛎、生甘草）。

（五）经行发热

经行发热是指在经期或行经前后，周期性出现以发热为主要表现的月经类疾病。多因气血营卫失调所致。临证可见肝郁化火、肝肾阴虚、气血虚弱、瘀热壅阻四种证型。治疗当以调气血、和营卫为主。若症见经前或经期身热，烦躁易怒，胸胁、乳房、少腹胀痛，月经先期，经量或多或少，颜色深红，舌红苔黄，脉弦数。治宜疏肝解郁，清肝泻火。方用丹栀逍遥散加减。若辨证属瘀热壅阻证，治疗在化瘀的同时，当辅以清热。

（六）经行吐衄

经行吐衄又称"倒经"，是指每值临经或经行时，周期性出现吐血或衄血，并伴有经量减少或不行为主要表现的月经类疾病。相当于西医的"代偿性月经"。多因血热冲气上逆，灼伤血络所致。治疗当以清热降逆、引血下行为主。常见有肝经郁火、肝肾阴虚两型。若症见经前或经期吐衄，色鲜红，量较多，月经常先期而至、量少或不行，伴胸胁、乳房胀痛，烦躁易怒，口苦，舌红苔黄，脉弦数。属肝经郁火证，治宜疏肝清热，引血下行。方用清肝引经汤加减（丹皮、栀子、当归、白芍、生地、黄芩、川楝子、茜草、牛膝、白茅根、甘草）。另外，蔡氏泄火降逆方（当归、生地黄、白芍、山栀子、炒牡丹皮、炒子芩、怀牛膝、山茶花、白茅根、煅赭石），验之临床，收效较好，亦可借鉴。

（七）经行口糜

经行口糜是指每值临经或经行时，周期性出现口舌糜烂为主要表现的月经类疾病。多因阴虚火旺，胃热熏蒸所致。治疗总以泻火为主，虚者，兼养阴；有湿热者，则辅以清利湿热。若症见经前或经期口舌生疮、溃烂，口干口臭，喜冷饮，大便结，小便黄，舌红苔黄厚腻，脉滑数。此为胃热熏蒸所致，治宜清胃泻火，方用凉膈散加减。若症见经期或经行后口舌黏膜糜烂、疼痛，月经量少或先期而至，色红赤，伴形体消瘦，五心烦热，小便黄少，舌红少苔，脉细数。此乃阴虚火旺证，治宜滋阴清热，方用知柏地黄丸加减。

（八）老年经断复来

老年经断复来是以女子年逾49岁、绝经一年以上而又复行为主要表现的妇科疾病。相当于西医的"绝经后出血"。多因血热、脾虚、肾虚所致，当分证论治。若素体阳热偏盛，性情急躁，或嗜食辛辣而见经断后一年阴道出血，量较多，色深红质稠，伴带下增多，色黄，有异味，咽干口苦，溲赤便秘，舌红苔黄，脉数。证属血热内盛，治宜清热凉血，固冲止血，方用益阴煎加减。若辨证属肾阴虚虚火所致者，治宜养阴清热，固冲止血，方用知柏地黄丸加味。

（九）带下病

带下病是以带下量明显增多，或色、质、气味异常，或伴有局部或全身症状为主要表现的妇科疾病。可见于西医的"盆腔炎""宫颈炎""阴道炎"等病中。多因湿热、热毒、脾虚、肾虚所致。其中，湿热、湿毒所致者，治疗总以除湿为主。湿热、热毒所致者，又当清、利。若症见带下量多，色黄，呈脓性，黏稠有臭气，或伴阴部瘙痒，口苦，或口中有黏腻感，纳差，小腹或少腹作痛，小便短赤，舌红，苔黄腻，脉濡数。证属湿热下注，治宜清热利湿止带，方用止带方或龙胆泻肝汤或易黄汤加减。若症见带下量多，黄绿如脓，或赤白相兼，或五色杂下，状如米泔，臭秽难闻，伴小腹疼痛，腰骶酸痛，口苦咽干，小便短赤，舌红，苔黄腻，脉滑数。此为热毒蕴结所致，治宜清热解毒除湿，方用五味消毒饮加减。

（十）胎漏、胎动不安

胎漏是指妊娠期阴道少量出血，时下时止，或淋漓不断，而无腰酸腹痛者，亦称"胞漏""漏胎"。胎动不安是指妊娠期出现腰酸腹痛，小腹下坠，或伴有阴道少量出血者。相当于西医的"先兆流产""先兆早产"。其证有肾虚、气血虚弱、血热、外伤及癥瘕伤胎等五种证型，治疗以安胎为主。血热之证，可见妊娠期间，阴道下血，色红，质稠，或腰酸、腹痛下坠，伴心烦面赤，咽干口燥，手足心热，小便黄、大便秘结，舌红苔黄，脉弦滑数。治宜清热凉血，固冲安胎。方用保阴煎加减。

（十一）子淋

子淋又称"妊娠小便淋漓"，以妊娠期出现尿频、尿急、淋漓涩痛为主要表现的妊娠疾病。相当于西医的"妊娠合并尿路感染"。多因膀胱积热，气化失常所致。临证可分阴虚津亏、心火偏亢、湿热下注三型，治疗以清润为主。阴虚津亏，治宜滋阴清热，润燥通淋。方用知柏地黄丸或银翘石斛汤加减；心火偏亢者，治宜清心泻火，利水通淋。方用导赤散加味；湿热下注证，治宜清热利湿通淋，方用加味五淋散。

（十二）妊娠恶阻

妊娠恶阻是指妊娠期出现恶心呕吐，厌食，甚至食入即吐为主要表现的妊娠疾病。多因冲脉之气上逆，胃失和降所致。西医称为"妊娠剧吐"。临床主要分脾胃虚弱和肝胃不和两型。若症见呕吐酸苦水，甚或咖啡样物，伴胸胁满闷，嗳气叹息，头胀而晕，烦渴口苦，舌红苔黄燥，脉弦滑数，此乃肝胃不和证，治宜清肝和胃，降逆止呕。方用苏叶黄连汤加味。

（十三）产后发热

产后发热是以产褥期发热为主症，或伴其他症状的产后疾病。多因产后感染邪毒，或因血虚、血瘀，或因外感等所致。若产后见高热寒战，热势不退，小腹疼痛拒按，恶露初起量多，继而减少，色紫黯，或如败脓，其气臭秽，伴口渴烦躁，尿赤便秘，舌红苔黄，脉弦数。此为感染邪毒所致，治宜清热解毒，凉血化瘀。方用《医林改错》之解毒活血汤加减。

（十四）产后恶露不绝

产后恶露不绝是以恶露持续3周以上仍淋漓不净为主要表现的产后疾病。类似西医"晚期产后出血"。多因气虚、血热、血瘀，气血运行失常所致，辨证施以益气、清热、化瘀之法。若见产后恶露过期不止，量较多，色深红，质稠，气味臭秽，面红口干，舌红苔少，脉细数。此为阴虚内热，迫血妄行，治宜清热养阴，凉血止血。方用保阴煎加减。

（十五）产后乳汁自出

产后乳汁自出又称"漏乳"，是指产后未经婴儿吮吸而自然流出为主要表现的产后疾病。多因气虚不能固摄乳汁，或肝经郁热迫乳汁外溢所致。其中肝经郁热所致者，症见产后乳汁自出，量多质稠，乳房胀痛，伴有情志抑郁，烦躁易怒，口苦咽干，尿赤便秘，舌红苔黄，脉弦数。治宜疏肝清热敛乳，方用丹栀逍遥散去辛散之煨姜、薄荷，加清热之生地、夏枯草及敛乳之生牡蛎等治疗。

（十六）阴痒

阴痒又称"阴门瘙痒"，是指女性外阴及阴道瘙痒，甚则痒痛难忍，或伴带下增多为主要表现的妇科疾病。可见于西医的"外阴炎""阴道炎"。有虚实两端，实为湿热下注所致，虚为阴虚血燥，阴户失养所致。若症见阴部瘙痒难忍，坐卧不安，外阴皮肤粗糙增厚，有抓痕，黏膜充血破溃，或带下量多，色黄如脓，或呈泡沫米泔样，气味腥臭，伴心烦易怒，胸胁胀痛，口苦口黏腻，小便黄赤，舌红苔黄腻，脉弦数。此为湿热下注证，治宜清热祛湿，杀虫止痒。方用龙胆泻肝汤或萆薢渗湿汤。

（十七）盆腔炎

是以小腹或少腹疼痛拒按或坠胀，引及腰骶，或伴发热，白带增多等为主要表现的妇科疾病。多因湿热邪毒侵及盆腔，气血瘀阻所致。临床分为急性盆腔炎、慢性盆腔炎，其中清法在急性盆腔炎中应用较多。若症见高热恶寒，甚或寒战，头痛，下腹疼痛拒按，或下腹有包块，带下量多，色黄如脓，秽臭，伴口干口苦，尿赤便结，舌红苔黄，脉数。此为热毒壅盛证，治宜清热解毒，凉血化瘀。方用五味消毒饮加生地、丹皮等治疗。若症见下腹部疼痛拒按，或胀满，低热起伏，带下量多黄稠臭秽，经量增多，经期延长，淋漓不止，小便短赤，大便溏泄，舌红苔黄腻，脉弦滑。此为湿热瘀结证，治宜清热利湿，活血止痛。方用《古今医鉴》清热调血汤加减。

四、清热法在儿科疾病中的应用

清热法在儿科疾病中应用非常广泛，外感病证在儿科中所占比例较大，除了外感火热、温热、热毒之邪外，因小儿为"纯阳之体"，感受其他病邪（如风、寒、湿等），易从阳化热，小儿食积证亦较多，食积亦可化热，故清热法在儿科中应用较多，如咳嗽、肺炎喘嗽、呕吐、泄泻、口疮、鹅口疮、急惊风、水痘、痄腮等等。根据病证的不同，可选用不同的清热法，如清热泻火法、清热解毒法、清热凉血法、凉血消斑法、透热转气法、气血两清法、清解暑热法、清退虚热法、清心导赤法、泻肺平喘法等等。常用方有白虎汤、黄连解毒汤、普济消毒饮、清瘟败毒饮、黄连解毒汤、麻杏石甘汤、导赤散、泻白散、泻黄散、龙胆泻肝汤等等。小儿脾胃功能尚不健全，故小儿疾病用清法，需注意不可苦寒太过，应中病即止，以免损伤脾胃。现将清热法在儿科多发、特发的病证中的应用阐述如下，部分疾病与成人治法用药相似者，参见清法在内科疾病中的应用，兹不赘述。

（一）肺炎喘嗽

小儿肺炎喘嗽是以小儿发热、咳嗽、气喘、鼻煽为主要表现的肺系疾病。多因外邪犯肺，痰阻气道，肺气闭郁所致。清朝有此病名，沿用至今。可见于西医的"支气管炎""间质性肺炎""毛细支气管炎"等病。常见证型有风热闭肺、热毒闭肺、痰热闭肺、正虚邪恋四种。邪热闭肺是肺炎喘嗽的基本病机，治疗当以宣肺平喘，清热化痰为主。若症见咳嗽，喘急，鼻煽，鼻塞流涕，伴有发热恶寒，热重寒轻，微有汗出，舌尖红苔薄黄，指纹青紫或脉浮数。此为风热闭肺证，治宜疏风清热，宣肺平喘。方用银翘散合麻杏石甘汤加减。若高热不退，咳嗽较剧，喘急鼻煽，伴面唇红赤，便干尿黄，舌红苔黄，指纹青紫或脉滑数。此乃热毒闭肺，治宜清热解毒，开闭平喘。方用三黄石膏汤加减。如若表现为高热，咳喘，喉间痰鸣，咳吐黄稠痰，气促喘憋，鼻翼煽动，或口唇青紫，舌红，苔黄腻，指纹青紫或脉滑数，则为痰热闭肺证，治宜清热宣肺，涤痰平喘。方用五虎汤合葶苈大枣泻肺汤加减，或五虎汤合三子养亲汤加减（浙江名医马莲湘肺炎痰喘汤效亦好，可借用）。若病变后期、迁延，辨证属肺胃阴虚者，宜清补结合，用沙参麦冬汤加减以养阴清肺。如若病情较重，治不及时或治疗不恰当，可出现变证，致内陷心包，而出现壮热，谵语，甚则神志昏迷、抽搐，则宜清热解毒，息风止痉，方用羚角钩藤汤合牛黄清心丸加减治疗。

（二）鹅口疮

鹅口疮又名"雪口"，是以口腔、舌上出现片状白屑，状如鹅口为主要表现的婴幼儿口腔疾病。因感受邪毒，心脾积热，上熏口舌所致。相当于西医的"口腔白色念珠菌病"。本病分虚实两型。实证多因胎热内蕴，口腔不洁，外受秽毒，心脾积热所致。症见口腔舌面满布白屑，周围焮红，面赤，唇红，烦躁哭闹，口干渴，或伴有发热，便结尿赤，舌红苔黄厚，指纹紫滞或脉滑数。治宜清心泻脾，方用清热泻脾散加减。若症见口腔舌面白屑稀散，周围颜色淡红，神疲颧红，虚烦，口干不甚，舌红少苔，指纹淡或脉细数。此为虚火上浮证，治宜滋阴降火。方用知柏地黄丸加减。

（三）口疮（燕口疮、口糜）

口疮是以齿龈、舌体、两颊、上腭等处出现黄白色溃疡，疼痛，或伴有发热、流涎为特征的口腔疾病。口角两侧唇边出现溃疡或糜烂者，称为"燕口疮"，也称"口吻疮"；满口糜烂，色红作痛者，则称为"口糜"。本病以婴幼儿多见，发病无明显季节性。《诸病源候论》卷五十认为："此由脾胃有客热，热气熏发于口"，其主要病因为感受外邪，风热乘脾，或调护不当，秽毒内侵，心脾积热，或久病体弱，虚火上浮等。相当于西医的"疱疹性口炎""溃疡性口炎""口角炎"等。治疗总以清热泻火为主。若症见口唇、颊内、上腭、齿龈等处溃疡，周围焮红，灼热疼痛，流涎拒食，烦躁哭闹，伴发热，恶寒，咽喉红肿疼痛，尿赤便秘，舌红苔薄黄，指纹浮紫或脉浮数者，乃外感风热邪毒，内乘脾胃，熏蒸口舌所致的风热乘脾证。治宜疏风清热，泻火解毒。方用凉膈散加减。若症见舌上、舌边糜烂或溃疡，色红疼痛，饮食困难，烦躁啼哭，口干欲饮，小便短黄，舌尖红赤、苔薄黄，指纹色紫或脉细数，则辨证属于心火上炎证。治宜清心泻火，方用泻心导赤散加减。若表现为口腔溃烂，周围色微红或不红，神疲颧红，虚烦口干不甚，舌红少苔，指纹淡紫或脉细数，此乃虚火上炎证。治宜滋阴泻火，方用知柏地黄汤加减。

（四）小儿急惊风

小儿急惊风是指小儿在多种疾病中，突然出现神昏目直、牙关紧闭、颈项强直、四肢抽搐为主要表现的痉病类疾病。多因感受外邪、肠胃湿热积滞或惊恐、痰食等所致。类似西医的"小儿惊厥"。急惊风以热、痰、惊、风四证为特征，急性发作时，四证并见，治疗以清热、豁痰、镇惊、息风为基本原则，分清四证轻重主次，合理治疗。多数急惊风均伴有发热，故清法在治疗中较为常用。风热动风证候：症见发热骤起，头痛身痛，咳嗽流涕，咽赤，烦躁不宁，四肢拘急，目睛上视，牙关紧闭，舌红苔白，脉浮数或弦数或指纹青紫显于风关。治宜疏风清热，息风止痉。方用银翘散加减。气营两燔证候：症见起病急骤，高热，剧烈头痛，烦躁不安，口渴欲饮，神昏惊厥，皮肤可有紫斑，舌红或绛，苔黄糙，指纹青紫或脉数有力。治宜清营凉血解毒，息风开窍。方用清瘟败毒饮加减。温邪内闭证候：症见高热烦躁，两目上窜，项背强直，四肢拘急抽搐，神识昏迷，舌质红绛，指纹青紫或脉弦滑。治宜清心开窍，平肝息风。方用羚角钩藤汤加减，并配合服用安宫牛黄丸或紫雪。湿热疫毒证候：症见壮热持续，烦躁谵妄，神志昏迷，反复惊厥，呕吐，腹痛拒按，大便黏腻或夹脓血，舌红苔黄腻，指纹青紫，脉滑数。治宜清热化湿，解毒息风。方用黄连解毒汤加味。

（五）小儿夜惊

小儿夜惊是指睡眠中突然噩梦惊醒，作惊恐状，喊叫、啼哭，或两眼直视，神情恍惚，伴有出汗、气促，有时出现睡眠中游走，但能被叫回床上或自己返回床上继续睡觉，晨醒后对发作不能回忆。以 3~7 岁小儿多见。本病主要病变在心肾，与肝脾有关。其证有虚实之分，实者为心肝火旺，虚者为心脾不足或心肾阴虚。若症见夜卧不宁，躁动不安，不时啼哭，突然惊醒或惊叫，尿赤便秘，舌红苔黄，指纹紫滞或脉弦数。此为惊恐扰乱神志，引动心肝之火所致的心肝火旺证。治宜清心泻火，平肝镇惊。方用导赤散加味。

（六）病毒性心肌炎

病毒性心肌炎是由病毒侵犯心脏，导致心肌细胞坏死或变性为病理特征的疾病。以神疲乏力、面色苍白，心悸气短，肢冷多汗为临床特征。常继发于感冒、痄腮、泄泻等病之后。古籍无专门记载，本病属中医"风温""心悸""怔忡"等范畴，发病以 3~12 岁小儿多见。本病以外感风热邪毒为发病主因，痰浊、瘀血为病理产物。初期多为实证或实中夹虚，后期以虚为主。本病治疗以益心气、养心阴、活血通脉为主。但初期，邪毒犯心，则应清热解毒。

如症见心悸气短，胸闷胸痛，肌肉酸痛，伴有头痛流涕，恶寒发热，咳嗽咽痛，舌红苔薄黄，脉浮数或促，此时，治宜清热解毒，宁心复脉，方用银翘散加减。

（七）水肿

小儿水肿是指体内水液潴留，泛滥肌肤，表现以头面、眼睑、四肢、腹背，甚至全身浮肿为特征的一类病证。主要因外感风热湿毒，外邪内扰，使肺脾肾功能失调所致。本病可见于西医的"小儿急性肾小球肾炎""小儿肾病综合征"。中医治疗当辨虚实阴阳及常证、变证。因小儿水肿以阳水居多，故清法较常用，其在常证、变证中均可使用。若初起属风水相搏者，治宜疏风清热利水，方用麻黄连翘赤小豆汤加减治疗；如若辨证属湿热内侵证，治宜清利结合，用五味消毒饮合五皮饮以清热解毒，利水渗湿。若湿热邪毒郁于肝经，发生邪陷心肝之变证时，治当清泄湿热，平肝潜阳，用龙胆泻肝汤合羚角钩藤汤加减治疗；水毒内闭时，又当温清并用，辛开苦降，辟秽解毒，方用温胆汤合附子泻心汤加减。对于水肿用清法，儿科名医滕宣光较为推崇，认为急性肾炎发病急，虽以水肿、血尿、尿少为主症，但往往兼有咽红肿痛，强调治疗要标本兼顾。先投以重剂清热解毒之药，待咽红肿痛尽消，水肿血尿也不治自消。屡用于临床，可获奇效。反之，如咽喉有一丝红肿，尿中红细胞及蛋白尿常反复迁延不愈。湖北中医药大学的一项研究表明，清热解毒、利水、宣肺利水、凉血止血这四法中，以清热解毒法疗效最好，常用药物有金银花、连翘、紫花地丁、蒲公英、土茯苓、板蓝根、黄连等。清热解毒化湿法治疗急生肾炎痊愈率达80%。

（八）遗尿

小儿遗尿是指3岁以后经常发生或5岁以上有时发生（每月至少有一次）的睡眠中不自主排尿，醒后始觉的一种病证。主要病因为下元虚冷，肾气不固，膀胱失约，但肺脾气虚、肝经湿热下注亦为较常见的病因。其中肝郁化热或夹湿，迫注膀胱所致者，治当清肝泻热，调摄止遗。其症可见睡中遗尿，尿量不多，但有腥臊味，尿色偏黄，平素性情急躁易怒，或夜寐齘齿，舌红苔黄，脉弦数。方用沈氏闭泉丸（栀子、白芍、白术、白薇、益智仁）。

（九）麻疹

麻疹是指感受麻毒时邪引起的一种急性出疹性时行疾病。以发热、咳嗽、鼻塞流涕、目胞赤肿、泪水汪汪、口腔两颊出现麻疹黏膜斑及全身透发红斑丘疹，皮疹退后有糠麸状脱屑及色素沉着为主要表现。一般6月~5岁发病较多，现在因麻疹减毒活疫苗的预防应用，发病大大降低，且病变亦轻，症状不典型，以未接种疫苗的学龄前儿童或接种失败的10岁以上的儿童及青年人稍多见。麻疹的治疗以辛凉透疹为基本治则。根据病程不同，分别采用透、清、补三法，同时，还须辨顺逆。清法适用于顺证的出疹期及逆证的多个证型的治疗。顺证出疹期治疗重在清热解毒，佐以透疹；逆证多见于出疹期，若症见疹点密集而色紫黯或疹出骤没，高热烦躁，咳嗽气促，鼻翼煽动，喉间痰鸣，甚则面唇青紫，舌红苔黄，指纹紫或脉数。此为麻毒闭肺，治宜清热解毒，宣肺化痰。方用麻杏石甘汤加减。若症见身热不退，咽喉肿痛，音哑，或咳声重浊，状如犬吠，甚则吸气困难，烦躁不安，面唇青紫，舌红苔黄或黄腻，指纹紫滞或脉滑数。此为麻毒攻喉之证，治宜清热解毒、利咽消肿。方用清咽下痰汤加减。若表现为高热躁扰，谵语，甚则神昏、抽搐，皮肤疹点密集成片，遍及全身，疹色紫暗，舌红绛苔黄燥，指纹紫滞或脉数。此乃毒陷心肝证，治宜清营解毒，凉肝息风。方用清营汤合羚角钩藤汤加减。

（十）风痧

风痧是以轻度发热、咳嗽，全身出现细小淡红色斑丘疹，耳后、颈部及枕部臖核肿大为主要特征的急性出疹性疾病。感受风热时邪，郁于肺卫所致。相当于西医的"风疹"。一般病情较轻，症见发热、恶风、流涕，伴有轻微咳嗽，发热1~2天开始出疹，疹点细小，疹色浅红，先起于头面、躯干随及四肢，分布均匀不密集，2~3天消退，有瘙痒感。并伴有耳后、枕部、颈部臖核肿大。舌红苔薄白，指纹浮紫或脉浮数，治宜疏风清热，方用银翘散加减。但有少数患者为邪毒炽盛型，症见高热，口渴，心烦，疹点密集或融合成片，疹色鲜红或紫黯，皮肤瘙痒较甚，小便黄赤，舌红苔薄黄，指纹紫滞或脉洪数。治宜清热解毒，方用透疹凉解汤加减（桑叶、菊花、牛蒡子、薄荷、蝉蜕、连翘、金银花、紫花地丁、黄连、赤芍、红花）。

（十一）丹痧

丹痧也称"烂喉痧""烂喉丹痧"，是因感受温热时毒之邪引起的具有强烈传染性的急性时行疫病。临床以发热、咽喉肿痛或伴腐烂，全身布有弥漫性猩红色皮疹，疹后脱屑脱皮为特征。本病多见于3~8岁小儿，常发生于冬春季节。相当于西医的"猩红热"。本病属温病范畴，按卫气营血辨证施治。初起，邪袭肺卫，症见发热骤起，头痛畏寒，咽喉红肿疼痛，常影响吞咽，皮肤潮红，可见丹痧隐隐，口渴，舌红苔薄白或薄黄，指纹浮紫或脉浮数有力。治宜辛凉宣透，清热利咽。方用解肌透痧汤加减。中期邪入气营，症见壮热不解，烦躁不宁，面部红赤无疹点，环口苍白，口渴，咽喉肿痛，伴有糜烂白腐，全身皮肤潮红，皮疹密布，色红如丹，甚则色紫有瘀点。疹由颈、胸开始，继而弥漫全身，压之褪色，见疹后的1~2天舌质红起芒刺，舌苔黄糙，3~4天后舌苔剥脱，舌面光红起刺，状如杨梅。指纹紫或脉数有力。治宜清气凉营，解毒利咽。方用凉营清气汤加减。后期肺胃阴伤，则宜养阴清热、生津润喉，方用沙参麦冬汤加减治疗。

（十二）水痘

水痘是由外感时行邪毒，从口鼻而入，与内蕴湿热相搏，外透于肌肤的急性出疹性疾病。以发热、皮肤分批出现斑丘疹、水疱并形成痂盖为主要表现的急性疱疹性疾病。多发生于冬春季节，6岁以下小儿多见。本病以清热解毒利湿为治疗原则。邪郁肺卫者，症见轻度发热或不发热，咳嗽、鼻塞、流涕，水痘红润，分布稀疏，内含水液清澈明亮，此起彼落，伴有瘙痒，二便尚调，舌苔薄白，指纹浮紫或脉浮数。治宜疏风解表，清热祛湿。方用银翘散合六一散加减，或用大连翘饮（《医宗金鉴》）。病情较重者，症见壮热不退，烦渴，唇红面赤，痘疹稠密色紫暗，痘浆混浊不透亮，尿赤便秘，舌红绛苔黄厚而干，指纹紫或脉数有力。此为邪毒炽盛，气营两燔。治疗当清热凉营，解毒利湿。方用清胃解毒汤加减。

（十三）痄腮

痄腮是以发热、耳下腮部漫肿疼痛为主要表现的时行疾病。由外感风温时毒，侵犯少阳经脉，与气血相搏，壅滞于耳下腮部而致。西医学称本病为"流行性腮腺炎"。邪毒重者，可侵及肝脉睾腹，发生变证。治疗以清法为主，其总则为清热解毒，消肿散结。初起温毒在表，症见轻微发热恶寒，一侧或两侧耳下腮部漫肿疼痛，咀嚼不便，或伴头痛咽痛，舌红苔薄白或薄黄，指纹紫红或脉浮数。治宜疏风清热，散结消肿。方用银翘散加减。随着病情进展，热毒壅盛，症见高热不退，腮部肿胀疼痛明显，坚硬拒按，张口、咀嚼困难，烦躁不安，口渴引饮，或伴头痛，呕吐，咽部红肿，食欲不振，舌红苔黄，指纹紫或脉数。治宜清热解毒，软坚散结。用方普济消毒饮加减。若患儿体虚，或邪毒炽盛，邪毒可延及肝经，窜睾入腹，或内陷心肝，发生变证，亦以清法治疗为主。邪窜睾腹证，症见腮部肿胀渐消，一侧或两侧睾丸肿胀疼痛，或伴少腹疼痛，舌红苔黄，指纹紫或脉数。治宜清肝泻火，活血消肿止痛。方用龙胆泻肝汤加减。邪陷心肝之变证，症见腮肿时，高热不退，烦躁不安，或神昏嗜睡，头痛项强，呕吐，抽搐，舌红苔黄，指纹青紫或脉洪数。治宜清热解毒，息风开窍。方用清瘟败毒饮加减。

（十四）暑温

暑温以骤起高热，头痛，呕吐，项强，甚则神昏、抽搐为主要表现的疫病类疾病。由温热疫毒随蚊子叮咬而进入人体，上犯于脑，扰乱神明所致。类似于西医的"流行性乙型脑炎"。2~6岁多见，但现在预防工作的普及，较少发生流行，多散发。暑温属温病，治疗按卫、气、营、血辨证施治。但由于本病发病急暴，传变迅速，如初现卫分证，迅即传入气分营分，甚则径入营血，其界限较难辨析，治疗时加以注意。其治疗总以清法为主，据证配合涤痰、开窍、息风。初起邪犯卫分，症见突然发热，微恶风寒或但热不寒，头痛无汗或少汗，口渴引饮，常伴恶心、呕吐，神烦或嗜睡，舌红，颈项强急，舌红苔薄白或黄，指纹浮紫或脉浮数或洪数。治宜辛凉透表，清热解毒。方用新加香薷饮合白虎汤加减。若病情进一步发展，邪入气营，可出现气营两燔证，症见高热持续不退，颈项强直，神昏谵语，四肢抽搐，甚则喉间痰鸣辘辘，呼吸不利，口渴引饮，尿赤便秘，舌红绛苔黄糙，脉数。治宜清气凉营，泻火涤痰。方用清瘟败毒饮加减。邪毒深入营血，可耗血动血，症见发热起伏，朝轻暮重，尤以夜间为重，昏迷加深，瞳孔反应迟钝，或时而双目上视，牙关紧闭，颈项强直，四肢抽动，胸腹灼热，肢端逆冷，或现皮肤斑疹，或有衄血，舌质紫绛少津，甚则舌体卷缩僵硬，指纹紫或脉细数。治宜清心凉血，开窍息风。方用犀角地黄汤合增液汤加减。病至后期，若由于邪热深重，热病之后气阴耗伤，余邪不清，往往会出现一些恢复期症状，亦辨证加以治疗。

（十五）夏季热

小儿夏季热是指小儿夏季长期发热，口渴，多尿，无汗或少汗为主要表现的时行疾病。多因先天禀赋薄弱，或后天失养，脾胃虚弱，或病后体虚，入夏以后，不能适应外界炎热气候所致。西医称之为"暑热证"。症见小儿夏季发热持续不退，午后明显，外界气温愈高，发热亦高，烦躁口渴，无汗或少汗，皮肤灼热干燥，小便频而清长，舌红苔薄黄，指纹紫红或脉数。治宜清暑泄热，益气生津。方用王氏清暑益气汤加减。若出现上热下寒证，则温清结合，治以清上温下，用温下清上汤加减。

第四章　清热法的历代方剂

　　凡以清热药为主组成，具有清热、泻火、凉血、解毒等作用，用于治疗里热证的方剂，称为清热剂。历代名医在长期的临证实践中，创制了许多疗效卓著的清热方剂，归纳概括为清气分热剂、清营凉血剂、清热解毒剂、清脏腑热剂、清热祛暑剂、清虚热剂等。

一、清气分热类方剂

1. 白虎汤

　　【组成】石膏一斤碎、绵裹（500g），知母六两（18g），炙甘草二两（6g），粳米六合（9g）。

　　【用法】水煎，煎至米熟汤成，去渣温服，1日3次。

　　【功用】清热生津。

　　【主治】伤寒阳明经热证或温病气分热盛证。症见壮热面赤，烦渴引饮，汗出恶热，脉洪大有力。

　　【来源】《伤寒论》

2. 白虎加人参汤

【组成】知母六两（180g），石膏一斤碎、绵裹（500g），炙甘草二两（60g），粳米六合（9g），人参三两（90g）。

【用法】上5味，以水一斗，煮米熟汤成，去滓，温服一升，日三服。

【功用】清热、益气、生津。

【主治】气分热盛，气阴两伤证。汗、吐、下后，里热炽盛，而见四大症者；白虎汤证见有背微恶寒，或饮不解渴，或脉浮大而芤；暑热病气津两伤等证。

【来源】《伤寒论》

3. 白虎加苍术汤

【组成】知母六两（180g），炙甘草二两（60g），石膏一斤（500g），苍术、粳米各三两（90g）。

【用法】剉如麻豆大，每用五钱，水一盏半，煎至八九分，去滓，取六分清汁，温服。

【功用】清热祛湿。

【主治】湿温病。症见身热胸痞，汗多，舌红苔白腻等；风湿热痹证。症见身大热，关节肿痛等。

【来源】《类证活人书》

4. 化斑汤

【组成】石膏一两（30g），知母四钱（12g），生甘草三钱（9g），玄参三钱（9g），犀角二钱（水牛角代）（6g），白粳米一合（9g）。

【用法】水八杯，煮取三杯，日三服。滓再煮一盅，夜一服。

【功用】清气凉血。

【主治】气血两燔之发斑。症见发热或身热夜甚，外透斑疹，色赤，口渴，或不渴，脉数等。

【来源】《温病条辨》

5. 寒解汤

【组成】生石膏一两（捣细 30g），知母八钱（24g），连翘一钱五分（4.5g），蝉蜕一钱五分去足土（4.5g）。

【用法】水煎服。

【功用】清热泻火，解表透邪。

【主治】伤寒阳明经热证或温病气分证。症见周身壮热，心中热而且渴，舌上苔白欲黄，其脉洪滑。或头犹觉痛，周身犹有拘束之意者。

【来源】《医学衷中参西录》

6. 冬地三黄汤

【组成】麦门冬八钱（24g），生地黄、玄参各四钱（12g），黄连、黄柏、黄芩各一钱（3g），苇根汁、银花露各半酒杯（冲），甘草三钱（9g）。

【用法】用水 800 毫升，煮取 300 毫升，分 2 次服。以小便得利为度。

【功用】养阴生津，清热泻火。

【主治】阳明温病，邪热伤阴，无汗，小便不利者。

【来源】《温病条辨》

7. 栀子豉汤

【组成】肥栀子4个（9g，擘），香豉半两（15g，绵裹）。

【用法】以水400毫升，先煮栀子，得250毫升，纳豉煮取150毫升，去滓，分为二服，温进一服，得吐，止后服。

【功用】清热除烦。

【主治】外感热病，邪入气分轻证。发汗吐下后，余热郁于胸膈，身热懊憹，虚烦不得眠，胸脘痞闷，按之软而不痛，嘈杂似饥，但不欲食，舌质红，苔微黄，脉数。

【来源】《伤寒论》

8. 竹叶石膏汤

【组成】竹叶二把（6g），石膏一斤（500g），半夏半斤（250g），麦门冬一升（20g），人参二两（60g），炙甘草二两（60g），粳米半升（10g）。

【用法】先煎石膏，再入其他药物同煎，待米熟汤成，日三服。

【功用】清热生津，益气和胃。

【主治】伤寒、温病、暑病余热未清，气津两伤证。症见身热多汗，心胸烦闷，气逆欲呕，口干喜饮，或虚烦不寐，舌红苔少，脉虚数。

【来源】《伤寒论》

9. 仙露汤

【组成】生石膏三两（90g，捣细），玄参一两（30g），连翘三钱（9g），粳米五钱（15g）。

【用法】上四味，用水五盅，煎至米熟，其汤即成。约可得清汁三盅，先温服一盅。若服完一剂，病犹在者，可仍煎一剂，服之如前。使药力昼夜相继，以病愈为度。然每次临服药，必详细问询病患，若腹中微觉凉，或欲大便者，即停药勿服。候两三点钟，若仍发热未大便者，可少少与服之。若已大便，即非溏泻而热犹在者，亦可少少与服。

【功用】清热解毒，养阴生津。

【主治】寒温阳明证，表里俱热，心中热，嗜凉水，而不至燥渴。脉象洪滑，而不至甚实。舌苔白厚，或白而微黄，或有时背微恶寒者。

【来源】《医学衷中参西录》

10. 栀子厚朴汤

【组成】栀子9个（劈），厚朴12g（炙，去皮），枳实9g（水浸，炙令黄）。

【用法】以水400毫升，煮取200毫升，去滓，分二服，温进一服。得吐者，止后服。

【功用】清热除烦，宽中泄满。

【主治】伤寒下后，心烦腹满，卧起不安，苔腻，脉弦者。

【来源】《伤寒论》

11. 枳实栀子豉汤

【组成】枳实3枚，栀子14个（擘），豉（绵裹）

一升。

【用法】上3味，以清浆水700毫升，空煮取400毫升，纳枳实、栀子，煮取200毫升，下豉，更煮五六沸，去滓，分2次温服。覆令微似汗。

【功用】清热除烦，行气宽中。

【主治】大病愈后劳复者。症见发热，虚烦，胸腹胀满等。

【来源】《伤寒论》

12. 芦根汤

【组成】生芦根（切）五合，知母十二分（3.6g），淡竹青皮五分（1.5g）。

【用法】用水3升，煮1升，为3服。1岁儿方，大小增减用。更用冬瓜汁1升，却减水1升煮妙。

【功用】清热泻火，除烦止呕。

【主治】小儿伤寒壮热、呕吐。

【来源】《幼幼新书》

13. 加味三黄汤

【组成】黄连1.5g，黄芩3g，黄柏3g，连翘4.5g，丹皮6g，山栀4.5g，赤芍3g，薄荷3g。

【用法】水煎服。

【功用】清热泻火解毒。

【主治】实火，气分偏胜，壮火升腾，发热错语，口燥咽干，阳狂烦躁。

【来源】《医醇剩义》

二、清营凉血类方剂

1. 清营汤

【组成】犀角三钱（水牛角代，9g），生地黄五钱（15g），玄参三钱（9g），竹叶心一钱（3g），麦冬三钱（9g），丹参二钱（6g），黄连一钱五分（4.5g），银花三钱（9g），连翘二钱（连心用）（6g）。

【用法】水煎服（水牛角先煎，后下诸药），1日3次。

【功用】清营解毒，透热养阴。

【主治】热入营分证。症见身热夜甚，神烦少寐，时有谵语，口渴或不渴，或斑疹隐隐，舌绛而干，脉数。

【来源】《温病条辨》

2. 犀角地黄汤

【组成】犀角一钱（水牛角代，3g），生地黄八两（240g），芍药三两（90g），牡丹皮二两（60g）。

【用法】水煎服（先煎水牛角），1日3次。

【功用】清热解毒，凉血散瘀。

【主治】①热入血分证。症见身热谵语，斑色紫黑，舌绛起刺。②热伤血络证。症见斑疹紫黑、吐血、衄血、便血、尿血等，舌质红绛，脉数。③瘀热蓄血证。症见喜忘如狂，漱水不欲咽，胸中烦痛，自觉腹满，大便色黑易解。

【来源】《备急千金要方》

3. 清瘟败毒饮

【组成】生石膏大剂六两至八两（180～240g）、中剂二两至四两（60～120g）、小剂八钱至一两二钱（24～36g），生地大剂六钱至一两（18～30g）、中剂三钱至五钱（9～15g）、小剂二钱至四钱（6～12g），水牛角大剂六两至八两（180～240g）、中剂三两至五两（90～150g）、小剂二两至四两（60～120g），真川连大剂四至六钱（12～18g）、中剂二至四钱（6～12g）、小剂一钱至一钱半（3～4.5g），栀子、桔梗、黄芩、知母、赤芍、玄参、连翘、甘草、丹皮、鲜竹叶（以上10味，原本无用量）。

【用法】先煎石膏数十沸，后下诸药。

【功用】清热解毒，凉血泻火。

【主治】温疫热毒，气血两燔证。症见大热渴饮，头痛如劈，干呕狂躁，谵语神昏，或发斑，或吐血、衄血，四肢或抽搐，或厥逆，脉沉细而数，或沉数，或浮大而数，舌绛唇焦。

【来源】《疫疹一得》

4. 银翘散去豆豉加生地丹皮大青叶倍玄参方

【组成】连翘一两（30g），金银花一两（30g），苦桔梗六钱（18g），薄荷六钱（18g），竹叶四钱（12g），生甘草五钱（15g），荆芥穗四钱（12g），牛蒡子六钱（18g），细生地四钱（12g），丹皮三钱（9g），大青叶三钱（9g），玄参一两（30g）。

【用法】上杵为散，每服六钱，加苇根，水煎服。

【功用】清凉解肌，芳香透络。

【主治】治太阴温病，发汗而汗不出，以致发疹者。

【来源】《温病条辨》

5. 清宫汤

【组成】玄参心 9g，莲子心 1.5g，竹叶卷心 6g，连翘心 6g，犀角尖（磨，冲）6g（现用水牛角代，30g），连心麦冬 9g。

【用法】水煎服。

【功用】清心解毒，养阴生津。

【主治】治温病，邪陷心包，发热，神昏谵语者。

【来源】《温病条辨》

6. 神犀丹

【组成】犀角（水牛角代）（540g），石菖蒲（180g），黄芩（180g），真怀生地（绞汁 500g），银花（500g），金汁（300g），连翘（300g），板蓝根（270g），香豉（240g），元参（210g），花粉（120g），紫草（120g）。

【用法】各生晒研细，以水牛角、地黄汁和捣为丸，每重 3g，凉开水化服，每日 2 次，小儿减半。

【功用】凉血解毒，清热开窍。

【主治】温热暑疫，邪入营血证。症见高热昏谵，斑疹色紫，口咽糜烂，目赤烦躁，舌紫绛等。

【来源】《温热经纬》

7. 犀地清络饮

【组成】犀角汁 20 毫升（冲），粉丹皮 6g，青连翘 4.5g（带心），淡竹沥 60 毫升（和匀），鲜生地 24g，生赤芍 4.5g，桃仁 9 粒（去皮），生姜汁 2 滴（同冲）。

【用法】用鲜茅根 30g，灯芯 1.5g，煎汤代水以煎上药，另加鲜石菖蒲汁 10 毫升冲服。

【功用】清热凉血，活血散瘀，化痰通络。

【主治】热陷包络，血络瘀滞证。症见发热夜甚，神昏谵语，漱水不欲咽，舌绛无苔。

【来源】《重订通俗伤寒论》

8. 生地黄散

【组成】生地黄、熟地黄、枸杞子、地骨皮、天门冬、黄芪、芍药、甘草、黄芩各等份。

【用法】上药为粗末，每服 1 两，水一盏半，煎至一盏，去滓温服。

【功用】清热凉血、止血。

【主治】衄血、下血、吐血、溺血，皆属于热。

【来源】《素问病机气宜保命集》

9. 犀角大青汤

【组成】犀角屑、大青叶、玄参、甘草、升麻、黄连、黄芩、黄柏、黑山栀各 4.5g。

【用法】水煎服。

【功用】清热解毒，凉血化斑。

【主治】伤寒，斑出已盛，心烦大热，错语呻吟，不得眠，或咽痛不利。

【来源】《医学心悟》

10. 生地黄汤

【组成】生地黄四钱、阿胶（炒）二钱，川芎、桔梗、

第四章 清热法的历代方剂

蒲黄（炒）、甘草（炒）各一钱。

【用法】上作一服，水二盏，入生姜汁二匙，煎至一盏，食后服。

【功用】凉血止血。

【主治】上热衄血。

【来源】《奇效良方》卷五十

11. 凉营清气汤

【组成】犀角尖（磨冲）1.5g，鲜石斛18g，黑山栀6g，牡丹皮6g，鲜生地18g，薄荷叶2.4g，川雅连1.5g，京赤芍6g，京元参9g，生石膏24g，生甘草2.4g，连翘壳9g，鲜竹叶30张，茅芦根各30g，金汁30毫升（冲服）。

【用法】水煎服。痰多，加竹沥30毫升冲服。

【功用】凉营清气。

【主治】痧麻虽布，壮热烦躁，渴欲冷饮，甚则谵语妄言，咽喉肿痛腐烂，脉洪数，舌红绛，或黑爆无津之重症。

【来源】《喉痧症治概要》

三、清热解毒类方剂

1. 黄连解毒汤

【组成】黄连三两（90g），黄芩、黄柏各二两（60g），栀子十四枚（擘）（9g）。

【用法】水煎服，1日2次。

【功用】泻火解毒。

【主治】三焦火毒热盛证。症见大热烦躁，口燥咽干，错语不眠；或热病吐血，衄血；或热甚发斑；或身热下痢；或湿热黄疸；或外科痈疡疔毒，小便黄赤，舌红苔黄，脉数有力。

【来源】《外台秘要》引崔氏方

2. 苦参散

【组成】苦参一两（30g），黄芩（去黑心）二两（60g），甘草（炙）半两（15g）。

【用法】上三味捣为粗末，每服三钱匕，水一盏，煎至七分，去滓，入生地黄汁约半合，搅匀去滓，温服，不计时候。

【功用】清热解毒。

【主治】伤寒热毒内甚，欲发狂。

【来源】《圣济总录》卷二十八

3. 普济消毒饮

【组成】黄芩酒炒、黄连酒炒各五钱（15g），陈皮去白、甘草生用、玄参、柴胡、桔梗各二钱（6g），连翘、板蓝根、马勃、牛蒡子、薄荷各一钱（3g），僵蚕、升麻各七分（2.1g）。

【用法】上方为末，汤调，时时服之，或蜜拌为丸，嚼化。

【功用】清热解毒，疏风散邪。

【主治】大头瘟。症见恶寒发热，头面红肿焮痛，目不能开，咽喉不利，舌燥口渴，舌红苔白兼黄，脉浮数有力。

【来源】《东垣试效方》

4. 柴胡葛根汤

【组成】柴胡、天花粉、干葛、黄芩、桔梗、连翘、牛蒡子、石膏各3g，甘草1.5g，升麻0.9g。

【用法】水煎服。

【功用】解肌散邪，清热解毒。

【主治】颐毒表散未尽，热毒内蕴，身热不解，红肿坚硬作痛者。

【来源】《外科正宗》卷四

5. 升清消毒饮

【组成】牛蒡子、玄参、人中黄、杭菊花、桔梗各三钱（9g），紫背浮萍四钱（12g），连翘、薄荷、僵蚕各二钱（6g），黄连六分（1.8g），升麻八分（2.4g），鲜荷叶1小张。

【用法】水煎服。

【功用】疏风解表，清热解毒。

【主治】重证大头瘟，憎寒发热，头面焮肿，破流秽水，状如烂瓜。

【来源】《医方经验汇编》

6. 仙方活命饮

【组成】白芷、贝母、防风、赤芍药、当归尾、甘草节、炒皂角刺、炙穿山甲、天花粉、乳香、没药各一钱（3g），金银花八钱（24g），陈皮三钱（9g）。

【用法】水煎服，或酒水各半煎服。

【功用】清热解毒，消肿溃坚，活血止痛。

【主治】阳证痈疡肿毒初起。症见局部红肿焮痛，或身热凛寒，苔薄白或黄，脉数有力。

【来源】《校注妇人良方》

7. 五味消毒饮

【组成】金银花三钱（9g），野菊花、蒲公英、紫花地丁、紫背天葵子各一钱二分（各4.5g）。

【用法】水一盅，煎八分，加无灰酒半盅，再滚二三沸时，热服。被盖出汗为度。

【功用】清热解毒，消散疔疮。

【主治】疔疮初起，发热恶寒，疮形如粟，坚硬根深，状如铁钉，以及痈疡疖肿，红肿热痛，舌红苔黄，脉数。

【来源】《医宗金鉴》

8. 清热解毒汤[1]

【组成】炒黄连、炒栀子、连翘、当归各半钱（1.5g），芍药、生地各一钱（3g），金银花二钱（6g），甘草六分（1.8g）。

【用法】水煎服。

【功用】清热解毒，消肿止痛。

【主治】疮疡红肿热痛，形病俱实。

【来源】《张氏医通》

9. 银花解毒汤

【组成】金银花15～30g，地丁15～30g，犀角3g，赤茯苓9g，连翘9～15g，丹皮9g，川连3～9g，夏枯草3～9g。

【用法】水煎服。

【功用】清热解毒，泻火凉血。

【主治】湿热火毒所致的痈疽疔毒。

【来源】《疡科心得集》卷上

10. 消毒汤

【组成】紫花地丁 15g，金银花 15g，当归 15g，大黄 15g，黄芪 15g，赤芍药 15g，甘草 3g。

【用法】为末，酒煎。

【功用】清热解毒。

【主治】痈疽疔毒。症见头面部生小疖，或有脓疱，疼痛，身热，口渴欲饮，小便黄，脉数。

【来源】《疡医大全》

11. 升麻消毒饮

【组成】当归尾、赤芍药、金银花、连翘、生栀子、羌活、白芷、红花、防风、生甘草、升麻、桔梗、炒牛蒡子各 3g。

【用法】水煎服。

【功用】清热解毒，活血祛风。

【主治】黄水疮。症见头面、耳、项等处先起红斑，续之成粟米样水疱，基底红晕，随即变为脓疱，痒而兼痛，搔破黄水淋漓，久则结痂而愈。

【来源】《医宗金鉴》

12. 仙传化毒汤

【组成】金银花、天花粉各一钱二分（3.6g），甘草、防风、黄芩、白芍药、赤茯苓、贝母、连翘、白芷各一钱（3g），半夏七分（2.1g），乳香、没药各五分（1.5g）。

【用法】水酒煎服。

【功用】清热解毒，消肿止痛。

【主治】痈疽，发背，乳痈，无名肿毒。

【来源】《杂病源流犀烛·脏腑门》卷八

13. 清热消毒散

【组成】黄连（炒）、山栀（炒）、连翘、当归、甘草各一钱（3g），川芎、芍药、生地黄各一钱五分（4.5g），金银花二钱（6g）。

【用法】水煎服。

【功用】清热解毒，消肿止痛。

【主治】痈疽阳症。红肿焮痛，发热作渴等。

【来源】《证治准绳》

14. 金黄散

【组成】黄连、大黄、黄芪、黄芩、黄柏、郁金各一两（30g），甘草五钱（15g），龙脑五分（1.5g）。

【用法】上为细末，龙脑研匀。

【功用】消肿散毒，生肌止痛。

【主治】丹毒，热疮。

【来源】《外科精义》

15. 七味圣神汤

【组成】金银花四两（120g），蒲公英二两（60g），人参、当归、甘草各一两（30g），大黄五钱（15g），天花粉

二钱（6g）。（脾胃虚弱者用量酌减）

【用法】水煎服。

【功用】清热解毒，消肿止痛。

【主治】骑马痈。症见阴囊之旁，大腿内侧，痈肿疼痛。

【来源】《疡医大全》卷二十三引岐天师方

16. 济阴汤

【组成】连翘、山栀（炒）、黄芩、黄连各一钱（3g），芍药一钱五分（4.5g），金银花三钱（9g），甘草一钱（3g），牡丹皮一钱二分（3.6g）。

【用法】水煎服。

【功用】清热解毒，消肿止痛。

【主治】治阳证疮疡。发热，红肿疼痛。

【来源】《外科枢要》

17. 犀黄丸

【组成】犀黄（即牛黄）三分（0.9g），麝香一钱半（4.5g），乳香一两（30g），没药（各去油，研极细末）一两（30g），黄米饭一两（30g）。

【用法】捣烂为丸。每用陈酒送下三钱（9g）。患生上部，临卧时服；患生下部，空腹时服。

【功用】清热解毒，活血止痛。

【主治】乳岩、横痃、瘰疬、痰核、流注、肺痈、小肠痈。

【来源】《外科证治全生集》

18. 四妙勇安汤

【组成】金银花、玄参各三两（各90g），当归二两（60g），甘草一两（30g）。

【用法】水煎服。一连十剂……药味不可少，减则不效，并忌抓擦为要。

【功用】清热解毒，活血止痛。

【主治】热毒炽盛之脱疽。症见患肢黯红微肿灼热，溃烂腐臭，疼痛剧烈，或见发热口渴，舌红脉数。

【来源】《验方新编》

19. 解毒济生汤

【组成】川芎、当归、黄柏、知母、天花粉、金银花、麦门冬、远志、柴胡、黄芩、犀角、茯神各一钱（3g），甘草、红花各五分（1.5g）。病在手指，加升麻五分（1.5g），足指加牛膝五分（1.5g）。

【用法】水二盅，煎八分，临卧入童便一杯，随病上下服。

【功用】清热解毒，活血化瘀。

【主治】治脱疽初起，恶寒体倦，发热作渴，或肿或紫，成麻或痛，四肢倦怠，心志恍惚不宁者。

【来源】《外科正宗》

20. 凉血解毒汤

【组成】当归、生地黄、紫草、牡丹皮、红花、连翘、白芷、黄连、甘草、桔梗各适量。

【用法】加灯芯，水煎服。

【功用】凉血活血，清热解毒。

【主治】小儿痘生结痂之后，当落不落，干燥不润，根色红润，渴令欲饮冷，烦躁不宁。

【来源】《医宗金鉴》

21. 消毒圣神汤

【组成】金银花四两（120g），天花粉五钱（15g），蒲公英、当归、生甘草各三钱（9g）。

【用法】水煎服。一剂即消，二剂痊愈，不必三剂。

【功用】清热解毒，散结消肿。

【主治】痈疽肿毒初起，局部红肿热痛，舌红苔黄，脉数有力。

【来源】《疡医大全》

22. 五福化毒丹

【组成】桔梗（微炒）、玄参（洗，焙）各六两（180g），青黛（研）、牙硝（枯）、人参（去芦）各二两（60g），茯苓（去皮）五两（150g），甘草（炒）一两半（45g），银箔八片（为衣），麝香（研）半钱（1.5g），金箔八片（为衣）。

【用法】上为细末，入研药匀，炼蜜为丸，每两（30g）作十二丸。每一岁儿，一丸分四服，用薄荷水化下。食后，临卧服。

【功用】清热解毒，镇惊安神。

【主治】小儿热毒蕴积证。症见惊惕狂躁，颊赤咽干，口舌生疮，夜卧不宁，谵语烦渴，头面身体多处生疮疖等。

【来源】《太平惠民和剂局方》

23．凉膈散

【组成】川大黄、朴硝、甘草炙各二十两（600g），山栀子仁、薄荷（去梗）、黄芩各十两（500g），连翘一斤（500g）。

【用法】共为粗末，每服6~12g，竹叶3g，蜜少许，水煎服。亦可作汤剂煎服。

【功用】泻火通便，清上泄下。

【主治】上中二焦郁热积聚证。症见身热口渴，面赤唇焦，胸膈烦热，口舌生疮，或咽痛吐衄，便秘溲赤；或大便不畅。舌红苔黄，脉滑数。

【来源】《太平惠民和剂局方》

24．牛黄解毒丸

【组成】牛黄9g，甘草30g，金银花30g，草河车15g。

【用法】上药研为细末，炼蜜为丸。每服1~2g，日服2~3次，温开水送服，儿童酌减。

【功用】清热解毒。

【主治】喉痹，口疮，龈肿等。症见咽喉、牙龈肿痛，口舌生疮，舌红苔黄，脉数等。

【来源】《证治准绳》

25．升降散

【组成】白僵蚕（酒炒）二钱（6g），全蝉蜕（去土）一钱（3g），广姜黄（去皮）三分（0.9g），川大黄（生）四钱（12g）。

【用法】共研细末，和匀。据病之轻重，分2~4次服，用黄酒、蜂蜜调匀冷服。中病即止。

【功用】升清降浊，散风清热。治温病表里三焦大热，其证不可名状者。

【来源】《伤寒温疫条辨》卷四

26. 大清凉散

【组成】白僵蚕（酒炒）三钱（9g），蝉蜕（全）十二个，全蝎（去毒）三个，当归二钱（6g），生地（酒洗）二钱（6g），金银花二钱（6g），泽兰二钱（6g），泽泻一钱（3g），木通一钱（3g），车前子（炒，研）一钱（3g），黄连（姜汁炒）一钱（3g），黄芩一钱（3g），栀仁（炒黑）一钱（3g），五味子一钱（3g），麦冬（去心）一钱（3g），龙胆草（酒炒）一钱（3g），丹皮一钱（3g），知母一钱（3g），甘草（生）五分（1.5g）。

【用法】水煎去渣，入蜂蜜三匙，冷米酒半小杯，童便半小杯，和匀冷服。

【功用】泻火解毒，清热利水。

【主治】温病表里三焦大热，胸满胁痛，耳聋目赤，口鼻出血，唇干舌燥，口苦自汗，咽喉肿痛，谵语狂乱者。

【来源】《伤寒温疫条辨》卷四

27. 小清凉散

【组成】炒僵蚕、石膏各三钱（9g），蝉蜕十个，金银花、泽兰、当归、生地黄各二钱（6g），黄连、黄芩、栀子（酒炒）、牡丹皮、紫草各一钱（3g）。

【用法】上药水煎去渣，入蜜、酒、童便冷服。

【功用】清热凉血，解毒。

【主治】温病。症见壮热烦躁，头沉面赤，咽喉不利，或唇口颊腮肿。

【来源】《伤寒温疫条辨》卷四

28. 犀角玄参丹

【组成】犀角、玄参、升麻、射干、甘草各等份。

【用法】水煎服。

【功用】清热解毒，化斑利咽。

【主治】温疫发斑证。症见斑色赤紫，狂言，咽痛。

【来源】《温疫论补注》

29. 化斑解毒汤

【组成】玄参、知母、石膏、人中黄、黄连、升麻、连翘、牛蒡子各等份，甘草五分（1.5g）。

【用法】水二盅，淡竹叶二十片，煎八分，不拘时服。

【功用】清热解毒，散风消肿。

【主治】三焦风热上攻，致生火丹，延及全身痒痛者。

【来源】《外科正宗》卷四

30. 散肿溃坚汤

【组成】黄芩八钱（酒洗，炒一半，生用一半）（24g），草龙胆（酒洗，各炒四遍）五钱（15g），栝楼根（锉碎，酒洗）五钱（15g），黄柏（酒制）五钱（15g），酒知母五钱（15g），桔梗五钱（15g），昆布五钱（15g），柴胡四钱（12g），炙甘草三钱（9g），京三棱（酒洗）三钱

（9g），广茂（酒洗，炒）三钱（9g），连翘三钱（9g），葛根二钱（6g），白芍药二钱（6g），当归梢二钱（6g），黄连二钱（6g），升麻六分（1.8g）。

【用法】上咀。每服六钱，水二盏零八分，先浸多半日，煎至一盏，去滓，食后热服。于卧处伸足在高处，头低垂，每含一口，作十次咽。服毕依常安卧，取药在膈上停蓄故也。另攒半料作细末，炼蜜为丸，如绿豆大，每服百余丸，用此药汤留一口送下。（水煎服）

【主治】马刀疮，结硬如石，或在耳下至缺盆中，或肩上，或于胁下，皆手足少阳经中；及瘰疬遍于颏，或至颊车，坚而不溃，在足阳明经中所出，或二经疮已破流脓水。

【来源】《兰室秘藏》卷下

31. 玉屑无忧散

【组成】玄参（去芦）、荆芥穗、滑石（研）、黄连（去毛）、缩砂（去壳）、白茯苓（炒令黄）、贯众（去芦）、甘草（炙）、山豆根各一两（30g），寒水石（研飞）二两（60g），硼砂二钱（6g）。

【用法】上为细末，每服一钱（3g），干掺舌上，后以新水咽下，不拘时候。

【功用】清热解毒，软坚散结。

【主治】咽喉肿痛，舌颊生疮，风毒壅塞，热盛喉闭；或误吞硬物，诸骨鲠刺，涎满气急，甚至闷乱不省人事。

【来源】《太平惠民和剂局方》

32. 十八味神药

【组成】川黄连、木通、金银花各一钱（3g），白鲜皮、黄芩、紫花地丁、当归、赤芍药、生甘草、连翘、天花粉、草河车、知母（盐水炒）各二钱（6g），生栀子、川芎、皂角刺各一钱五分（4.5g），乳香一分（0.3g），生龟板三钱（9g）。

【用法】水煎服。

【功用】清热解毒，凉血消肿。

【主治】烂喉毒症。

【来源】《喉科指掌》

33. 清咽化疬煎

【组成】鲜金银花、粉丹皮、元参、紫草茸、鲜生地黄、人中黄、麦冬、软石膏、牛蒡子、赤芍、犀角、知母各等份。

【用法】竹叶二十片，水二盅，煎八分，兑陈金汁二两（现已不用）、地骨露二两，温服。

【功用】清热解毒，凉血养阴。

【主治】疫喉痧。喉烂腐溃，斑疹红艳成片，肌肤灼热，神烦口渴，舌质红绛，脉象细数。

【来源】《疫喉浅论》卷下

34. 三黄凉膈散

【组成】黄连四分（1.2g），黄芩、黄柏、栀子、赤芍药、薄荷、陈皮、天花粉、射干各一钱（3g），甘草五分（1.5g），川芎七分（2.1g），青皮八分（2.4g），金银花、当归各一钱五分（4.5g），玄参二钱（6g）。（现代用量可酌增）

【用法】加灯芯二十寸，竹叶十片，水煎服。

【功用】清热解毒，凉膈利咽。

【主治】咽喉壅肿疼痛，初起黄红，甚至紫黑，恶寒发热。若口干便秘，加大黄三钱（9g）。

【来源】《喉症全科紫珍集》

35. 夺命饮

【组成】川连、石膏、犀角、羚羊角、生地黄、牡丹皮、赤芍药、鲜沙参、青黛、马勃、浙贝母、人中黄、连翘、玄参各适量。

【用法】水煎服。

【功用】清热解毒，凉血消肿。

【主治】烂喉痧。症见咽喉肿痛，疫火极盛，津液干涸，口渴，神烦喉烂，痧点密布，舌绛，脉象弦大。

【来源】《疫痧草》

36. 牛蒡子汤

【组成】陈皮一钱（3g），牛蒡子一钱（3g），山栀一钱（3g），金银花一钱（3g），甘草一钱（3g），栝楼仁一钱（3g），黄芩一钱（3g），天花粉一钱（3g），连翘一钱（3g），角针一钱（3g），柴胡五分（1.5g），青皮五分（1.5g）。

【用法】水二盅，煎八分，加酒一杯和匀，食远服。

【功用】清热解毒，消肿散结。

【主治】乳痈、乳疽，结肿疼痛，不论新久，但未成脓。

【来源】《外科正宗》卷三

37. 栝楼散

【组成】栝楼一个（连皮捣烂），生甘草五分（1.5g），当归三钱（9g），乳香五分（1.5g）（灯芯炒），没药五分（1.5g）（灯芯炒），金银花三钱（9g），白芷一钱（3g），青皮五分（1.5g）。

【用法】水煎，温服。

【功用】清热解毒，活血行气，散结止痛。

【主治】一切痈疽，乳痈。

【来源】《傅青主女科》

38. 栝楼牛蒡汤

【组成】栝楼仁、牛蒡子（炒，研）、天花粉、黄芩、生栀子（研）、连翘（去心）、皂角刺、金银花、甘草（生）、陈皮各一钱（3g），青皮、柴胡各五分（1.5g）。

【用法】水二盅，煎八分，入煮酒一杯和匀，食远服。

【功用】疏肝清胃，通乳散结。

【主治】治肝气郁结，热毒壅滞，致成乳疽、乳痈，初起憎寒壮热，红肿焮热痛者。

【来源】《医宗金鉴》

39. 化圣通滞汤

【组成】金银花、蒲公英各一两（30g），天花粉、白芥子各五钱（15g），白芍药、通草、炒栀子、茯苓各三钱（9g），柴胡二钱（6g），熟附子、木通各一钱（3g）。

【用法】水煎服。

【功用】清热解毒，疏肝解郁。

【主治】乳痈。男子乳房忽然臃肿如妇人之状，扪之疼痛，经久不愈。

【来源】《疡医大全》

40. 消乳汤

【组成】知母八钱（24g），金银花三钱（9g），穿山甲二钱炒捣（6g），栝楼五钱切丝（15g），连翘、丹参、生明乳香、生明没药各四钱（12g）。

【用法】水煎服。

【功用】清热解毒，活血消肿。

【主治】结乳肿痛或成乳痈新起者，一服即消。若已作脓，服之亦可消肿止痛，俾其速溃。并治一切红肿疮疡。

【来源】《医学衷中参西录》

41. 如意金黄散

【组成】天花粉5000g，姜黄、大黄、黄柏、白芷各2500g，苍术、厚朴、陈皮、甘草、生天南星各1000g。

【用法】上药切粗片，晒干，研细末，瓷器收储勿令泄气。每取适量调敷，每日一至二次。

【功用】清热解毒，消肿止痛。

【主治】痈疽发背，诸般疔肿。症见疮疡初期，疮形高起，灼热红肿焮痛；亦可用于妇女乳痈、小儿丹毒等证属初期者。

【来源】《外科正宗》

42. 清疹汤

【组成】生石膏（捣细）一两（30g），知母六钱

（18g），羚羊角二钱（6g），金线重楼钱半（4.5g），薄荷叶二钱（6g），青连翘二钱（6g），蝉蜕（去足土）钱半（4.5g），僵蚕二钱（6g）。

【用法】用水煎取清汤一盅半，分二次温饮下，以服后得微汗为佳。若一次得微汗者，余药仍可再服。若服一次即得大汗者，余药当停服。此药分量，系治七八岁以上者，若七八岁以下者，可随其年之大小，斟酌少用。或将药减半或用三分之一皆可。

【功用】清热解毒，解肌透疹。

【主治】治小儿出疹，表里俱热。或烦躁引饮，或喉痛声哑，或喘逆咳嗽，舌红苔黄，脉滑数。

【来源】《医学衷中参西录》

43. 沆瀣丹

【组成】杭川芎（酒洗）九钱（27g），锦庄黄（酒洗）九钱（27g），实黄芩（酒炒）九钱（27g），厚黄柏（酒炒）九钱（27g），黑牵牛（炒，取头末）六钱（18g），薄荷叶四钱五分（13.5g），粉滑石（水飞）六钱（18g），尖槟榔七钱五分（22.5g）（童便洗，晒），陈枳壳四钱五分（13.5g，麸炒），净连翘（除去心膈，取净）六钱（18g），京赤芍（炒）六钱（18g）。

【用法】依方炮制，和匀焙燥，研极细末，炼蜜为丸，如芡实大。月内之儿，每服1丸，稍大者2丸，俱用茶汤化服。但觉微有泄泻，则药力行，病即减矣；如不泄再服之，重病每日3服，以愈为度。

【功用】清热解毒，泻火导滞。

【主治】小儿一切胎毒，胎热胎黄，面赤目闭，鹅口疮，重舌木舌，喉闭乳蛾，浑身壮热，小便黄赤，大便闭结，麻疹斑瘰，游风癣疥，流丹隐疹，痰食风热，疟腮面肿，十种火丹。

【来源】《幼幼集成》

44. 四黄散

【组成】黄连、黄柏、黄芩、大黄、滑石各半两（15g），五倍子二钱半（7.5g）。

【用法】上药为细末，每次二至三钱（6g），清油调敷患处。

【功用】清热解毒，消肿止痛。

【主治】小儿身上一切热毒疮疾，燥痒抓破，有汁不干。

【来源】《活幼心书》

45. 五神汤

【组成】茯苓、金银花、牛膝、车前子、紫花地丁各等份。

【用法】水煎服。

【功用】清热解毒利湿。

【主治】委中毒，焮痛色赤，溃速，属湿热凝结者。

【来源】《外科真诠》

46. 解毒化斑汤

【组成】牡丹皮，生地黄，木通，归尾，远志（甘草汤泡，去心），犀角（以乳汁磨下）3～6g，紫草茸，知母，牛蒡子，茜根，甘草（生，带梢者），穿山甲（炒成珠，研末）3g。（注：原方除犀角、穿山甲外，其他药无用量）

【用法】上用水煎药，调下山甲末并犀角汁同服。

【功用】清热解毒，活血化斑。

【主治】治热毒发斑，斑色红如胭脂，或见紫黑者。

【来源】《寿世保元》卷四

四、清脏腑热类方剂

（一）清心热方剂

1. 导赤散

【组成】生地黄、木通、生甘草梢各等份（10g）。

【用法】上药为末，每服9g，水一盏，入竹叶同煎至五分，食后温服。现多作汤剂，加竹叶适量，水煎服。

【功用】清心养阴，利水通淋。

【主治】心经火热证。症见心胸烦热，口渴面赤，意欲饮冷，以及口舌生疮；或心热移于小肠，而见小便赤涩刺痛。

【来源】《小儿药证直诀》

2. 十味导赤散

【组成】地骨皮、黄连、黄芩、麦门冬、半夏、茯神、赤芍药、木通、生地黄、甘草各五分（1.5g）。（现代用量可酌增）

【用法】加生姜五片，水煎服。

【功用】清心火，泄胆热。

【主治】心脏实热证。症见口舌生疮，惊悸烦热诸症。

【来源】《杂病源流犀烛》

3. 火府散

【组成】生地黄、木通各一两（30g），黄芩、炙甘草各半两（15g）。

【用法】上药为粗末。每服二钱，水煎服。

【功用】清心火，利小便。

【主治】小儿面赤咬牙，发热，唇口干燥，小便赤涩。

【来源】《证治准绳·幼科》

4. 泻心导赤散

【组成】生地、木通、黄连、甘草梢各等份。

【用法】滚汤淬服。

【功用】泻心脾积热。

【主治】口疮糜烂，吐舌，面红烦渴，尿赤涩。

【来源】《医宗金鉴》卷四十二

5. 清心汤[1]

【组成】甘草一钱七分（5.1g），连翘、山栀、酒蒸大黄、薄荷、黄连、黄芩各七分（2.1g），朴硝五分（1.5g），竹叶七片，蜜少许。

【用法】水煎服。

【功用】清心泻火。

【主治】热在上焦证、心火炽盛证。症见热在上焦，因咳而为肺痿，或口舌生疮，眼目赤肿，头项肿痛。

【来源】《杂病源流犀烛》卷十七

6. 清心汤⁽²⁾

【组成】黄连、连翘、生地各一钱半（4.5g），山栀二钱（6g），黄芩一钱（3g），归尾三钱（9g），黄柏五分（1.5g），丹皮五分（1.5g），甘草五分（1.5g），赤芍八分（2.4g），甘菊七分（2.1g），灯芯三分（0.9g），川芎六分（1.8g）。

【用法】水煎，温服。

【功用】清心泻火，凉血解毒。

【主治】斑疹。疹出痕如朱点，或赤或紫，烦躁不宁，舌红脉数。

【来源】《杂病源流犀烛》卷二

7. 清心莲子饮

【组成】黄芩、麦门冬（去心）、地骨皮、车前子炙、甘草、柴胡各半两（15g），石莲肉（去心）、白茯苓、黄耆（蜜炙）、人参各七钱半（22.5g）

【用法】上药锉散。每服三钱（9g），用麦门冬十粒，水一盏半（225毫升），煎取八分（180毫升），去滓，水中沉冷，空心食前服。

【功用】清心火，益气阴，止淋浊。

【主治】心火偏旺，气阴两虚，湿热下注证。症见遗精淋浊，血崩带下，遇劳则发；或肾阴不足，口舌干燥，烦躁发热等。

【来源】《太平惠民和剂局方》卷五

8. 泻心汤

【组成】大黄二两（60g），黄连、黄芩各一两（30g）。

【用法】上3味，以水三升，煮取一升，顿服。

【功用】清热泻火，燥湿解毒。

【主治】心胃火炽，迫血妄行，吐血，衄血，便秘溲赤；或湿热内蕴而成黄疸，胸痞烦热；三焦积热，眼目赤肿，口舌生疮；外科疮疡，心胸烦闷，大便秘结等。

【来源】《金匮要略》

9. 黄连清心饮

【组成】黄连、生地黄（酒洗）、归身（酒洗）、甘草（炙）、茯神（去木）、酸枣仁、远志（去骨）、人参（去芦）、石莲肉（去壳）各等份。

【用法】水煎服。

【功用】清心泻火，养心安神。

【主治】白淫，遗精，精滑。

【来源】《沈氏尊生书》

10. 黄连阿胶汤

【组成】黄连四两（12g），黄芩二两（6g），芍药二两（6g），鸡子黄二枚，阿胶三两（9g）。

【用法】上5味，以水六升，先煎三物，取二升，去滓，纳胶烊尽，稍冷，入鸡子黄，搅令相得，每次温服七合，日三服。

【功用】养阴泻火，益肾宁心。

【主治】阴虚火旺，心火偏亢，心肾不交证。症见心烦不得眠，口燥咽干，舌红，脉细数。

【来源】《伤寒论》

11. 二阴煎

【组成】生地黄、麦门冬各二至三钱（6~9g），酸枣仁二钱（6g），生甘草一钱（3g），黄连一至二钱（3~6g），玄参、茯苓、木通各一钱半（4.5g）。

【用法】水二盅，加灯芯二十根（或竹叶），煎七分，食远服。

【功用】清心泻火，养阴宁神。

【主治】心经有热，水不制火证。症见惊狂失志，多言多笑，喜怒无常；或痘疹烦热，失血等。

【来源】《景岳全书》卷五十一

12. 凉血地黄汤[1]

【组成】生地黄、黄连、当归、栀子、元参、甘草各等份。

【用法】水二盅，煎八分，量病上下服之。

【功用】清火凉血。

【主治】心经火盛，逼血外溢，毛孔出血。又治肝经怒火郁结，血痣出血甚者。

【来源】《外科正宗》卷四

（二）清肺热方剂

1. 翘荷汤

【组成】薄荷一钱五分（4.5g），连翘一钱五分

（4.5g），生甘草一钱（3g），黑栀皮一钱五分（4.5g），桔梗三钱（9g），绿豆皮二钱（6g）。

【用法】上药以水400毫升，煮取200毫升，顿服之。日服二剂，甚者日三服。耳鸣者，加羚羊角、苦丁茶；目赤者，加鲜菊叶、苦丁茶、夏枯草；咽痛者，加牛蒡子、黄芩。

【功用】清上宣肺。

【主治】治燥气化火，清窍不利证。症见龈胀咽痛，耳鸣目赤。

【来源】《温病条辨》

2. 泻白散

【组成】地骨皮、桑白皮炒各一两（各15g），炙甘草一钱（3g）。

【用法】入粳米一撮，水煎服，用量按原方比例酌定。

【功用】清泄肺热，止咳平喘。

【主治】肺热喘咳证。症见咳嗽，甚则气急欲喘，皮肤蒸热，日晡尤甚，舌红苔黄，脉细数。

【来源】《小儿药证直诀》

3. 清肺汤

【组成】片黄芩一钱（3g），山栀子、枳实、桑白皮、陈皮、白茯苓（去皮）、杏仁（去皮尖）、苏子、麦门冬（去心）、贝母（去心）各八分（2.4g），沉香（磨水）五分（1.5g），辰砂（研末）五分（1.5g）。

【用法】为细末，兑沉香汁、朱砂末服。

【功用】清肺泻火，平喘。

【主治】火喘（肺热咳喘）。症见气喘时作，得食则减，止食则喘者。

【来源】《增补万病回春》

4. 清肺饮

【组成】茯苓、黄芩、桑皮、麦冬、山栀、泽泻、木通、车前各等份。

【用法】水煎服。

【功用】清肺热，利小便。

【主治】肺热口渴，小便不通。

【来源】《证治汇补》卷八

5. 栀连清肺饮

【组成】山栀、川连、桔梗、甘草、杏仁、天花粉、黄芩、薄荷各等份。

【功用】清肺泻火，宣肺止咳。

【主治】肺热咳嗽证。症见咳嗽，痰稠色黄，或带血腥臭，面赤潮红，夜卧不宁，咽喉干痛，舌红口干，脉象洪大。

【来源】《症因脉治》卷二

6. 苇茎汤

【组成】苇茎一升（60g），薏苡仁半升（30g），冬瓜子（原为瓜瓣）半升（24g），桃仁三十枚（9g）。

【用法】水煎服。

【功用】清肺化痰，逐瘀排脓。

【主治】肺痈。症见身有微热，咳嗽痰多，甚则咳吐腥臭脓血，胸中隐隐作痛，舌红苔黄腻，脉滑数。

【来源】《备急千金要方》

7. 加味桔梗汤

【组成】桔梗（去芦）、白及、橘红、甜葶苈（微炒）各八分（2.4g），甘草节、贝母各一钱五分（4.5g），苡仁五钱（15g），金银花五钱（15g）。初起，加荆芥、防风各一钱（3g）；溃后，加人参、黄芪各一钱（3g）。

【用法】水煎服。

【功用】清肺化痰排脓。

【功能主治】

肺痈。

【来源】《医学心悟》卷三

8. 如金解毒散

【组成】桔梗一钱（3g），甘草一钱半（4.5g），炒黄连、炒黄芩、炒黄柏、炒栀子各七分（2.1g）。

【用法】水二盅，煎八分，作十余次服，勿急服。

【功用】清热宣肺祛痰。

【主治】肺痈。

【来源】《证治准绳·疡医》

9. 清金解毒汤

【组成】知母、玄参、牛蒡子（炒捣）、贝母、生明乳没、生黄芪、粉甘草各9g，三七6g（捣细，药汁送服）。

【功用】清肺解毒，止咳化痰。

【主治】肺脏损烂，或将成肺痈，或咳嗽吐脓血者；亦可用于肺痨。将成肺痈者，去黄芪，加金银花9g。

【来源】《医学衷中参西录》

10. 桔梗杏仁煎

【组成】桔梗、杏仁、甘草各一钱（3g），阿胶、金银花、麦冬、百合、夏枯草、连翘各二钱（6g），贝母、红藤各三钱（9g），枳壳钱半（4.5g）。

【用法】水二盅，煎八分，食远服。如火盛兼渴者，加天花粉二钱（6g）。

【功用】清热利膈，化痰止咳。

【主治】肺痈。咳嗽吐脓，痰中带血，或胸膈隐痛。

【来源】《景岳全书》

11. 济生桔梗汤

【组成】桔梗（去芦）、贝母（去心、膜）、当归（去芦，酒浸）、栝楼子、枳壳（去瓤，麸炒）、薏苡仁（炒）、桑白皮（蜜水炙）、防己各30g，甘草节（生用）、杏仁（去皮、尖，麸炒）、百合（蒸）各15g，黄芪（去芦）45g。

【用法】为粗末，每次12g，加生姜5片，水煎服。

【功用】清肺利水，祛痰利咽。

【主治】肺痈。症见心胸气壅，咳嗽脓血，心神烦闷，咽干多渴，两脚肿满，小便赤黄，大便多涩。

【来源】《济生方》

12. 清金宁肺丸

【组成】陈皮、白茯苓、苦桔梗、贝母（去心）、人参、黄芩各五钱（15g），麦冬（去心）、地骨皮、银柴胡、川芎、白芍（炒）、胡黄连各六钱（18g），五味子、天冬（去心）、生地（酒浸，捣膏）、熟地（捣膏）、归身、白术（炒）各一两（30g），甘草（炙）三钱（9g）。

【用法】上为细末，炼蜜为丸，如梧桐子大，每服七十丸。食远白滚汤送下。

【功用】益气养阴，解毒清肺，化痰止咳。

【主治】肺痈溃后，咳嗽不止，脓痰不尽，身体虚弱。

【来源】《医宗金鉴》

13. 桑皮汤

【组成】桑白皮、升麻、菊花、旋覆花、炙甘草各5g，杏仁、防风各6g，赤芍、玄参、枳壳、黄芩、葶苈子各9g。

【用法】水煎服。

【功用】清肺平喘，消肿。

【主治】肺经壅热，眼红赤肿。

【来源】《杂病源流犀烛》

14. 桑白皮汤[1]

【组成】桑白皮、半夏、紫苏子、杏仁、贝母、栀子、黄芩各9g，黄连3g，生姜3片。

【用法】水煎服。

【功用】清泄肺热，止咳平喘。

【主治】肺热痰盛，喘咳痰多。

【来源】《景岳全书》

15. 大蓟散

【组成】大蓟根（洗）、犀角（镑）、升麻、桑白皮

（炙）、蒲黄（炒）、杏仁（去皮、尖）、桔梗（去芦，炒）各一两（各30g），甘草（炙）半两（15g）。

【用法】挫末为散，每服四钱（12g），加生姜五片，水盏半，煎，不拘时服。

【功用】清肺解毒，凉血止血。

【主治】肺痈。症见咳呛吐血，脉弦数。

【来源】《世医得效方》卷七

16. 清咽抑火汤

【组成】连翘一钱五分（4.5g），片芩一钱（3g），栀子一钱（3g），薄荷七分（2.1g），防风一钱（3g），桔梗二钱（6g），朴硝一钱（3g），黄连一钱（3g），黄柏五分（1.5g），知母一钱（3g），玄参一钱（3g），牛蒡子一钱（3g），大黄一钱（3g），甘草五分（1.5g）。

【用法】上锉一剂，水煎，频频热服。

【功用】清热泻火，解毒利咽。

【主治】肺胃热毒熏蒸咽喉肿痛，痰涎壅盛，大便不通。

【来源】《寿世保元》卷六

17. 辛夷清肺饮

【组成】辛夷六分（1.8g），黄芩、山栀、麦门冬、百合、石膏、知母各一钱（3g），枇杷叶（去毛，蜜炙）三片，升麻三分（0.9g），甘草五分（1.5g）。

【用法】水二盅，煎八分，食远服。

【功用】清肺通窍。

【主治】风热或湿热郁滞肺经之鼻痔。症见鼻内生息肉，初如榴子，渐大下垂，色紫微硬，阻塞鼻孔，气息难通，或兼嗅觉减退等。

【来源】《医宗金鉴》

18. 黄芩汤[1]

【组成】黄芩（酒炒）二钱（6g），甘草（生）五分（1.5g），麦冬（去心）一钱（3g），桑白皮（生）一钱（3g），栀子（连皮酒炒）一钱五分（4.5g），连翘（去心）、赤芍、桔梗、薄荷、荆芥穗各一钱（3g）。

【用法】水煎，食后服。

【功用】清肺泻火。

【主治】肺经壅热所致鼻疮。症见鼻内生疮，状如粟粒，微肿疼痛，甚则鼻外色红肿痛。

【来源】《医宗金鉴》

19. 清金降火汤

【组成】陈皮一钱五分（4.5g），半夏（泡）、茯苓、桔梗、枳壳（麸炒）、贝母（去心）、前胡、杏仁（去皮、尖）、黄芩（炒）、石膏、栝楼仁各一钱（各3g），甘草（炙）三分（0.9g）。

【用法】上锉一剂，加生姜三片，水煎，食远临卧服。

【功用】清肺泻火，止咳化痰。

【主治】肺胃火旺，痰饮咳嗽证。症见咳喘痰黄，咽喉不利，面色红赤，口渴，舌红苔黄，脉数。

【来源】《古今医鉴》卷四

20. 清肺解毒汤

【组成】黄芩、陈皮各一钱（3g），麦冬二钱（6g），贝母一钱半（4.5g），赤芍七分（2.1g），蜜桑白皮、甘草各五分（1.5g），酒炒黄连七分（2.1g），蒲公英三钱（9g）。

【用法】煎好后，再用大黄三钱切片，开水泡一时，澄汁一小杯，药汤冲和服。

【功用】清肺解毒，泻火平喘。

【主治】麻疹后期，热毒入肺，胸胀喘急，咳嗽，烦躁闷乱，或狂言谵语，手足动摇。

【来源】《杂病源流犀烛》卷二　《石氏治疹经验良方》

21. 润燥泻肺汤

【组成】玉竹12g，栝楼皮9g，桑皮9g，沙参12g，麦冬6g，黄芩3g，贝母6g，杏仁9g，苡仁12g。

【用法】水煎，梨汁半杯（100毫升）冲服。

【功用】养阴清肺。

【主治】肺火伤阴证，症见咳而微喘，烦渴欲饮，鼻端微红，肌肤作痒。

【来源】《医醇賸义》卷二

22. 清音丸

【组成】百药煎、诃子各一两（30g），甘草五钱（15g），硼砂、青黛各三钱（9g），冰片三分（0.9g）。

【用法】上药为末，炼蜜为丸，每服一丸，噙化。

【功用】清肺利咽，止咳开音。

【主治】咽喉肿痛，咳嗽失音。

【来源】《医学统旨》卷六

23. 枇杷清肺饮

【组成】枇杷叶、桑白皮（鲜者更佳）各二钱（6g），黄连、黄柏各一钱（3g），人参、甘草各三分（0.9g）。

【用法】用水盅半，煎七分，食远服。（现代用法：上药用水 300 毫升，煎至 200 毫升，空腹服）。

【主治】肺风粉刺。症见胸背部丘疹，周围色红，挑破挤压有白色粉状糊汁者。

【来源】《外科大成》卷三

24. 清肺饮子

【组成】山茶花、黄芩、胡麻仁、山栀子、葛根花、苦参各二两（各60g），连翘一两（30g），薄荷三两（90g），荆芥、芍药、防风各一两（各30g），甘草二两（60g）。

【用法】上药为末，茶清调服二钱，药后搽药。

【功用】清肺祛风。

【主治】酒渣鼻。症见鼻准发红，甚则延及鼻翼，皮肤变厚，鼻头增大，表面隆起，高低不平。

【来源】《古今医鉴》卷九

25. 枇杷叶丸

【组成】枇杷叶（去毛刺）八两（240g），黄芩（酒炒）四两（120g），甘草一两（30g），天花粉四两（120g）。

【用法】上为末，新安酒为丸，如梧桐子大，每服一钱五分，食后并临睡白滚汤、茶汤俱可送下。

【主治】肺风粉刺、鼻渣。初起红色，久则肉疱发肿者。

【来源】《外科正宗》卷四

26. 黄芩清肺饮

【组成】川芎、当归、赤芍、防风、生地、干葛根、天花粉、连翘、红花各一钱（3g），黄芩二钱（6g），薄荷五分（1.5g）。

【用法】水二盅，煎八分，食后，用酒一杯过口。

【功用】清肺疏风，凉血和营。

【主治】肺风粉刺，酒渣鼻，初起红色，久则肉疱发肿者。

【来源】《外科正宗》卷四

27. 退赤散

【组成】桑白皮（蜜制）、甘草、牡丹皮（酒洗）、黄芩（酒炒）、天花粉、桔梗、赤芍药、归尾、栝楼仁（去壳、油，为霜）各等份。

【用法】上为细末。每服6g，用麦门冬去心煎汤调下。（现代用法：饮片水煎服。）

【功用】清肺凉血。

【主治】肺经有火，白睛溢血证。症见白睛成片状或点状出血，其色鲜红，边界清楚。

【来源】《审视瑶函》卷三

28. 桑白皮汤⁽²⁾

【组成】桑白皮一钱半（4.5g），泽泻、黑玄参各八分

（2.4g），甘草二分半（0.75g），麦门冬（去心）、黄芩、旋覆花各一钱（3g），菊花五分（1.5g），地骨皮、桔梗、白茯苓各七分（2.1g）。

【用法】白水二盅，煎至八分，去滓温服。

【功用】清肺利湿。

【主治】肺脾湿热熏蒸之白涩症。症见两目涩痛，不红不肿（现用于慢性结膜炎，泡性结膜炎由于肺脾湿热者）。

【来源】《审视瑶函》卷三

（三）清胃热方

1. 清胃散

【组成】生地黄6g，当归身6g，牡丹皮9g，黄连6g，升麻9g。

【用法】水煎服。

【功用】清胃凉血。

【主治】胃火牙痛。牙痛牵引头痛，面颊发热，其齿喜冷恶热；或牙宣出血；或牙龈红肿溃烂；或唇舌颊腮肿痛；口气热臭，口干舌燥，舌红苔黄，脉滑数。

【来源】《兰室秘藏》

2. 玉女煎

【组成】石膏三至五钱（15～30g），熟地黄三至五钱或一两（9～30g），麦冬二钱（6g），知母、牛膝各一钱半（4.5g）。

【用法】水煎服。

【功用】清胃热，滋肾阴。

【主治】胃热阴虚证。症见头痛，牙痛，或牙齿松动，牙龈出血，烦热干渴，舌红苔黄而干。亦治消渴，消谷善饥等。

【来源】《景岳全书》

3. 甘露饮子

【组成】生干地黄（焙）、熟干地黄（焙）、天门冬、麦门冬（各去心，焙）、枇杷叶（去毛）、黄芩（去心）、石斛（去苗）、枳壳（麸炒，去瓤）、甘草（锉，炒）、山茵陈叶各等份。

【制法】上为粗末。

【功用】清热养阴，降气利湿。

【主治】口臭，咽喉肿痛，口舌生疮，牙宣、龈肿，或吐血衄血；湿热相搏，致生疸病，身目皆黄，肢体微肿，胸满气短，小便黄涩，大便不调等。

【来源】《阎氏小儿方论》

4. 清胃汤

【组成】升麻、黄连、生地黄、山栀、甘草、干葛根、石膏、犀角各等份。

【用法】水煎服。

【功用】清胃泻火。

【主治】脾胃积热，鼻中出血，右关脉数。

【来源】《症因脉治》卷二

5. 竹茹石膏汤

【组成】半夏（姜制）、赤茯苓、陈皮、竹茹、生甘草、煅石膏各等份。

【用法】水煎服。

【功用】和中清热。

【主治】麻疹火邪内迫，胃气冲逆，呕吐不止。

【来源】《医宗金鉴》

6. 竹皮大丸

【组成】生竹茹 15g，石膏 15g，桂枝 7.5g，甘草 18g，白薇 7.5g。

【用法】上 5 味，为末，枣肉和丸，弹子大。以饮服一丸，日三夜二服。有热者，倍白薇；烦喘者，加柏实 7.5g。

【功用】清热止呕，安中益气。

【主治】妇人产后虚热，心烦不安，恶心呕吐。

【来源】《金匮要略》

7. 安胃饮

【组成】陈皮、山楂、麦芽、木通、泽泻、黄芩、石斛各等份。

【用法】上药用水 230 毫升，煎至 160 毫升，空腹时服。胃火热甚，脉滑实者，加石膏。

【功用】清胃泻火，降逆止呃。

【主治】胃火上冲，气滞内阻证。症见呃逆不止，胸脘痞闷，口中干渴，大便干结，舌红苔黄，脉滑数。

【来源】《景岳全书》卷五十一

8. 芦根饮子

【组成】生芦根（切）五合，淡竹青皮八分（2.4g），人参八分（2.4g），桔梗五分（1.5g），知母十分（3g），粟米三合。

【用法】以水五升，煮取一升半，量儿大小，与之服。

【功用】清热益气，和胃降逆。

【主治】小儿壮热，口渴兼吐不止。

【来源】《证治准绳·幼科》卷八

9. 玉液煎

【组成】石膏五钱（15g），生地黄五钱（15g），石斛三钱（9g），麦冬二钱（6g），玉竹四钱（12g），葛根二钱（6g），桔梗一钱（3g），薄荷一钱（3g），白茅根八钱（24g）。

【用法】水煎去滓，甘蔗汁半杯冲服。

【功用】清胃凉血，养阴生津。

【主治】胃火炽盛，烦渴引饮，牙龈腐烂；或牙宣出血，面赤发热。

【来源】《医醇剩义》卷二

10. 止消汤

【组成】石膏、人参、茯神各15g，玄参30g，生地黄60g，知母、麦芽、谷芽、神曲各9g。

【用法】水煎服。

【功用】清热养阴，生津止渴。

【主治】消渴。症见大渴欲饮，胸中嘈杂，如虫上钻，易于饥饿，得食渴减，不食渴尤甚，属胃消者。

【来源】《辨证录》卷六

11. 生地八物汤

【组成】生地黄、麦门冬各三钱（9g），山药、知母、牡丹皮各一钱半（4.5g），黄芩、黄连、黄柏各一钱（3g），荷叶二钱（6g）。

【用法】水煎服。

【功用】清胃滋阴。

【主治】中消。症见消谷善饥，形体消瘦，舌苔黄燥，脉滑实有力。

【来源】《医学心悟》卷三

12. 竹茹汤

【组成】葛根三两（90g），炙甘草、半夏（姜汁半盏，浆水一升煮耗半）各三分（0.9g）。

【用法】上药为粗末，每服五钱，加生姜三片、大枣一枚、竹茹（弹子大）一团，水煎服。

【功用】清胃降逆，和中止呕。

【主治】胃有热邪，呕吐不止，心烦喜冷，手足心热。

【来源】《普济本事方》卷四

13. 清热解郁汤

【组成】栀子（炒黑）一钱半（4.5g），枳壳（麸炒）一钱（3g），西芎一钱（3g），黄连（炒）七分（2.1g），香附（炒）一钱（3g），干姜（炒黑）五分（1.5g），陈皮五分（1.5g），甘草五分（1.5g），苍术（米泔浸）七分（2.1g）。

【用法】上锉一剂。加生姜 3 片，水煎，热服。滓再煎服。

【功用】清热解郁，行气止痛。

【主治】症见脘部刺痛，痛热甚剧，烦躁易怒，口中干渴，舌红苔黄腻，脉弦数。

【来源】《古今医鉴》卷十

14. 清中汤

【组成】黄连、山栀（炒）各二钱（6g），陈皮、茯苓各一钱半（4.5g），半夏一钱（3g）（姜汤泡七次），草豆蔻仁（捶碎）、甘草（炙）各七分（2.1g）。

【用法】姜三片，煎服。

【功用】清中和胃。

【主治】胃热作痛。

【来源】《医学统旨》

15. 清胃解毒汤

【组成】当归、黄连、生地黄、天花粉、连翘、升麻、牡丹皮、赤芍药各等份。

【用法】水煎服。

【功用】清胃凉血解毒。

【主治】痘后口龈生疮肿痛。

【来源】《痘疹传心录》卷十五

16. 泻黄散

【组成】藿香叶七钱（21g），山栀仁一钱（3g），石膏五钱（15g），甘草三两（90g），防风四两（120g）。

【用法】上药锉，同蜜、酒微炒香，为细末。每服一至二钱（3～6g），水一盏，煎至五分，温服清汁，无时。

【功用】泻脾胃伏火。

【主治】脾胃伏火证。症见口疮口臭，烦渴易饥，口燥唇干，舌红脉数，以及脾热弄舌等。

【来源】《小儿药证直诀》

17. 清热泻脾散

【组成】山栀（炒）、石膏（煅）、黄连（姜炒）、生地、黄芩、赤苓各等份。

【用法】灯芯为引，水煎服。

【功用】清脾泄热。

【主治】小儿心脾蕴热，致患鹅口，白屑生满口舌，如鹅之口者，伴面赤唇红，烦躁不宁，啼哭叫扰，小便黄，大便干结，舌尖红赤，指纹紫滞。

【来源】《医宗金鉴》卷五十一

18. 石膏汤

【组成】石膏一两（30g），玄参五钱（15g），天花粉、知母各三钱（9g），甘草一钱（3g）。

【用法】水煎服。

【功用】清热养阴。

【主治】肺胃热盛，喉风咽痛。

【来源】《喉科秘诀》卷下

19. 消渴方

【组成】黄连末、天花粉末、人乳（或牛乳）、藕汁、生地黄汁、生姜汁、蜂蜜各等份。

【用法】搅拌成膏，开水送服。

【功用】清热生津止渴。

【主治】消渴。易饥多食，口渴多饮。

【来源】《丹溪心法》

（四）清肝热方剂

1. 龙胆泻肝汤

【组成】龙胆草（酒炒）6g，黄芩（炒）9g，栀子（酒炒）9g，泽泻9g，木通6g，当归（酒炒）3g，生地黄（酒炒）6g，柴胡6g，生甘草6g，车前子6g。

【用法】水煎服。亦可用丸剂，每服6~9g，一日2次，温开水送服。

【功用】泻肝胆实火，清肝胆湿热。

【主治】①肝胆实火上炎证。症见头痛目赤，胁痛，口苦，耳聋，耳肿，舌红苔黄，脉弦数有力。②肝胆湿热下注证。症见阴肿，阴痒，阴汗，筋痿，小便淋浊，或妇女带下黄臭等，舌红苔黄腻，脉弦数有力。

【来源】《医方集解》

2. 柴胡清肝汤[1]

【组成】柴胡、炒牛蒡子、生地黄、赤芍药各一钱五分（4.5g），当归、连翘各二钱（6g），栀子、川芎、黄芩、天花粉、防风、甘草各一钱（3g）。

【用法】水煎服。

【功用】清肝泻火，解毒消肿。

【主治】发际疮。症见头痛剧烈，心烦不眠，咳嗽痰稠，颧红，口臭，耳鸣耳聋，小便黄，舌红苔黄，脉弦数。

【来源】《医宗金鉴》

3. 泻青丸

【组成】当归、龙脑（即龙胆草）、川芎、山栀子仁、川大黄、羌活、防风各等份（3g）。

【用法】上药为末，炼蜜为丸，鸡头大，每服半丸至一丸，竹叶煎汤，同砂糖，温开水化下。

【功用】清肝泻火。

【主治】肝经郁火。症见目赤肿痛，烦躁易怒，不能安卧，尿赤便秘，脉洪实，以及小儿急惊，热盛抽搐等。

【来源】《小儿药证直诀》

4. 当归龙荟丸

【组成】当归一两（30g），龙胆草五钱（15g），栀子、黄连、黄柏、黄芩各一两（30g），芦荟、青黛、大黄各五钱（15g），木香一钱五分（4.5g），麝香五分（1.5g）。

【用法】上为末，炼蜜为丸，如小豆大。小儿如麻子大，生姜汤下，每服二十丸。

【功用】清泻肝胆实火。

【主治】肝胆实火。症见头晕目眩，神志不宁，谵语发狂，或大便秘结，小便赤涩。

【来源】《丹溪心法》

5. 左金丸

【组成】黄连六两（180g），吴茱萸一两（30g）。

【用法】上药为末，水泛为丸，每服3~6g，开水吞服。

亦可作汤剂，用量按原方比例酌定。

【功用】清泻肝火，降逆止呕。

【主治】肝火犯胃证。症见胁肋疼痛，嘈杂吞酸，呕吐口苦，舌红苔黄，脉弦数。

【来源】《丹溪心法》

6. 化肝煎

【组成】青皮、陈皮、芍药各二钱（6g），丹皮、栀子（炒）、泽泻各一钱半（4.5g），土贝母二至三钱（6～9g）。

【用法】水煎服。

【功用】疏肝解郁，泄热和胃。

【主治】肝胃郁热证。症见胁腹疼痛，有灼热感，心烦易怒，泛酸嘈杂，口干口苦，甚或吐血便血，舌红苔黄，脉弦数。

【来源】《景岳全书》

7. 清肝达郁汤

【组成】焦山栀三钱（9g），生白芍一钱半（4.5g），当归一钱（3g），川柴胡四分（1.2g），粉丹皮二钱（6g），清炙草六分（1.8g），广橘白一钱（3g），苏薄荷四分（冲）（1.2g），滁菊花一钱半（4.5g），鲜青橘叶五片（剪碎）。

【用法】水煎服。

【功用】清肝泻火，疏肝解郁。

【主治】肝郁不伸，胸满胁痛，或腹满而痛，甚则欲泄不得泄，即泄亦不畅。

【来源】《重订通俗伤寒论》

8. 柴胡清肝饮

【组成】柴胡、青皮、枳壳、山栀、木通、钩藤、苏梗、黄芩、知母、甘草各等份。

【用法】水煎服。

【功用】理气清肝。

【主治】肝胆火郁证。症见满腹刺痛，攻注胁肋，口渴身热，小便短赤，舌红苔黄，脉弦数。

【来源】《症因脉治》卷四

9. 清热镇惊汤

【组成】柴胡、薄荷、麦冬（去心）、栀子、川黄连、龙胆草、茯神、钩藤、甘草（生）、木通各等份。

【用法】上药加灯芯、竹叶为引，酌用朱砂末调服。

【功用】泻肝清热，安神镇惊。

【主治】急惊风。症见高热，面红目赤，痰壅气促，牙关噤急，烦躁不安，手足抽搐，小便短赤，大便秘结，脉数。

【来源】《医宗金鉴·幼科心法要诀》

10. 橘叶散

【组成】柴胡、陈皮、川芎、山栀、青皮、石膏、黄芩、连翘各一钱（3g），甘草五分（1.5g），橘叶二十个。

【用法】上药以水400毫升，煎至320毫升，空腹时服。药滓再煎服。

【功用】疏肝清胃，消肿散结。

【主治】肝胃蕴热，气血凝滞成乳痈。症见乳房肿痛，寒热交作，甚者恶心呕吐，舌红苔黄，脉弦数。

【来源】《外科正宗》

11. 化肝消毒汤

【组成】白芍药、当归各三两（90g），炒栀子五钱（15g），生甘草三钱（9g），金银花五两（150g）。

【用法】水煎服（用量按原方比例酌定）。

【功用】疏肝止痛，清热消痈。

【主治】肝气郁结，两胁胀满，恶寒发热，肿痛生痈。

【来源】《洞天奥旨》

12. 蓁龙汤

【组成】羚羊角一钱五分（4.5g），牡蛎四钱（12g），石斛三钱（9g），麦冬（青黛少许拌）一钱五分（4.5g），南沙参四钱（12g），川贝（去心，研）二钱（6g），夏枯草一钱五分（4.5g），丹皮一钱五分（4.5g），黑荆芥一钱（3g），薄荷炭一钱（3g），茜草根二钱（6g），牛膝二钱（6g），茅根五钱（15g），藕五大片。

【功用】清泻肝火，凉血止血。

【主治】肝火犯肺，迫血上行之鼻衄。症见鼻衄，血色鲜红，口渴心烦，目红面赤，舌红苔黄，脉滑数。

【来源】《医醇剩义》卷二

13. 黑参汤

【组成】黑参、黄芩、生地黄、赤芍药、菊花、青葙子、白蒺藜各等份。

【用法】上药为末。

【功用】清肝滋阴，祛风明目。

【主治】肝经风热上攻，眼目有黑花，状如蝇翅者。

【来源】《银海精微》卷上

14. 栀子清肝汤

【组成】牛蒡子、柴胡、川芎、白芍、石膏、当归、山栀、牡丹皮各一钱（3g），黄芩、黄连、甘草各五分（4.5g）。

【用法】水二盅，煎八分，食后服。

【功用】清肝疏风，泻火解毒。

【主治】肝火风热上攻，遂成鬓疽，痛连颈项、胸乳、太阳等处，或寒热晡甚，胸胁苦满，口苦舌干。亦治耳痔、耳蕈、耳挺。

【来源】《外科正宗》卷二

15. 羚羊饮

【组成】羚羊角（镑）一钱五分（4.5g），知母、黄芩、玄参、桔梗、柴胡、栀子（炒）各一钱（3g），茺蔚子二钱（6g）。

【用法】以水二盏，煎至一盏，去滓，食后温服。

【功用】清肝泻肺，退翳明目。

【主治】肝肺之热，冲于眼内，致生赤膜下垂。初患之时，气轮上边起赤膜一片，垂至风轮，下覆瞳仁，泪流痛痒。

【来源】《医宗金鉴·眼科心法要诀》

16. 凉膈连翘散

【组成】连翘、大黄、黄连各二两（60g），薄荷、栀子、甘草、黄芩、朴硝各一两（30g）。

【用法】上药研为粗末。每次用 10 ~ 15g，水煎服。

【功用】清肝疏风，凉膈通便。

【主治】阴阳不和，五脏壅热，肝膈毒风上冲，暴发火眼，致眼目忽然肿痛难忍，五轮胀起。

【来源】《银海精微》

17. 洗肝散

【组成】当归（去芦）、薄荷（去梗）、羌活（去芦）、防风（去芦）、山栀子仁、甘草（炙）、大黄（煨）、川芎各二两（60g）。

【用法】上为末。每服二钱，冷水或熟水调下，食后，日服见效。

【功用】清热解毒，消肿止痛。

【主治】风毒上攻，暴作赤目，肿痛难开，隐涩眵泪，昏暗羞明，或生翳膜，并皆治之。

【来源】《银海精微》

18. 龙胆饮

【组成】龙胆草、栀子仁各二钱（6g），防风、茵陈、川芎、玄参、荆芥穗、菊花、楮实、甘草各一钱（3g）。

【用法】上药为细末。每服一钱半（4.5g），食后茶清调下。

【功用】清肝泻火，消肿止痛。

【主治】肝脏实热，目赤肿痛，暴发火眼，流泪等。

【来源】《银海精微》

19. 柴胡栀子散

【组成】柴胡、山栀、牡丹皮各一钱（3g），川芎、芍药、茯苓各七分（2.1g），白术（炒）、甘草各五分（1.5g），当归、牛蒡子（炒）各七分（2.1g）。

【用法】上用水煎，母子同服。

【功用】清热疏肝，健脾养血。

【主治】肝胆郁热诸症。症见小儿肝胆经有热，疮毒不愈，或发热不止。

【来源】《证治准绳·幼科》

（五）清大肠热方剂

1. 芍药汤

【组成】芍药一两（30g），当归半两（15g），黄连半两（15g），槟榔、木香、炒甘草各二钱（各6g），大黄三钱（3g），黄芩半两（15g），官桂二钱半（7.5g）。

【用法】水煎服。

【功用】清热燥湿，调气和血。

【主治】湿热痢疾。症见腹痛，便脓血，赤白相兼，里急后重，肛门灼热，小便短赤，舌苔黄腻，脉弦数。

【来源】《素问病机气宜保命集》

2. 葛根黄芩黄连汤

【组成】葛根半斤（150g），甘草二两炙（60g），黄芩、黄连各三两（90g）。

【用法】水煎服，1日2次。

【功用】解表清里。

【主治】表邪未解，邪热入里证（协热下利证）。症见身热，下利臭秽，肛门灼热，胸脘烦热，口干作渴，汗出气喘，舌红苔黄，脉数。

【来源】《伤寒论》

3. 黄芩汤[2]

【组成】黄芩三两（90g），芍药二两（60g），炙甘草二两（60g），大枣十二枚（4枚）。

【用法】以水一斗，煮取三升，去滓，温服一升，日再，夜一服。

【功用】清热止痢，和中止痛。

【主治】热泻、热痢。症见腹痛下痢，身热，口苦，舌红苔黄，脉数。

【来源】《伤寒论》

4. 加味黄芩汤

【组成】黄连一钱半（4.5g），黄芩一钱半（4.5g），白芍药三钱（9g），甘草七分（2.1g），滑石末三钱（9g）。

【用法】水煎服。

【功用】清肠利湿。

【主治】麻疹已透，火邪内迫，下利证。症见下利腹痛，里急后重，小便不畅。

【来源】《证治准绳·幼科》

5. 香连丸

【组成】黄连二十两（600g）（用吴茱萸十两，同炒令赤，去吴茱萸不用），木香四两八钱八分（146.4g）。

【用法】醋糊为丸，梧桐子大，每服二十丸，饭饮吞下。

【功用】清热燥湿，行气化滞。

【主治】湿热痢疾，脓血相兼，腹痛，里急后重等症。

【来源】《太平惠民和剂局方》

6. 木香黄连汤

【组成】木香、黄连、木通、黄柏、枳壳（麸炒）、陈皮各四钱半（13.5g），大黄三钱（9g）。

【用法】上㕮咀，分作两贴，用水两盏，煎至一盏，去滓，食前温服（现代用法：水煎服，用量按比例酌定）。

【功用】理气导滞，泄热通便。

【主治】痢疾。症见下痢脓血，里急后重。

【来源】《奇效良方》

7. 加味香连丸

【组成】黄连二两（60g）（炒），吴茱萸（滚水泡，炒）二两（60g），木香一钱（3g），白豆蔻（带壳，面裹火煨）一钱五分（4.5g）。

【用法】上为细末，用乌梅二两，滚水泡，去核，捣和为丸，如梧桐子大，每服30丸。

【功用】清热燥湿，行气导滞。

【主治】痢疾。白痢，干姜汤送下；血痢，甘草汤送下；赤白相兼，二味泡汤送下；白泻，米汤送下。

【来源】《古今医鉴》

8. 香连化滞丸

【组成】黄连200g，滑石200g，槟榔200g，木香200g，

黄芩 250g，陈皮 250g，青皮 250g，炒枳实 250g，薤白 250g，白芍 500g，当归 500g，甘草 200g。

【用法】上药研细末，水泛为丸，每次 6g，每日 1～2 次。

【功用】清热利湿，行气导滞。

【主治】痢疾。症见下痢赤白，里急后重，脐腹绞痛，舌红苔黄腻，脉数者。

【来源】《沈氏尊生书》

9. 驻车丸

【组成】阿胶三两（90g），黄连（炒黑）、当归各两半（45g），干姜（炮）一两（30g）。

【用法】上 4 味，捣筛，醋煮阿胶为丸，梧子大。每服四五十丸，昼夜三服，米饮下。

【功用】清热祛湿，养阴止利。

【主治】阴虚下痢发热。症见下痢赤白，里急后重，脐腹疼痛，心中烦热；亦治休息痢。

【来源】《备急千金要方》

10. 白头翁汤

【组成】白头翁二两（60g），黄柏三两（90g），黄连三两（90g），秦皮三两（90g）。

【用法】水煎服。

【功用】清热解毒，凉血止痢。

【主治】热毒痢疾。症见腹痛，里急后重，肛门灼热，下痢脓血，赤多白少，渴欲饮水，舌红苔黄，脉弦数。

【来源】《伤寒论》

11. 三黄熟艾汤

【组成】黄芩6g，黄柏6g，黄连6g，熟艾（半个鸡蛋大）一团。

【用法】为粗末，每次9g，水煎服。亦可作汤剂，水煎服。

【功用】清热止痢。

【主治】痢疾。伤寒四五日，大下热痢，诸药不止。

【来源】《世医得效方》

12. 清热导滞汤

【组成】山楂、厚朴、生甘草、枳壳、槟榔、黄芩、连翘、牛蒡子各5g，当归、青皮各3g，白芍10g，黄连5g。

【用法】水煎服。

【功用】清热解毒，消积导滞。

【主治】麻疹热毒未解，移于大肠之痢疾。症见下痢腹痛，或赤或白，或赤白相兼。

【来源】《医宗金鉴·痘疹心法要诀》

13. 栀子丸

【组成】栀子仁七枚，黄连五分（1.5g），黄柏三分（0.9g）（炙），矾石四分（1.2g，烧），大枣四个（炙令黑）。

【用法】上为末，以蜜为丸，空腹服小豆许七丸。

【功用】清热解毒，涩肠止痢。

【主治】小儿热痢不止。症见下痢多日，其色黄赤，或有鲜血杂下，腹中热痛，小便赤涩，舌苔黄，脉滑数。

【来源】《外台》卷三十六引《小品方》

14. 清肠饮

【组成】金银花三两（90g），当归二两（60g），地榆一两（30g），麦冬一两（30g），玄参一两（30g），生甘草三钱（9g），薏仁五钱（15g），黄芩二钱（6g）。

【用法】水煎服（用量按原方比例酌定）。

【功用】清热解毒，消肿散结。

【主治】肠痈。症见腹中痛甚，手不能按，右足屈而不伸。

【来源】《辨证录》

15. 肠痈汤

【组成】牡丹、甘草、败酱、生姜、茯苓各二两（60g），薏苡仁、桔梗、麦门冬各三两（90g），丹参、芍药各四两（120g），生地黄五两（150g）。

【用法】上咬咀。以水一斗煮取三升，分三服，日三次。

【功用】清热解毒滋阴，活血消痈排脓。

【主治】肠痈，脓成脉数，不可下。

【来源】《千金》卷二十三

16. 槐花散

【组成】槐花（炒）12g，柏叶（杵焙）12g，荆芥穗6g，枳壳（麸炒）6g。

【用法】上为细末，用清米饮调下6g，空心食前服。

【功用】清肠止血，疏风行气。

【主治】肠风脏毒下血。症见大便出血，以及痔疮出血，血色鲜红或晦黯，舌红苔黄脉数。

【来源】《普济本事方》

17. 凉血地黄汤[2]

【组成】归尾一钱五分（4.5g），地榆（炒黑）、生地、生侧柏、黄连（炒）各二钱（6g），赤芍、枳壳、荆芥（炒黑）、黄芩（炒黑）各一钱（3g），槐角（炒黑）三钱（9g），天花粉八分（2.4g），升麻、甘草各五分（1.5g）。

【用法】水煎服。

【功用】清热凉血。

【主治】痔肿痛，出血，及肛门周围痈疽等。

【来源】《外科大成》卷二

18. 脏连丸

【组成】黄连500g，槐花250g。

【制法】上药为末，用雄猪肥壮大肠，以酒醋洗净，入药扎两头；次用韭菜2.5～3kg，一半铺甑底，药肠盘于上，一半盖之，文火蒸，以肠脂化尽，肠皮如油纸薄为度，去肠取药晒干，稀糊丸，梧桐子大。

【用法】每日2服，每服9g，白滚汤送下。

【功用】清肠凉血

【主治】痔漏并肠风下血，及水泻、痢疾。

【来源】《外科大成》卷二

（六）清其他脏腑热方剂

1. 枸橘汤

【组成】枸橘全个，川楝、秦艽、陈皮、防风、泽泻、赤芍、甘草各一钱五分（4.5g）。

【用法】水煎服。

【功用】疏肝理气，化湿清热

【主治】子痈。症见睾丸肿痛。

【来源】《外科全生集》卷四

2. 泻热汤

【组成】黄连六分（1.8g），归尾、连翘、黄芩各一钱五分（4.5g），甘草、木通各一钱（3g）。

【用法】水煎服。

【功用】清热解毒，利湿消肿。

【主治】囊痈。

【来源】《外科证治全生集》卷四

3. 栀子金花丸

【组成】黄芩30g，黄柏30g，黄连30g，栀子60g。

【用法】为细末，水泛为丸，小豆大，每次30丸。

【功用】清热泻火，凉血解毒。

【主治】诸热淋秘，溺血，嗽血，衄血，头痛，骨蒸，咳嗽肺痿等。

【来源】《景岳全书》

4. 清经四物汤

【组成】当归一钱五分（4.5g），川芎五分（1.5g），白芍八分（2.4g），生地黄一钱（3g），阿胶（炒）五分（1.5g），艾叶三分（0.9g），条芩一钱（3g），宣黄连（姜炒）八分（2.4g），黄柏五分（1.5g），知母五分（1.5g），香附一钱（3g），甘草三分（0.9g）。

【用法】水煎，空心服。

【功用】泻火凉血，养血调经。

【主治】妇人血分有热，经水先行，色紫量多，面色红赤，头目眩晕，精神疲倦，口干心烦，心悸少寐，饮食喜冷，大便干燥，脉洪滑。

【来源】《古今医鉴》卷十一

5. 凉血丸

【组成】枇杷叶、白芍、五味子、生地黄、青蒿、甘草、山萸、黄柏、川断、杜仲、阿胶各等份。

【用法】山药打糊为丸。

【功用】凉血滋阴。

【主治】妇人血热，经期先行，腰腹发热者。

【来源】《妇科玉尺》卷一。

6. 芩连四物汤

【组成】当归一钱半（4.5g），白芍一钱半（4.5g），生地黄一钱半（4.5g），川芎八分（2.4g），黄芩二钱（6g），黄连一钱（3g），升麻五至七分（1.5～2.1g），丹皮一钱半（4.5g）。

【用法】水煎，加童便服。

【功用】清热止带，养血调经。

【主治】赤带，脉洪数而实者。

【来源】《罗氏会约医镜》卷十四

7. 清化饮

【组成】芍药、麦冬各二钱（6g），丹皮、茯苓、黄芩、

生地黄各二三钱（6~9g），石斛一钱（3g）

【用法】水煎一盅半，煎七分，食远温服。

【功用】清热凉血，养阴生津。

【主治】妇人产后阴虚火旺之发热，及血热妄行者。

【来源】《景岳全书·新方八阵》卷五十一

8. 清经散

【组成】丹皮三钱（9g），地骨皮五钱（15g），白芍（酒炒）三钱（9g），大熟地黄（九蒸）三钱（9g），青蒿二钱（6g），白茯苓一钱（3g），黄柏（盐水浸炒）五分（1.5g）。

【用法】水煎服。

【功用】清热凉血，滋水补肾。

【主治】肾中水亏火旺，经行先期量多者。

【来源】《傅青主女科》卷上

9. 损余汤

【组成】地骨皮一两（30g），茯苓五钱（15g），黄柏二钱（6g），生地黄五钱（15g），炒黑荆芥三钱（9g），玄参五钱（15g）。

【用法】水煎服。

【功用】清热凉血调经。

【主治】月经先期，经水甚多。

【来源】《辨证录》卷十一

10. 清热安荣汤

【组成】当归七八分（2.1~2.4g，血热者少用为引），川芎八分（2.4g），麦冬一钱二分（3.6g），赤芍一钱二分（3.6g），生地黄二钱（6g），青蒿八分（2.4g），丹皮七分（2.1g），甘草六分（1.8g），地骨皮一钱（3g）。

【用法】水煎，热服。

【功用】清热凉血。

【主治】血分有热，月经先期而行。

【来源】《罗氏会约医镜》

11. 三黄四物汤

【组成】当归、白芍、川芎、生地黄、黄连、黄芩、大黄各等份。

【用法】水煎服。

【功用】清热泻火，养血调经。

【主治】女子行经前，内热迫血上壅证。症见经前吐血，衄血，血色鲜红，便秘溲赤，舌红苔黄，脉弦数。

【来源】《医宗金鉴》卷四十四

12. 三物黄芩汤

【组成】黄芩、苦参各二两（60g），干地黄四两（120g）。

【用法】上药㕮咀，用水八升，煮取二升，去滓，分二次温服。

【功用】清热解毒，养血滋阴。

【主治】产后血亏阴虚，风邪入里化热证。症见四肢烦热，头不痛者。

【来源】《备急千金要方》卷三

五、清热祛暑类方剂

1. 清络饮

【组成】鲜荷叶边 6g，鲜金银花 6g，丝瓜皮 6g，西瓜翠衣 6g，鲜扁豆 6g，鲜竹叶心 6g。

【功用】祛暑清热。

【主治】暑伤肺经气分轻证。症见身热口渴不甚，头目不清，昏眩微胀，舌淡红，苔薄白。

【来源】《温病条辨》

2. 春泽汤

【组成】泽泻三钱（9g），猪苓、茯苓、白术各二钱（6g），柴胡、桂心各一钱（3g），人参、麦门冬各一钱半（4.5g）。

【用法】每服七钱，水一盏半，灯芯二十茎，煎至一盏，食远服。

【功用】清热利水，益气解暑。

【主治】伏暑发热，烦渴引饮，小便不利，兼治伤寒阴阳不分，疑二之间，最宜服之。

【来源】《奇效良方》

3. 新加香薷饮

【组成】香薷二钱（6g），金银花三钱（9g），鲜扁豆花三钱（9g），厚朴二钱（6g），连翘二钱（9g）。

【用法】水煎服。服后取微汗，不汗再服。

【功用】祛暑解表，清热化湿。

【主治】暑温夹湿，复感于寒证。症见发热头痛，恶寒无汗，口渴面赤，胸闷不舒，舌苔白腻，脉浮而数。

【来源】《温病条辨》

4. 四味香薷饮

【组成】香薷一两（30g），姜厚朴五钱（15g），炒扁豆五钱（15g），姜黄连三钱（9g）

【用法】水煎，冷服。

【功用】祛暑解表，除湿和中

【主治】外感暑热证。症见皮肤蒸热，头痛而重，自汗肢倦，或烦躁口渴，或呕吐泄泻。

【来源】《医方集解》

5. 薄荷汤

【组成】薄荷、香薷、连翘各一钱（3g），金银花、厚朴、木通各七分（2.1g）

【用法】水煎服。

【功用】清热解暑，宣畅气机。

【主治】伤暑发痧。症见恶心呕吐，泻下臭秽，腹痛时紧时缓，头痛头晕，汗出，脉洪大等。

【来源】《痧胀玉衡》

6. 六一散

【组成】滑石六两（180g），甘草一两（30g）。

【用法】共为细末，每服9g，1日3次，温开水调下。亦做汤剂，包煎，用量按原方比例酌定。

【功用】清暑利湿。

【主治】暑湿证。症见身热烦渴，小便不利，或泄泻。

【来源】《伤寒直格》

7. 益元散

【组成】六一散加辰砂。

【用法】灯芯汤调服。

【功用】清心解暑，兼能安神。

【主治】暑湿证兼心悸怔忡，失眠多梦者。

【来源】《伤寒直格》

8. 碧玉散

【组成】六一散加青黛，令如浅碧色。

【功用】清热祛暑。

【主治】暑湿证兼有肝胆郁热（暑热证兼目赤肿痛，或口舌生疮等）。

【来源】《伤寒直格》

9. 鸡苏散

【组成】即六一散加薄荷。

【功用】疏风祛暑。

【主治】暑湿证兼微恶风寒，头痛头胀，咳嗽不爽者。

【来源】《伤寒直格》

10. 清暑汤

【组成】连翘、天花粉、赤芍、金银花、甘草、滑石、车前、泽泻各等份。

【用法】水煎服。

【功用】清暑利湿，解毒。

【主治】一切暑热。脓疱疮、痱子等。

【来源】《外科全生集》卷四

11. 清凉涤暑汤

【组成】滑石9g，连翘9g，茯苓9g，青蒿4.5g，白扁豆3g，通草3g，生甘草2.5g。

【用法】加西瓜翠衣一片，水煎服。

【功用】清暑利湿。

【主治】暑温。症见寒热汗出，头晕咳嗽，舌苔薄微腻。

【来源】《时病论》

12. 驾轻汤

【组成】鲜竹叶、白扁豆各四钱（12g），炒豆豉、石斛各三钱（9g），枇杷叶二钱（6g），橘红（盐水炒）、木瓜各一钱（3g），焦栀子一钱五分（4.5g）。

【用法】水煎温服。

【功用】清热祛暑，和中养阴。

【主治】霍乱后余邪未清，身热口渴，及余热内蕴，身冷脉沉，汤药不下而发呃逆者。

【来源】《霍乱论》

13. 黄连涤暑汤

【组成】黄连五分（1.5g），黄芩一钱（3g），栀子、连翘各一钱五分（4.5g），葛根、茯苓各二钱（6g），半夏一钱（3g），甘草四分（1.2g）。

【用法】水煎服。

【功用】清心解暑，和中利湿。

【主治】中暑。症见猝然而倒，昏不知人，身热口噤。

【来源】《医醇賸义》

14. 桂苓甘露散

【组成】白茯苓（去皮）一两（30g），白术、猪苓各半两（各15g），甘草（炙）二两（60g），泽泻一两（30g），寒水石二两（30g），桂枝（去粗皮）半两（15g），滑石四两（120g）。

【用法】上为末，每服三钱（9g），温汤调下，新汲水亦得，生姜汤尤良，小儿每服一钱，同上法（现代用法：亦可作汤剂，水煎服，用量按原方比例酌减）。

【功用】清暑解热，化气利湿。

【主治】暑湿证。症见发热头痛，烦渴引饮，小便不利，及霍乱吐下。

【来源】《宣明论方》

15. 三石汤

【组成】滑石、寒水石、杏仁、金银花各三钱（9g），生石膏五钱（15g），金汁一酒杯（30ml，冲），通草、炒竹茹各二钱（各6g）。

【用法】水五杯，煮成二杯，分二次温服。

【功用】清热利湿，宣通三焦。

【主治】暑湿弥漫三焦，邪在气分。症见身热汗出，面赤耳聋，胸脘痞闷，下利稀水，小便短赤，咳嗽带血，不甚渴饮，舌质红，苔黄滑，脉滑数。

【来源】《温病条辨》

16. 三黄石膏汤

【组成】黄连二钱（6g），黄柏、栀子、玄参各一钱（3g），黄芩、知母各一钱五分（4.5g），石膏三钱（9g），甘草七分（2.1g）。

【功用】清热解暑。

【主治】暑毒深入，结热在里之伤暑发热证。症见身热，谵语烦渴，不欲近衣，大便秘结，小便赤涩，舌红苔黄，脉数等。

【来源】《证治准绳》

17. 玉露散[1]

【组成】寒水石、石膏各15g，甘草（生）3g。

【用法】上同为细末。每服1~3g，食后用温汤调下。

【功用】清热除烦，和中止泻。

【主治】小儿伤热吐泻，中暑昏迷，烦渴不止，心躁体热，头疼，小儿热痱。

【来源】《小儿药证直诀》

18. 玉露散[2]

【组成】寒水石、滑石、石膏、天花粉各四两（120g），甘草二两（60g）。

【用法】上药为细末，每次5钱（15g），水调下。

【功用】清暑生津。

【主治】中暑烦渴。症见身热烦躁，口渴引饮，皮肤干燥，脉数。

【来源】《儒门事亲》

19. 清络饮加杏仁薏仁滑石汤

【组成】鲜荷叶边、鲜金银花、丝瓜皮、鲜竹叶心、杏仁、西瓜翠衣各 6g，鲜扁豆花 1 枝，滑石末、薏苡仁各 9g。

【用法】用水 400 毫升，煮取 200 毫升，日 2 服。

【功用】清透络热，利气化湿。

【主治】暑瘵。症见寒热，舌白不渴，吐血者。

【来源】《温病条辨》

20. 清暑益气汤

【组成】西洋参 5g，石斛 15g，麦冬 9g，黄连 3g，竹叶 6g，荷梗 15g，知母 6g，甘草 3g，粳米 15g，西瓜翠衣 30g（原方未注明剂量和用法）。

【用法】水煎服。

【功用】清暑益气，养阴生津。

【主治】暑热气津两伤证。症见身热汗多，口渴心烦，小便短赤，体倦少气，精神不振，脉虚数。

【来源】《温热经纬》

六、清虚热类方剂

1. 柴胡清骨散[1]

【组成】秦艽、知母、炙甘草、胡连、鳖甲、青蒿、柴胡、地骨皮、韭白、猪脊髓、猪胆汁各等份。

【用法】上药用童便加水煎服。

【功用】养阴清热、退骨蒸。

【主治】劳瘵热甚人强，骨蒸久不痊。

【来源】《医宗金鉴》

2. 柴胡清骨散⁽²⁾

【组成】柴胡9g，青蒿9g，秦艽9g，白芍9g，丹皮9g，地骨皮9g，鳖甲9g，知母9g，黄芩6g，甘草3g，童便少许，胡黄连3g。

【用法】水煎服。

【功用】泻火疏肝，养阴退热。

【主治】肝经阴虚火旺，烦渴淋闭，骨蒸汗出者。

【来源】《血证论》

3. 青蒿鳖甲汤

【组成】青蒿二钱（6g），鳖甲五钱（15g），细生地黄四钱（12g），知母二钱（6g），丹皮三钱（9g）。

【用法】水煎服。

【功用】养阴透热。

【主治】温病后期，阴液耗伤，邪伏阴分证。症见夜热早凉，热退无汗，舌红苔少，脉细数。

【来源】《温病条辨》

4. 清骨散⁽¹⁾

【组成】银柴胡一钱五分（5g），胡黄连、秦艽、醋炙鳖甲、地骨皮、青蒿、知母各一钱（各3g），甘草五分（2g）。

【用法】水煎服。

【功用】清虚热，退骨蒸。

【主治】阴虚内热，虚劳骨蒸证。症见骨蒸潮热，或低热日久不退，形体消瘦，唇红颧赤，困倦盗汗，或口渴心烦，舌红少苔，脉细数。

【来源】《证治准绳》

5. 清骨散[2]

【组成】柴胡、生地黄各二两（60g），人参、防风、熟地黄、秦艽各一两（30g），薄荷七钱半（22.5g），赤茯苓一两（30g），胡黄连半两（15g）。

【用法】水煎服（用量按原方比例酌定）。

【功用】清退虚热，益气养阴。

【主治】男子、妇人气阴两虚，热邪内伏，五心烦热，欲成劳瘵。

【来源】《丹溪心法》

6. 青蒿散[1]

【组成】青蒿二两（60g），龙胆（去芦头）三分半（1g），栀子仁、知母各三分（0.9g），黄连（去须）一两（30g），鳖甲（涂醋，炙令黄，去裙襴）二两（60g），黄芪（锉）一两（30g），桑根白皮（锉）一两（30g），地骨皮半两（15g），白术一两（30g），甘草（炙微赤）半两（15g），柴胡（去苗）一两半（45g）。

【用法】上药捣罗为散，每服四钱，以水一中盏，入生姜半分，煎至六分，去滓，不计时候温服（现代用法：饮片水煎服）。

【功用】清退虚热，益气养阴。

【主治】阴虚内热证。症见骨蒸劳热，四肢烦疼，日渐羸瘦。

【来源】《太平圣惠方》

7. 青蒿散[2]

【组成】青蒿、秦艽、香附子（炒，去毛）、桔梗（去芦）、天仙藤、鳖甲（醋炙）、前胡（去苗）各一两（30g），乌药半两（15g），川芎二钱半（7.5g），甘草（炙）一两半（45g）。

【用法】为末，每服三钱，水一盏，生姜三片，红枣一枚，煎至六分，滤去渣，食后服。

【功用】退热除蒸，养阴理气。

【主治】虚劳骨蒸，咳嗽声嘎，皮毛干枯，四肢倦怠，盗汗，时发潮热，饮食减少，日渐瘦弱。

【来源】《奇效良方》

8. 秦艽鳖甲散

【组成】地骨皮、柴胡、鳖甲（去裙酥炙用九肋者）各一两（各30g），秦艽、知母、当归各半两（各15g）。

【用法】上药为粗末，每服五钱（15g），水一盏，青蒿五叶，乌梅一个，煎至七分，去滓温服，空心临卧各一服。

【功用】滋阴养血，清热除蒸。

【主治】风劳病。症见骨蒸盗汗，肌肉消瘦，唇红颊赤，午后潮热，咳嗽困倦，脉微数。

【来源】《卫生宝鉴》

9. 清骨滋肾汤

【组成】地骨皮（酒洗）一两（30g），丹皮、沙参、麦冬（去心）、玄参（酒洗）各五钱（15g），五味子（炒、研）五分（1.5g），白术（土炒）三钱（9g），石斛二钱（6g）。

【用法】水煎服。

【功用】补肾精，清骨热。

【主治】妇女阴虚火旺证。症见骨蒸夜热，口干舌燥，咳嗽吐沫，难于生子者。

【来源】《傅青主女科》

10. 当归六黄汤

【组成】当归、生地黄、黄芩、黄连、黄柏、熟地黄各等份（各6g），黄芪加一倍（12g）。

【用法】水煎服，1日2次。

【功用】滋阴泻火，固表止汗。

【主治】阴虚火旺盗汗证。症见发热盗汗，面赤心烦，口干唇燥，大便干结，小便黄赤，舌红苔黄，脉数。

【来源】《兰室秘藏》

七、名医验方

（一）内科清法验方

1. 泻心止血汤

【组成】大黄10g，黄芩10g，黄连5g，生地黄15g，丹皮10g，侧柏叶30g，生地榆30g，白芍18g，代赭石（先煎）30g。

【用法】水煎服。

【功用】泻火降逆，凉血止血。

【主治】火甚气逆之呕血，便血，咯血，鼻衄（包括急性上消化道及急性呼吸道出血）。

【来源】《当代名老中医经验方汇粹》陈崑山验方

2. 清心汤[3]

【组成】黄连5g，黄芩10g，生地黄10g，赤芍10g，石斛10g，丹皮10g，栀子6g，金银花12g，生石膏15g，甘草3g。

【用法】水煎服，每日1剂。

【功用】清热泻火解毒。

【主治】口疮、鹅口疮、木舌等属心脾积热之证。

【来源】《千家名老中医妙方秘典》张介安验方

3. 清营解毒汤

【组成】金银花30g，连翘20g，黄连10g，莲子芯10g，丹参20g，元参15g，生地15g，麦门冬25g，蒲公英25g，板蓝根20g，竹叶10g。

【用法】先将药用水浸泡30分钟，再放火上煎30分钟，每剂药煎2次，将2次煎出的药液混合。每日1剂，早晚分服。

【功用】清热解毒，养阴凉营。

【主治】病毒性心肌炎。温热毒邪入里，耗损心营，心脉失养引起的发热、胸闷、胸痛、心悸，舌红少津，脉细数或促、代等。

【来源】《千家名老中医妙方秘典》查玉明验方

4. 加味苇茎汤

【组成】芦根 60g，薏苡仁 12g，冬瓜仁 30g，鱼腥草 15g，桃仁 12g，金银花、连翘各 9g，蒲公英 30g，野荞麦根 30g。

【用法】水煎服，每日 1 剂。

【功用】清肺化瘀，清热解毒。

【主治】肺脓疡，舌暗红苔黄腻，脉软数。

【来源】《上海老中医经验选编》

5. 清肺解毒汤

【组成】板蓝根、大青叶、鱼腥草、白花蛇舌草、金银花、山海螺各 15g，百部、炙僵蚕、玄参各 8g，甘草 3g。

【用法】水煎服，每日 2 剂。

【功用】清肺解毒。

【主治】腺毒性肺炎，疫毒侵袭，痰热壅肺之重症。

【来源】《全国名老中医验方选集》朱良春方

6. 银麻汤

【组成】金银花、连翘、杏仁、桃仁、淡豆豉、竹叶、牛蒡子各 9g，鲜芦根、鱼腥草、生石膏各 30g，桔梗 4.5g，生麻黄、生薏仁、冬瓜子各 12g，生甘草 4.5g。

【用法】每日 1 剂，煎 2 次分服。

【功用】宣肺解表，透邪泄热。

【主治】大叶性肺炎。症见恶寒发热，咳嗽，咽红肿痛，胸痛，舌质红而干，舌苔黄腻，脉浮滑数。

【来源】《上海名老中医经验选编》张鸣祥方

7. 朱氏抗痨方

【组成】北沙参 12g，麦冬 12g，蒸百部 18g，柴胡 4.5g，黛蛤散（包煎）12g，旋覆花（包煎）9g，生白芍 9g，黄芩 4.5g，栝楼皮 9g，丹皮 4.5g，焦山栀 4.5g。

【用法】水煎服，每日 1 剂。

【功用】养阴清热。

【主治】肺结核。咳嗽血痰，胸痛。

【来源】《全国名老中医验方选集》朱良春方

8. 清肺止咳方

【组成】北沙参 9g，炒黄芩 9g，天、麦冬各 9g，甜杏仁（打）9g，川贝母（打）9g，白人参 5g，川百合 9g，冬瓜子 9g，栝楼皮 9g。

【用法】每日 1 剂，煎 2 遍，分 3 次温服。

【功用】清肺热，化痰益气止咳。

【主治】咳嗽痰多，口干自汗。

【来源】《陈树森经验集粹》

9. 李氏苇茎汤

【组成】苇茎、冬瓜仁、薏苡仁各 20g，桃仁 9g，浙贝母、鱼腥草各 15g，黄芩 10g。

【用法】每日 1 剂，煎 2 次分服。

【功用】清热解毒，化瘀解结。

【主治】肺脓疡、肺痈、咳嗽、发热、胸痛。

【来源】《全国名老中医验方选集》李鸣皋经验方

10. 养阴消炎汤

【组成】北沙参 12g，元参 15g，麻黄 6g，生石膏 30g，枇杷叶、杏仁、前胡各 10g，百部、紫菀、陈皮、黄芩各 12g，地骨皮、栝楼皮各 15g。

【用法】水煎服，每日 1 剂。

【功用】养阴清热，宣肺止咳。

【主治】大叶性肺炎。症见高热，咳嗽痰少胸痛，气喘，口干尿黄，舌红苔薄黄，脉数。

【来源】《郭士魁临床经验选集》

11. 清咽解毒汤

【组成】柴胡 10g，黄芩 10g，重楼 6g，生地黄 10g，白薇 6g，山慈姑 5g。

【用法】水煎 2 次，混合滤液，浓缩至 30 毫升。每次 10 毫升，日 3 次。

【功用】清咽解毒，表里双解。

【主治】咽炎，急性上呼吸道感染。

【来源】《千家名老中医妙方秘典》王烈验方

12. 苦辛利湿方

【组成】藿香梗 6g，杏仁 6g，炒黄芩 3g，黄连 2.4g，炒黄柏 2.4g，炒苍术 4.5g，泽泻 3g，厚朴 4.5g，大腹皮 4.5g，茵陈 6g，滑石（布包）9g，通草 3g，木香 1.5g。

【用法】水煎服，每日 1 剂。

【功用】清湿热，调脾胃。

【主治】慢性痢疾，空腹疼痛，便溏，大便有黏液，纳差，尿少黄热，舌红苔厚秽。

【来源】《现代名老中医诊治荟萃》蒲辅周验方

13. 步氏和胃方

【组成】连皮茯苓、冬瓜皮、干百合、浮小麦各 30g，法半夏 12g，青竹茹 24g，生姜、陈皮、炙甘草、炒枳壳各 10g，台乌药 15g，大枣 8g。

【用法】水煎服，每日 1 剂。

【功用】清热和胃，理气止痛。

【主治】胃脘胀痛，发无定时，大便秘结，苔白腻或黄腻。

【来源】《全国名老中医验方选集》步玉如方

14. 加减玉女煎

【组成】生石膏 30g，知母 9g，生甘草 6g，生地黄 30g，元参 9g，麦冬 9g，活芦根 30g，天花粉 30g，石斛 15g，连翘 15g。

【用法】水煎服。

【主治】溃疡生于唇、颊、齿龈，属胃火上炎。

【来源】《千家名老中医妙方秘典》陈泽霖验方

15. 五草汤

【组成】败酱草 62g，鱼腥草 31g，龙胆草 62g，金钱草 31g，车前草 31g。

【用法】每日 1 剂，水煎 2 次分服。

【功用】清热利湿。

【主治】急慢性肝炎。症见舌质红，苔黄或黄厚腻，脉沉弦或弦数。

【来源】《难病萃方》乔玉川方

16. 清肝解毒Ⅱ号方

【组成】水牛角 15g，广郁金 9g，黄连面（冲服）3g，黄芩 15g，栀子 15g，丹参 15g，蒲公英 30g，土茯苓 30g，白茅根 30g，蚤休 9g。

【用法】每日 1 剂，水煎 2 次分服。

【功用】清肝解毒。

【主治】乙型肝炎。

【来源】《中医内科新论》印会河验方

17. 夏枯草汤

【组成】夏枯草、玄参、黄芩各 15g。

【用法】水煎服。

【功用】清肝降火。

【主治】高血压属于肝经风火上炎证。表现为眩晕，头胀痛，每因烦怒而加剧，面红目赤，口苦口干，少寐多梦，舌红苔黄，脉弦。尤其对早期血压疗效显著。

【来源】《当代名老中医经验方汇粹》邢月朋验方

18. 黄芩泻火汤

【组成】黄芩、山栀、制军、白芍、甘草、生地黄、钩藤、怀牛膝各等份。

【用法】每日 1 剂，水煎 2 次，分服。

【功用】清肝泻火。

【主治】高血压初起，患者体盛性刚，烦躁易怒，口苦烘热，目赤，头痛，头胀，大便干结，脉弦劲，舌红，苔黄，血压常有波动，且以收缩压为主。

【来源】《千家名老中医妙方秘典》魏长春验方

19. 青龙汤

【组成】当归 15g，龙胆草、栀子、黄芩、芦荟、大黄各 9g，丹参 10g，黄柏 10g，柴胡 8g，黄连、青黛、木香各 6g。

【用法】水煎服。

【功用】清泻肝火，通腑泻实。

【主治】肝火上扰清宫所致的周期性精神病，症见精神错乱，休作有时。

【来源】《当代名老中医经验方汇粹》周炳文验方

20. 利胆丸

【组成】茵陈 120g，龙胆草、郁金、木香、枳壳各 90g。

【用法】共研细末，加鲜猪胆汁或牛胆汁 500 毫升，先将胆汁熬浓至 250 毫升，拌入药末中，并加适量蜂蜜为丸，每丸 9g，早晚各服 1 丸。

【功用】清热利胆，疏肝理气。

【主治】胆道结石症。常用于绞痛缓解期。

【来源】《中西医结合治疗急腹症》天津市南开医院方

21. 黄金四草汤

【组成】黄精 20g，夏枯草 15g，益母草 15g，车前草 15g，豨莶草 15g

【用法】先将上药用水浸泡 30 分钟，再煎煮 30 分钟，每剂煎 2 次，将 2 次药液混合，备用。每日 1 剂，早晚分服。

【功用】清肝平胆，通经利尿降压。

【主治】高血压病。症见眩晕头痛，口燥咽干，耳鸣失眠，或见水肿，舌质红，舌苔薄，脉弦滑者。

【来源】《千家名老中医妙方秘典》董建华验方

22. 利胆汤

【组成】柴胡、茵陈、郁金、黄芩、大黄（后下）、白芍各 15g，金银花 30g，大青叶 30g，木香 12g，芒硝 10g（冲服）。

【用法】水煎服。

【功用】疏肝利胆，清热解毒，排石止痛。

【主治】胆石病及胆道感染。

【来源】《常见急腹症》

23. 清泻肝胆方

【组成】柴胡 9g，黄芩 15g，半夏 12g，青皮 9g，枳壳 9g，竹茹 9g，龙胆草 9g，栀子 9g，蔓荆子 12g，苍耳子 9g，大青叶 15g。

【用法】每日 1 剂，水煎 2 次，分服。

【功用】清泻肝胆。

【主治】内耳性眩晕。症见头晕目眩，羞明畏光，耳胀耳鸣，口苦，甚则汗出呕吐，苔白腻，脉弦。

【来源】《千家名老中医妙方秘典》印会河验方

24. 降压Ⅱ号丸

【组成】草决明、野菊花、黄芩各等份。

【用法】共研细末，水泛为丸，每日 3 次，每次 10g。

【功用】清肝泄热。

【主治】肝阳或肝火头晕头痛，1~2期高血压。

【来源】《杂病证治》郭士魁验方

25. 息风止痛汤

【组成】生石膏24g，葛根18g，黄芩9g，赤芍12g，荆芥穗9g，钩藤12g，薄荷9g，蜈蚣3条，柴胡12g，蔓荆子12g。

【用法】每日1剂，水煎分2次服。

【功用】祛风清热，通络止痛。

【主治】三叉神经痛。

【来源】《名中医治病绝招续编》赵锡武验方

26. 双炭饮

【组成】金银花炭6g，熟军炭3g，板蓝根15g，赤芍9g，白术6g，鸡内金（冲）9g，黄芩、连翘各6g，陈皮3g。

【用法】水煎服，每日1剂，日服2次。

【功用】清热解毒，化湿消滞。

【主治】噤口疫痢，症见腹痛下痢脓血、口渴烦躁、恶心呕吐。

【来源】《近代中医流派经验选集》朱南山方

27. 疫痢解毒饮

【组成】生石膏30g，黄连、黄芩各9g，白头翁9~30g，秦皮9g，生地榆15~30g，桑叶9g，鲜芦根30g，薄荷5g，金银花、马齿苋各30g，六一散20g，木香1.5g，酒军5~10g。

【用法】水煎服，每日 1 剂，日服 3 次。

【功用】清热解毒止痢。

【主治】疫毒痢（中毒性痢疾），症见发病急、大便脓血或鲜紫血、高热烦躁、口渴嗜饮、里急后重明显，舌红苔黄，脉数大或细数。甚则嗜睡、昏迷、抽搐。

【来源】《温病刍言》

28. 止汗汤

【组成】生地黄 6g，元参 15g，沙参 9g，石斛 9g，麦冬 9g，山栀 9g，连翘 9g，竹叶 9g，龙骨 9g，牡蛎 30g，浮小麦 30g，五倍子 9g。

【用法】水煎服，每日 1 剂，日服 2 次。

【功用】养阴清热。

【主治】盗汗，证属阴虚者。

【来源】《百病良方》贾河先验方

29. 化斑汤加减方

【组成】生石膏（先煎）30g，肥知母 15g，大青叶 30g，净连翘 10g，粉丹皮 10g，京赤芍 10g，白茅根 15g，芦苇根 15g，紫草根 10g，黑玄参 15g，淡竹叶 15g，川连（分冲）5g。

【用法】水煎，每日 1 剂，日 2 次服。

【功用】气营两清，解毒化斑。

【主治】热病发斑。

【来源】《北京市老中医经验选编》蔺友良方

30. 藕节地黄汤

【组成】藕节、生地黄、麦冬、玄参、甘草各等份。

【用法】每日 1 剂，水煎分 2 次服。

【功用】养阴清热，凉血止血。

【主治】血小板减少性紫癜。

【来源】《名中医治病绝招续编》郑侨验方

31. 紫癜汤

【组成】生地黄 15g，白茅根 60g，丹皮 9g，仙鹤草 15g，黑山栀 9g，小蓟 30g，藕节 15g，金银花 15g，荷叶 9g，龟甲 9g，三七粉（冲）3g。

【用法】每日 1 剂，水煎分 2 次服。

【功用】凉血止血，养阴清热。

【主治】血小板减少或过敏性紫癜。

【来源】《临证医案医方》孙一民验方

32. 凉血五根汤

【组成】白茅根 30g，栝楼根 15g，茜草根 30g，紫草根 30g，板蓝根 15g。

【用法】每日 1 剂，水煎分 2 次服。

【功用】凉血活血，解毒化斑。

【主治】过敏性紫癜（血热型）。

【来源】《简明中医皮肤病学》赵炳南验方

33. 犀角地黄汤加减方

【组成】生地 20g，丹皮 10g，赤、白芍各 10g，鸡血藤 30g，紫草 12g，侧柏叶 12g，藕节 20g，茅根 20g。

【用法】每日 1 剂，煎 2 次分服。

【功用】清热凉血止血。

【主治】紫癜病，属血热型者。

【来源】《千家名老中医妙方秘典》李英林验方

34. 解毒止痛汤

【组成】金银花15g，公英15g，地丁10g，木瓜5g，赤芍10g，鸡血藤30g，鬼箭羽10g，乳香3g，没药3g，黄柏10g。

【用法】每日1剂，水煎分2次送服犀黄丸。

【功用】清热解毒，通络止痛。

【主治】红斑性肢痛症。

【来源】《简明中医皮肤病学》赵炳南验方

35. 三藤汤

【组成】木瓜30g，桑枝30g，知母10g，生石膏30g，桂枝10g，苍术12g，怀牛膝30g，银花藤30g，络石藤30g，海风藤30g，黄柏10g。

【用法】每日1剂，水煎分2次服。

【功用】清热祛湿，除风止痛。

【主治】痛风石沉积者。

【来源】《百病良方》贾河先验方

（二）外科清法验方

1. 血管炎经验方

【组成】柴胡9g，黄芩12g，葛根30g，浮萍20g，蝉蜕20g，白茅根30g，水牛角20g，薏苡仁30g，香附15g，甘草10g。

【用法】水煎服。

【功用】清热解毒，凉血消斑，祛湿化瘀。

【主治】湿热瘀阻，血热妄行证。可用于变应性皮肤血管炎、过敏性紫癜、硬红斑、结节性红斑、白塞病的治疗。

【来源】《当代名老中医经验方汇粹》崔公证经验方

2. 菊花解毒汤

【组成】野菊花、金银花、连翘、竹心、土茯苓、蕺菜、夏枯草、紫花地丁、黄花地丁、丹皮、赤芍、生地黄、黄连、甘草（原方无剂量）。

【用法】每日1~2剂，水煎分3次服。

【功用】清热解毒，凉血活血。

【主治】一切疔疮。

【来源】《千家名老中医妙方秘典》文琢之验方

3. 芩连消毒饮

【组成】黄芩9g，黄连3g，生山栀9g，制川军9g，野菊花9g，草河车9g，金银花12g，连翘12g，赤芍9g，生甘草3g，紫地丁15g。

【用法】先将上药用水浸泡15分钟，再煎20分钟，每剂煎2次，将所得药液混合。每日1剂，分2次服。

【功用】清热解毒。

【主治】颜面疔疮，头面丹毒，疮疖疔毒。

【来源】《千家名老中医妙方秘典》顾伯华验方

4. 龙虎却毒汤

【组成】龙葵15g，虎杖15g，黄连6~10g，黄芩10g，丹皮10g，赤芍10g，金银花10g，连翘10g，生甘草6g，蚤休 10g。

【用法】上药浸泡 30 分钟，煎煮 30 分钟，共煎 2 次，将 2 次药汁混合。每日 1 剂，分 2 次温服。

【功用】清热解毒。

【主治】丹毒，热性脓肿，多发性疖肿，慢性毛囊炎等。

【来源】《千家名老中医妙方秘典》朱仁康验方

5. 加减普济消毒饮

【组成】净金银花 12g，连翘 9g，活芦根（去节）1 枝，生甘草 3g，黑山栀 9g，冬桑叶 9g，荆芥 9g，防风 9g，元参 9g，黄连 3g，黄菊花 9g，生地黄 12g，马勃 2.4g，苏薄荷 4.5g，板蓝根 30g。

【用法】水煎服，每日 1 剂，分 2 次服。

【功用】清热解毒。

【主治】面部丹毒。

【来源】《临证偶拾》张羹梅验方

6. 橘叶汤

【组成】细苏梗 9g，淡黄芩 5g，焦山栀 6g，金银花 12g，橘叶 12g，蒲公英 30g，青皮 6g，生石膏 12g，代代花 7 朵。

【用法】每日 1 剂，水煎 2 次分服。

【功用】清热疏气。

【主治】妊娠期乳腺炎。

【来源】《千家名老中医妙方秘典》凌云鹏验方

7. 和乳汤

【组成】当归、蒲公英各 30g，天花粉、贝母各 9g，穿山甲、甘草各6g。

【用法】每日1剂，水煎2次分服。

【功用】清热解毒，消肿散结。

【主治】乳痈初起，恶寒作热。

【来源】《张八卦外科新编》李在明验方

8. 四黄解毒汤

【组成】黄芩、黄柏、牡丹皮、枳壳各15g，川黄连、生大黄（后下）各5g，金银花、连翘、紫花地丁、半边莲、当归、赤芍各15g，甘草3g。

【功用】清热解毒，燥湿消肿。

【主治】湿热下注，热毒炽盛证。症见肛周红赤，焮肿隆起，疼痛剧烈，或伴有发热、肛门坠胀、大便秘结、小溲黄赤短少，舌红苔黄厚或黄腻，脉滑数等。

【来源】《当代名老中医经验方汇粹》朱秉宜验方

9. 清热凉血解毒方

【组成】黄连6g，黄芩6g，黄柏9g，山栀9g，鲜生地黄30g，赤芍6g，粉丹皮9g，白术6g。

【用法】每日1剂，水煎2次分服。

【功用】清热凉血解毒。

【主治】多发性疖肿。

【来源】《外科心得》夏少农验方

10. 解毒清热汤

【组成】蒲公英30g，野菊花30g，大青叶30g，紫花地丁15g，蚤休15g，天花粉15g，赤芍9g。

【用法】每日1剂，水煎2次分服。

【功用】清热解毒。

【主治】疔、疖、痈、急性丹毒初期及一切体表感染初起。

【来源】《赵炳南临床经验集》

11. 消痈汤

【组成】金银花、蒲公英、鲜生地黄各15～30g，连翘、赤芍、天花粉、川贝母、陈皮、蚤休、龙葵各9～15g，白芷6～9g。

【用法】每日1剂，水煎2次分服。

【功用】清热解毒，散瘀消肿，活血止痛。

【主治】蜂窝组织炎，痈证初起，深部脓肿等化脓性感染。

【来源】《赵炳南临床经验集》

12. 清解片

【组成】大黄、黄芩、黄柏、苍术各等份。

【用法】上方共研细末和匀轧片，每片合生药0.3克。每日2～3次，每次5片。

【功用】清热解毒，化湿通便。

【主治】疮疡湿热内盛，便秘里实者。

【来源】《著名中医学家的学术经验》顾伯华验方

13. 疔疮消

【组成】金银花18g，连翘15g，苍术18g，黄柏18g，归尾9g，赤芍9g，猪苓9g，茵陈30g，车前子9g。

【用法】每日1剂，水煎2次分服。

【功用】清热解毒，祛湿消疮。

【主治】疖疮。

【来源】《房芝萱外科经验方》

16. 加味三金汤

【组成】元参15g，焦山栀9g，金银花30g，蒲公英15g，生甘草9g。

【用法】每日1剂，水煎2次分服。

【功用】清热解毒。

【主治】阳实型发疽。

【来源】《临诊一得录》凌云鹏经验方

15. 乳痈汤

【组成】金银花、生黄芪各18g，连翘15g，赤芍、归尾、红花、皂刺、白芷、桔梗、漏芦、通草各9g，炒山甲9g，甘草3g。

【用法】每日1剂，水煎2次分服。

【功用】清热解毒，理气托脓。

【主治】乳痈脓肿期。

【来源】《房芝萱外科经验方》

16. 神妙汤

【组成】金银花18～30g，连翘、茯苓、泽泻、苍术、黄柏、牛膝各10g，生薏苡仁30g，防己、秦艽、当归、赤芍各10g。

【用法】水煎服，每日1剂，分2次服。

【功用】清热解毒，利湿消肿。

【主治】臁疮、脉痹、丹毒及脚气感染等属湿热下注者。

【来源】《千家名老中医妙方秘典》乔鸿儒验方

17. 臁疮方

【组成】黄柏、归尾、赤芍、红花、桃仁、防己、独活、白芷、槟榔各10g，苍术6g，蒲公英、紫花地丁各30g，金银花、忍冬藤各15g。

【用法】每日1剂，水煎3次饭前分服。

【功用】清热燥湿，和血通络。

【主治】臁疮。

【来源】《临证会要》张梦侬验方

18. 解毒清营汤

【组成】金银花、连翘、蒲公英、干生地黄、白茅根、绿豆衣各15～30g，生玳瑁、茜草根、丹皮、赤芍各9～15g，川连3～9g，生栀子6～12g。

【用法】每日1剂，水煎2次分服。

【功用】清营解毒，凉血护心。

【主治】疔、疖、痈肿毒热炽盛，气营两燔及一切化脓性感染所引起的毒血症早期。

【来源】《赵炳南临床经验集》

19. 前列平

【组成】蒲公英30g，地丁15g，仙鹤草15g，栀子10g，仙桃草10g，茜草10g，野菊花10g，天葵子10g，连翘10g，金银花 15g，生地黄 15g，丹皮 10g，甘草 10g。

【用法】每日 1 剂，水煎 2 次分服。5 剂为 1 疗程，3 个疗程为限。

【功用】清热解毒，利湿消肿。

【主治】前列腺炎。

【来源】《临证会要》张梦侬验方

20. 解毒活血汤

【组成】丹参 12g，玄参 12g，金银花 10g，连翘 10 ~ 12g，天花粉 12g，乳香 10g，没药 10g，牛膝 12g，鸡血藤 12g，络石藤 12g，甘草 6 ~ 10g。

【用法】每日 1 剂，水煎 2 次分服。

【功用】清热解毒，活血消肿。

【主治】血栓闭塞性脉管炎。

【来源】《杂病证治》郭世魁方

21. 消风清热饮

【组成】荆芥、防风、浮萍、当归、赤芍、大青叶、黄芩各 9g，蝉衣 6g。

【用法】每日 1 剂，水煎 2 次分服。

【功用】清热消风。

【主治】急性荨麻疹。

【来源】《朱仁康临床经验集》

22. 白疕 1 号方

【组成】生地黄、生槐花各 30g，山豆根 9g，白鲜皮、草河车、大青叶、紫草各 15g，黄药子 12g。

【用法】每日 1 剂，水煎 2 次分服。

【功用】凉血清热，解毒治疮。

【主治】牛皮癣进行期。

【来源】《朱仁康临床经验集》

23. 利湿清热方

【组成】生地黄 30g，黄芩、赤苓、泽泻、车前子、六一散各 9g，木通 4.5g。

【用法】每日 1 剂，水煎 2 次分服。

【功用】利湿清热。

【主治】带状疱疹，急性湿疹，下肢丹毒。

【来源】《朱仁康临床经验集》

24. 清肝解毒汤

【组成】龙胆草、生地黄、茯苓、木通各 12g，夏枯草、蒲公英、菊花、白芷、防风、乳香、没药、白芍各 10g，甘草 6g。

【用法】每日 1 剂，水煎 2 次分服。

【功用】清肝解毒，除湿。

【主治】缠腰火丹由肝经湿热郁滞而致者。

【来源】《医林拔萃》罗俊儒验方

25. 加味消毒饮

【组成】蒲公英、板蓝根、岗梅根各 30g，金银花、元参、生地黄各 18g，甘菊花 15g，丹皮、白芍各 12g，黄芩 10g，紫草 20g。

【用法】每隔天 1 剂，水煎服。

【功用】清热解毒，凉血散结。

【主治】扁平疣、寻常疣。

【来源】《奇难杂证新编》邓铁涛验方

26. 消炎方

【组成】黄连 6g，黄芩、丹皮、赤芍、蚤休、金银花、连翘各 9g，生甘草 6g。

【用法】每日 1 剂，水煎分 2 次服。

【功用】清热解毒消肿。

【主治】毛囊炎、脓疱疮、疖肿、丹毒、脚气感染等。

【来源】《朱仁康临床经验集》

（三）儿科清法验方

1. 加味泻白散

【组成】桑皮、地骨皮、黄芩、川贝、麦冬、知母、桔梗、甘草、薄荷各等份。

【用法】水煎服，每日 1 剂。

【功用】理肺清热。

【主治】小儿肺热咳嗽。症见咳嗽，痰黄，咽干，面赤，大便多燥，舌苔黄厚，脉滑数。

【来源】《北京市老中医经验选编》杨艺农验方

2. 清解汤

【组成】龙胆草 9g，黄芩 6g，连翘 9g，板蓝根 9g，蒲公英 9g，甘草 3g，山栀子 6g，夏枯草 9g。

【用法】水煎服

【功用】清热解毒。

【主治】小儿痄腮。症见腮颊一侧或两侧肿胀，酸痛拒按，吞咽不便，表证不明显，精神正常，脉象、舌苔无明显变化，无其他兼证。

【来源】《千家名老中医妙方秘典》王伯岳经验方

3. 清疹散

【组成】生石膏、乌犀角、京知母、全蝉蜕、白僵蚕、青连翘各12g，金重楼9g，薄荷叶12g，芦根30g，金银花30g。

【用法】上为极细末。小儿1岁以上每服0.3g，3岁以上每服0.6g，5岁以上每服0.9g，依此类推。白开水送下。

【功用】清热解表，解毒透疹。

【主治】疹毒不透，喉肿音哑，胸高气喘，呼吸急促，腹痛便溏，神昏谵语，四肢热厥，搐搦瘈疭。

【来源】《全国中药成药处方集》沈阳方

4. 解肌透痧汤

【组成】荆芥穗4.5g，净蝉衣2.4g，嫩射干3g，生甘草1.5g，粉葛根6g，熟牛蒡6g，轻马勃2.4g，苦桔梗3g，前胡4.5g，连翘壳6g，炙僵蚕9g，淡豆豉9g，鲜竹茹6g，紫背浮萍9g。

【用法】水煎服。

【主治】痧麻初起，恶寒发热，咽喉肿痛，妨于咽饮，遍体酸痛，烦闷呕恶。

【功用】解肌透痧，清热利咽。

【来源】《喉痧症治概要》

5. 小儿重症肺炎灌肠方

【组成】麻黄 10g，石膏 50g，杏仁 5g，甘草 5g，知母 10g。

【用法】将上药加水 500ml，煎至 160ml，药温 30℃左右，用小号导尿管，入肛门 14cm 左右灌肠，每次 40ml，每日 4 次。

【功用】宣肺，祛痰，清热，养肺阴。

【主治】小儿重症肺炎。

【来源】《千家名老中医妙方秘典》董治中验方

6. 乳蛾早期方

【组成】荆芥穗 4.5g，薄荷 3g，金银花 6g，大青叶 6g，玄参 6g，生栀子 4.5g，熟军 2.1g。

【用法】水煎服。

【功用】清热解毒，疏表调中。

【主治】乳蛾早期。

【来源】《祈振华临床经验集》

7. 加味养阴清肺汤

【组成】生地黄 15g，麦冬 10g，元参 12g，丹皮 6g，白芍 12g，薄荷 5g，贝母 6g，黄柏 3g，生石膏 24g，地骨皮 10g，生甘草 3g。救急丹 0.6g（分 2 次冲服）。

【用法】水煎服，每日 1 剂。

【功用】养阴清肺，透邪解毒。

【主治】急性扁桃体炎。症见高热烦躁，咽痛口渴，扁桃体红肿，或有脓性分泌物，大便干，尿短赤，舌质红苔黄。

【来源】《周慕新儿科经验选》

8. 清喉饮

【组成】青黛 3g，青果 9g，白芷 3g，茶叶 6g，金果榄 9g。

【用法】水煎服。

【主治】小儿咽喉红肿疼痛、溃烂，兼治口舌生疮。

【来源】《千家名老中医妙方秘典》王鹏飞验方

9. 退热神剂

【组成】生石膏 24g，知母 5g，黄芩 3g，地骨皮 10g，青蒿 10g，白芍 10g，元参 10g，生甘草 3g。

【用法】水煎服，每日 1 剂。

【功用】清热泻火，养阴生津。

【主治】流感、乙型脑炎等急性传染病、温热病。症见高热，大汗口渴，心烦面赤，唇焦，舌红苔黄，小便黄，大便干，脉洪大而气分热盛者。

【来源】《周慕新儿科经验选》

10. 清降丸

【组成】皂角子、板蓝根、元参、赤芍、晚蚕沙、金银花、麦冬、生川军、白茅根、青连翘、大生地黄各 18.8g，粉丹皮 12.5g，青黛、薄荷、川贝母各 9g，粉甘草 6g。

【用法】共为细末，制蜜丸，每丸重 1.6g。一日总量：1 岁 2 丸，3 岁 4 丸，6 岁 9 丸。分 2~3 次服。

【功用】清热凉营，解毒消肿。

【主治】急性咽炎、扁桃体炎、腮腺炎、猩红热、疱疹性口腔炎等伴有大便干燥者。

【来源】《何世英儿科医案》

11. 水痘汤

【组成】苇根9g，桑叶5g，蝉蜕3g，薄荷1g，淡豆豉5g，山栀衣2g，金银花6g，连翘6g，紫花地丁6g。（3岁儿童用量）

【用法】水煎服，每日1剂。

【功用】透表，清热，解毒。

【主治】水痘初起，发热，微痒。

【来源】《临证医案医方》孙一民验方

12. 赵氏水痘方

【组成】蒲公英6g，金银花10g，紫地丁6g，连翘10g，黄芩5g，芦根10g，炒栀衣3g，薄荷2.4g，蝉蜕3g，木通3g，滑石10g，甘草3g。

【用法】水煎服，每日1剂。

【功用】散风清热，解毒利湿。

【主治】小儿水痘，出痘期。

【来源】《赵心波儿科临床经验选编》

13. 龚氏痄腮方

【组成】龙胆草10g，黄芩10g，柴胡15g，木通12g，蒲公英30g，金银花藤30g，车前草30g，葎草30g，橘核12g，荔枝核12g，台乌10g。

【用法】水煎服，每日1剂。

【功用】清热解毒，利水降火，行气消结。

【主治】痄腮并发睾丸红肿疼痛者。

【来源】《龚志贤临床经验集》

14. 清热解毒汤[2]

【组成】柴胡 10g，牛蒡子 12g，连翘 10g，金银花 10g，大青叶 30g，板蓝根 30g，蒲公英 10g，夏枯草 20g。

【用法】水煎服，每日 1 剂。

【功用】清热解毒。

【主治】流行性腮腺炎。

【来源】《百病良方》贾河先验方

15. 加减解毒汤

【组成】青黛 6g，儿茶 6g，鲜生地黄 9g，连翘 9g，生石膏 12g，知母 9g，黄芩 6g，马勃 6g，甘草 3g。

【用法】水煎服。

【功用】清热解毒。

【主治】猩红热重型。症见壮热不退，咽喉肿痛溃烂，丹痧密布，口渴，烦躁，舌质红绛，苔黄燥，脉洪数。

【来源】《千家名老中医妙方秘典》王伯岳验方

16. 张氏流脑方

【组成】带心连翘、菊花、鲜石斛、白芍、麦冬、生地黄、竹茹各 15g，忍冬藤、忍冬花各 15g，石菖蒲、川黄连、钩藤、白僵蚕各 10g。

【用法】加水浓煎，频频灌服。另取局方至宝丹 2 粒，分 2 次化服。

【功用】泻火清热，增液息风，宁神开窍。

【主治】流行性脑脊髓膜炎，证属湿热化燥，生火动风，内陷心包者。

【来源】《临证会要》张梦侬验方

17. 清瘟避秽方

【组成】大青叶30g，鲜藿香30g，鲜佩兰30g，连翘12g，黄芩9g，青蒿12g，金银花12g，玉枢丹1粒（化服）。

【用法】水煎服。

【功用】清瘟辟秽。

【主治】乙脑初起，温热夹湿为主。

【来源】《中医内科新论》印会河验方

18. 赵氏夜啼方

【组成】寸冬10g，炒枣仁6g，木通6g，滑石10g，莲子心3g，知母5g，焦麦芽6g，神曲6g。

【用法】水煎服，每日1剂。

【功用】清心泻热，安神益智。

【主治】小儿夜啼。

【来源】《赵心波儿科经验选编》

（四）妇科清法验方

1. 苏叶黄连汤

【组成】黄连0.9~1.2g，苏叶0.6~0.9g。

【用法】每日1剂，水煎频服。

【功用】清热泻火，降气止呕。

【主治】妇女胎前恶阻、呕恶不止。

【来源】《千家名老中医妙方秘典》岳美中验方

2. 解毒消癌汤

【组成】归尾24g，赤芍12g，苍术12g，土茯苓60g，贯众12g，金银花15g，槐花12g，青木香12g，乳香10g，没药10g，生槟榔10g，生薏苡仁30g，冬瓜子30g，车前子12g，甘草9g，全蝎6g，大蜈蚣2条。

【用法】上药用清水浸泡30分钟，再煎煮30分钟，每剂煎2次。每天服1剂，将2次煎取药液混合，分2次温服。

【功用】清热解毒利湿。

【主治】子宫颈癌。症见少腹下坠，憋胀疼痛，里急后重，形容焦枯，面色黧黑，阴道有分泌物，属癌症病变者。

【来源】《千家名老中医妙方秘典》刑子亨验方

3. 加味芩连四物汤

【组成】黄芩10g，黄连3g，生、熟地黄各10g，川芎10g，当归10g，赤、白芍各10g，桑叶10g，菊花10g，女贞子10g，枣仁10g，枳壳10g，旱莲草10g，香附10g，五味子10g。

【用法】水煎服，每日1剂。

【功用】清肝泻火，养血滋肾。

【主治】妇女更年期综合征，属肾虚肝旺型者。

【来源】《全国名老中医验方选集》祝谌予验方

4. 三合汤

【组成】龙胆草10g，柴胡10g，黄芩10g，生地黄10g，清半夏片10g，茯苓12g，川厚朴6g，苏梗10g，小麦15g，生甘草 6g，炒枣仁 10g，木香 6g。

【用法】水煎服，每日 1 剂。

【功用】疏肝清热，养血补脾。

【主治】脏躁，哭笑不止，自语谩骂，两目直视，不食不眠，出门游走，二便不调，苔白厚，脉沉伏不定。

【来源】《北京市老中医经验选编》祝伯权验方

5. 平肝调更汤

【组成】柴胡 12g，白芍 10g，甘草 6g，炒枳壳 10g，知母 10g，生地黄 10g，青蒿梗 10g，地骨皮 10g，白薇（炙）10g，郁金 10g，淮小麦 30g，忍冬藤 30g。

【用法】水煎服，每日 1 剂。

【功用】养阴平肝，清热。

【主治】妇女更年期综合征。症见低热长期不退，郁闷易怒，左胁隐痛，腰背酸楚，夜寐少宁，口苦而干，神疲乏力，舌红苔黄，脉弦数。

【来源】《全国名老中医验方选集》盛循卿验方

6. 清肝调经方

【组成】生地黄 12g，当归 9g，地骨皮 9g，丹皮 9g，柴胡 4.5g，香附 9g，黄芩 4.5g，泽泻 9g，白芍 9g，白术 6g，茯苓 12g。

【用法】水煎服，每日 1 剂。

【功用】疏肝清热，滋阴养血。

【主治】月经先期，或经前淋漓，乳胀，郁闷不欢，脉细弦，舌质偏红。

【来源】《蔡氏女科经验选集》

7. 止痒消黄方

【组成】生地黄9g，黄芩9g，黑山栀4.5g，茵陈15g，土茯苓15g，白鲜皮12g，苍术6g，萹草15g，豨莶草12g，紫草9g。

【用法】水煎服，每日1剂。

【功用】清热利湿，凉血祛风。

【主治】妊娠肝内胆汁瘀积症。症见皮肤瘙痒难忍，不能安眠，心烦尿赤，或面目肌肤黄染，脉弦滑，苔薄腻。

【来源】《蔡氏女科经验选集》

8. 清热安胎饮

【组成】山药15g，石莲肉9g，黄芩9g，川连3g，椿根皮9g，侧柏炭9g，阿胶块（烊化）15g。

【用法】水煎服，每日1剂。

【功用】健脾补肾，清热安胎，止血定痛。

【主治】妊娠初期胎漏下血，腰酸腹痛属胎热者。

【来源】《中国中医秘方大全》刘奉五验方

9. 加减滋水清肝饮

【组成】生地黄12g，山萸肉9g，茯神9g，当归9g，白芍9g，山栀9g，柴胡9g，首乌9g，女贞子24g，旱莲草24g，沙蒺藜12g，郁金9g。

【用法】水煎服，每日1剂。

【功用】清肝行滞。

【主治】月经历久不通，头胀痛，精神不爽，烦躁，面青黄，嗳气，食欲差，舌尖红，苔薄黄而燥，脉弦数。

【来源】《王渭川临床经验选》

10. 清热解毒汤[3]

【组成】连翘、金银花、蒲公英、紫花地丁各 15g，瞿麦、萹蓄各 12g，冬瓜子 30g，黄芩、车前子（包煎）、丹皮、地骨皮各 9g，赤芍 6g。

【用法】水煎服，每日 1 剂。

【功用】清热解毒、利湿。

【主治】急慢性盆腔炎，属于湿毒热盛者。

【来源】《刘奉五妇科经验》

11. 败酱红藤汤

【组成】败酱草 30g，红藤 30g，鸭跖草 20g，赤芍 12g，丹皮 12g，金铃子 9g，延胡索 12g，柴胡梢 6g，生薏苡仁 30g，制乳香 6g，制没药 6g，连翘 9g，黑山栀 9g。

【用法】水煎服，每日 1 剂，分 2 次服。

【功用】清热泻火，化湿祛瘀。

【主治】急性盆腔炎。

【来源】《古今名医名方秘方大典》蔡小荪验方

12. 归白止痒汤

【组成】当归、白鲜皮各 12g，贝母、牛膝各 10g，苦参 15g，连翘、蒲公英各 20g，蝉蜕 6g。

【用法】每日 1 剂，水煎，头煎内服，二煎加枯矾 6g 熏洗。

【功用】清热燥湿止痒。

【主治】阴痒属湿热型者。

【来源】《全国名老中医验方选集》王法良验方

13. 养阴清营固冲汤

【组成】生地黄、白芍、黄芩、贯众炭、乌贼骨、重楼各等份。

【用法】每日1剂，水煎温服。

【功用】养阴清营，固冲止血。

【主治】崩漏（属阴虚火旺者）。

【来源】《古今名医名方秘方大典》姚寓晨验方

（五）五官科清法验方

1. 消肿排毒饮

【组成】金银花15～30g，蒲公英15～30g，紫花地丁15～30g，野菊花15～30g，鱼腥草15～30g，连翘12～15g，白芷6～10g，赤芍12～15g，丹皮12～15g。

【用法】水煎服，每日1剂。

【功用】活血散瘀，消肿排脓。

【主治】眼睑疮疡，眼内脓疡。

【来源】《千家名老中医妙方秘典》姚芳蔚验方

2. 加减银翘散

【组成】金银花15g，连翘10g，薄荷6g，赤芍15g，栀子10g，黄芩10g，竹叶10g，蒲公英25g。

【用法】水煎服。

【功用】清热解毒，疏风。

【主治】急性结膜炎热重于风。症见白睛红赤较甚，眵多泪少，眵易黏结。

【来源】《千家名老中医妙方秘典》陈达夫验方

3. 退红良方

【组成】龙胆草 6g，甘菊花 6g，生地黄 15g，焦栀子 6g，密蒙花 6g，夏枯草 5g，黄芩 3g，连翘 6g，桑叶 6g，草决明 10g。

【用法】水煎服。

【功用】清肝泻火，滋阴清热，退翳明目。

【主治】急性卡他性结膜炎及肝胆火盛之巩膜炎、单纯性角膜溃疡等。

【来源】《千家名老中医妙方秘典》韦文贵验方

4. 凉血散

【组成】生地黄 10～30g，丹皮 10g，黄芩 10g，赤芍 10g，木贼 10g，蝉蜕 6g，归尾 15g，桑白皮 20g，金银花 20g，连翘 10g，桔梗 10g，白蒺藜 12g。

【用法】先将药放入药锅中，用清水浸泡 20 分钟，再煎 20～30 分钟，取药液 150 毫升。将 2 次煎出的药液混合。每日 1 剂，早饭后 30～60 分钟和晚上临卧前各服 1 次。

【功用】清热凉血解毒。

【主治】结膜炎，泪囊炎。

【来源】《千家名老中医妙方秘典》孔庆丰验方

5. 银翘解毒汤

【组成】金银花 10g，连翘 12g，粉丹皮 12g，板蓝根 30g，栀子 12g，蝉衣 10g，荆芥 10g，大青叶 15g，桔梗

10g，木通 10g，甘草 3g，芦根 30g。

【用法】上药用清水浸泡 30 分钟，然后煎 30 分钟左右，取药液 200 毫升，加水再煎取药液 150 毫升，将 2 次煎出的药液混合，备用。每日 1 剂，分 2～3 次温服。

【功用】清热解毒，疏风散翳。

【主治】角膜炎属于风热湿毒型。

【来源】《千家名老中医妙方秘典》朱洪文验方

6. 加减龙胆泻肝汤

【组成】龙胆草 6g，柴胡 10g，黄芩 10g，栀子 10g，生地黄 15g，当归 10g，车前仁 10g，蒲公英 25g，羚羊角粉 0.6g（冲服）。

【用法】水煎服。

【功用】凉肝息风，泻火解毒。

【主治】肝胆火邪炽盛，热在气分之角膜溃疡。

【来源】《千家名老中医妙方秘典》陈达夫验方

7. 柴胡清肝汤[2]

【组成】柴胡 5g，黄芩 5g，木通 5g，山栀 10g，菊花 10g，枳壳 10g，苍耳子 10g，知母 10g，甘草 3g。

【用法】水煎服。另服藿胆丸，每日 2 次，每次 5g。

【功用】清泄肝胆，化浊通窍。

【主治】化脓性鼻窦炎。症见鼻塞，涕出黄稠量多，有腥臭，发热头痛，口干苦，不思纳谷，小便黄赤，舌苔黄，脉弦数。

【来源】《千家名老中医妙方秘典》干祖望验方

8. 辛夷石膏汤

【组成】生石膏 15g，炒甜葶苈 9g，生桑皮 9g，滑石 12g，苏梗 3g，辛夷 9g，酒黄芩 9g，地骨皮 9g，杏仁 9g，槐花 9g，炒栀子 9g，全栝楼 18g，川牛膝 4.5g，薄荷 9g，知母 9g，荷叶 1 个，犀黄丸 1.8g（分 2 次吞下）。

【用法】水煎服。外用葛根 9g 研细末，和膏常搽鼻孔中。

【功用】清肺泄热。

【主治】鼻痔。症见鼻痔破溃，涕中带血，耳窍亦闭，脉滑数兼弦。

【来源】《千家名老中医妙方秘典》孔伯华验方

9. 风火牙痛饮

【组成】防风 6g，升麻 6g，青皮 10g，生地黄 15g，丹皮 10g，当归 10g，细辛 3g，生石膏 15g，知母 10g，牛膝 10g。

【用法】上药适量水先浸泡 30 分钟，再放火上煎 30 分钟，第 2 次煎 20 分钟，每剂煎 2 次，共煎得药液 250～300 毫升。将 2 次药液混合。每日 1 剂，空腹晚间睡前服。

【功用】清热降火，凉血活血，消肿止痛。

【主治】风火牙痛。

【来源】《千家名老中医妙方秘典》张先五验方

10. 牙周败毒饮

【组成】生石膏 30g，紫花地丁 15g，生地黄 15g，黄芩 10g，玄参 12g，大黄 6g。

【用法】将生药加水共煎，生石膏先下，浓缩两煎药液过滤，总量约200毫升，装瓶备用。口服每日2～3次，每次约50毫升。

【功用】清热泻火，解毒凉血。

【主治】急性牙周炎、牙龈脓肿、冠周炎等。

【来源】《千家名老中医妙方秘典》徐治鸿验方

11. 牛黄噙化丸

【组成】柿霜300g，硼砂60g，黄连100g，雄黄120g，金果榄40g，冰片40g，牛黄20g，麝香6g，绿豆粉300g。

【制法】上9味，雄黄水飞或粉碎成极细粉，冰片、牛黄、麝香研细，柿霜等五味粉碎成细粉，与上述雄黄、冰片等粉末配研混匀，过筛。每100g粉末加炼蜜25～45g制成大蜜丸，即得。

【用法】口服。每次1丸，随时噙化。

【功用】清热解毒，消肿止痛。

【主治】咽喉肿痛，口燥咽干，痰涎不出，咳嗽声哑。

【来源】《全国中成药处方集》天津方

12. 清音丸

【组成】元参、桔梗、山豆根、胖大海、薄荷叶、生硼砂、金果榄、射干、黄连各30g，诃子肉60g，金银花45g，麦冬45g，黄芩、生栀子、净金灯、川贝、甘草各15g。

【用法】共为细末，炼蜜为丸，每丸重3g。每次1丸，含在口中，缓缓咽下，每日含2～3丸。

【功用】清凉解热，生津止渴。

【主治】咽喉肿痛，声音嘶哑，口干舌燥，咽下不利。

【来源】《全国中成药处方集》天津方

13. 解毒散瘀汤

【组成】荆芥3g，桑叶、菊花、忍冬藤、败酱草、蒲公英、赤芍、决明子、白蒺藜、女贞子各9g，蝉蜕6g。

【用法】水煎服。

【功用】清热解毒，散瘀消肿。

【主治】双眼针眼（麦粒肿）。

【来源】《全国名老中医验方选集》莫维馨验方

14. 牙痛方

【组成】生石膏30g，薄荷叶6g，生赭石30g，怀牛膝9g。

【用法】水煎服。

【功用】清热泻火止痛。

【主治】牙痛、龈肿之属火热上冲者。

【来源】《医林拔萃》黄树曾验方

15. 牙痛灵

【组成】金银花4.5g，双钩藤6g，粉丹皮1.5g，丝瓜络9g，连翘壳6g，生柏叶4.5g，生甘草1.5g。

【用法】水煎服。

【功用】清热解毒，凉血祛风。

【主治】风热牙痛。

【来源】《医林拔萃》王聘贤验方

第五章　清热法的常用药对

清热法的常用药对，是指运用清热药与其他药配对应用，以达到清透或清泄气分邪热、或清泻脏腑火热、或清泄暑热、或泻火解毒、或清热凉血以止血、或清退虚热等目的。一般分为清热泻火药对、清热燥湿药对、清热解毒药对、清热凉血药对、清虚热药对。

一、清热泻火药药对

清热泻火药对，指运用清热泻火药与其他药（如清热凉血药、解表药、利水渗湿药、化痰药、养阴药等）配伍的药对。主要用于温病气分证、脏腑火热证。常用的清热泻火药对由石膏、知母、栀子等与其他药配伍组成。

（一）石膏

【药性分析】石膏味辛甘、性大寒。归肺、胃经。本品内服具有清热泻火、除烦止渴之功，性大寒，清热力强，为治温病邪在气分，壮热、烦渴、汗出、脉洪大等实热证的要药；入肺经，质重气浮，能清泄肺热而平喘，用于治疗肺热咳喘诸症；能入胃经，又善清泄胃火，可治胃火亢盛，胃火上炎之头痛、牙龈肿痛等症。本品煅后外用有清热收湿、敛疮生肌之效，可单用或与黄连、青黛等研粉外用。

【配伍规律】石膏与知母同用，清热泻火，治温病气分证及肺胃火热证；配竹叶清热除烦；配生地黄气血两清、生津止渴；配桑叶清宣泄肺，治燥热咳嗽；配黄连清胃热、泻胃火；配赭石清降肺胃，止呕平喘；配升麻升降同用，以清解阳明经之火热；配细辛相反相成，治内蕴郁热之牙痛及风邪上攻之头痛；配栀子清心脾伏火；配滑石清解暑热，且能收湿敛疮。

【常用药对】

（1）石膏配知母：石膏辛甘大寒，归肺胃经，味辛能透表解肌，寒能清泻火热，尤善清阳明胃腑之实热，质重沉降，辛凉走外，有两擅内外之功；知母苦甘寒，归肺胃肾经，其苦寒清热泻火，味甘质润而又滋阴润燥，《本经疏证·卷七》言其"能益阴清热止渴，人所共知"。二者相须配伍，清解阳明胃热之力倍增，又有滋阴润燥生津的作用。对于热病气分证，邪热弥漫之时，不可攻下，又不可施以芩、连等苦寒直折时，用此辛寒甘润法正宜。二药配对，常用于外感阳明气分热盛证，症见壮热，烦渴引饮，汗出恶热，脉洪大有力，为治阳明经热证的经典组合；二药均归肺胃经，清泻肺胃火热，又养阴润燥生津，故合用又可用于肺胃火热证、消渴证等。

（2）石膏配竹叶：石膏辛甘大寒，辛能透邪退热，寒能清热泻火，甘能生津除烦止渴，为治阳明气分热证及肺胃火热证的要药；竹叶甘辛淡寒，质轻上浮，上能清心除烦，中能清胃热，下能利小便泄邪热。二药配伍以清心胃之热，合奏清热除烦之功，且能热去不伤阴。

（3）石膏配生地黄：石膏辛甘大寒，功能清热泻火，除烦止渴。本品外解肌热，内清肺胃邪热，为清阳明气分邪热之要药；生地黄药性甘苦寒，功能清热凉血、养阴生津，为温病血分证常用药。石膏偏于清气，生地黄偏于凉血，二药相伍，达到气血两清、生津止渴之效。用于治疗温病气血两燔，高热口渴发斑证，也可用于热在气分而津伤，症见身热、烦渴，脉浮滑大数等。

（4）石膏配桑叶：石膏质重而气浮，为辛寒之品，外能解肌肤邪热，内能泄肺胃之火；桑叶甘寒清润，入肺经，质轻疏散，既能疏散肺卫风热，又能清润肺燥而止咳。二药配对，辛寒甘寒并用，一宣一泄，以清肺金燥热见长，用治肺金燥热咳嗽。

（5）石膏配黄连：石膏辛甘大寒，为清泻气分实热及肺胃火热之要药，且能除烦止渴；黄连大苦大寒，既能清热燥湿，又能泻火解毒，善清泻心胃之实火，为清热泻火解毒之要药。二药相伍，清热泻火除烦之力倍增，为治胃热、胃火证及热病心烦之常用药对。

（6）石膏配赭石：石膏辛甘大寒，善清泄肺胃之火；赭石苦寒清降，质重镇潜，既有平肝潜阳之功，又有重镇降逆、凉血止血之效，为重镇清降之要药。二者配对，相使为用，共奏清降肺胃、止呕平喘之功。即所谓："胃热亢盛，非大寒石膏则其热不除；火气冲逆于上，非赭石重坠而其逆莫制。"另外，二药相合，寒凉降泄，火降血止，又可用于血热吐衄之证。

（7）石膏配升麻：石膏辛甘大寒，功能清热泻火，除烦止渴，入肺胃经，善清泻肺胃之火热；升麻辛微甘微寒，归肺脾胃大肠经，功能发表透疹，清热解毒，升举阳气，善清阳明胃经之热。石膏降泄阳明胃热，升麻引阳明清气上升，二药升降配合，石膏得升麻，能上达头面，清头面阳明之火；升麻得石膏，则解毒之力更强。合用以治阳明胃火上炎证及其他火热热毒证。

（8）石膏配细辛：石膏辛甘大寒，清热泻火，除烦止渴，尤善清胃火；细辛辛温，功能祛风散寒，通窍止痛，温肺化饮，细辛辛香气浓走窜，升散之力颇强，有较好的止痛作用。二药相伍，相反相成，以细辛之升浮引石膏上行头面而清热，石膏之寒凉则可制细辛之温燥，清而不郁遏，散不助热，共奏清热泻火、通络止痛之功。二者合用，以治疗火热内蕴之牙龈肿痛及风热上攻之头痛、头风。

（9）石膏配栀子：石膏味辛性寒，能清热泻火，解肌除烦，可清解脾胃伏火；栀子苦寒降泄，轻清上行，具有泻火除烦、清利湿热、凉血解毒之功，长于清心火而除胸膈之烦。二者合伍，心脾两清，可使内郁之火得解，上炎之火得散，用治心脾伏火证。

（10）石膏配滑石：石膏甘寒清热泻火，又具有辛味，清泄中有透达之性；滑石甘淡性滑，渗湿利窍，气寒质重，清热降泄，既能清膀胱热结而利水道，又能解暑热利暑湿。二药相伍，清泄透达，上下分消，合奏清泄邪热、解暑之功，用于暑热烦渴，小便短赤等。另外，煅石膏与滑石配伍使用，又有收湿敛疮之功，可用于湿疮、湿疹、烫伤的治疗。

（二）知母

【药性分析】知母味苦甘、性寒，入肺胃肾经。本品质润，苦寒而不燥。功能清热泻火、滋阴润燥。为治温病气分证常用药，且上能清肃肺气，以泻肺火、润肺燥、止咳嗽，用于治疗肺热咳嗽以及阴虚燥咳证；中能清胃火、除烦渴，用于治疗胃热证及消渴证；下能泻相火、滋肾阴、润肾燥而退骨蒸，用于治疗阴虚火旺之骨蒸潮热、盗汗等。

【配伍规律】知母配芦根清热泻火、养阴生津，治温病气分证及肺胃火热证；配鳖甲滋阴清虚热；配山药，上清肺热、养肺阴，中清胃热、养胃阴，下清肾火、滋肾阴；配百合清肺润肺，除烦安神；配地骨皮清肺润肺，退虚热；配黄连，清胃热、泻心火；配天花粉，清肺胃之热，生津润燥止渴；配黄芩能清泄肺热。

【常用药对】

（1）知母配芦根：知母苦甘寒，属清润之品，归肺胃肾经，具有清热泻火、润燥滋阴的功效，上清肺润肺，中清胃热，下滋肾阴降虚火；芦根具有清热生津、除烦止呕、清肺止咳、利尿功效，其药性甘寒质轻，长于清肺胃之热，生津止渴，具有清热而不伤阴，生津而不恋邪的特点。二药相合，甘寒养阴，清热生津，可清三焦火热之邪，且清热不伤津，为清热生津常用药对。可用于温病气分证及胃热呕吐、肺热咳嗽等证的治疗。

（2）知母配鳖甲：知母药性苦甘寒，功能清热泻火、润燥、退虚热、滋阴，属清润之品，既可治实热证，又能治虚热，清热泻火及滋肾阴、降虚火作用均较好，用于火热证及阴虚骨蒸的治疗；鳖甲甘咸寒，功能滋阴潜阳、退热除蒸、软坚散结，《本草汇言》谓其"除阴虚热疟，解劳热骨蒸之药也"，本品为血肉有情之品，滋阴作用好，滋阴以退热除蒸。二药伍用，清虚热、滋阴除蒸作用更强。

（3）知母配山药：知母苦寒善清泻火热，味甘质润又能滋阴润燥，上行润肺泻火，下行补肾阴泻虚火，中能清胃热，润燥除烦；山药性味甘平，长于补脾胃、益肺肾，既能补益脾肺肾之气，又能滋养脾肺肾之阴，为气阴双补要药。二药相伍，清补结合，既清肺火、清胃热、泻肾火，又补肺阴、养胃阴、滋肾水，相得益彰。二药配合，用于治疗肺热燥咳、消渴证及肾阴不足等病证。

（4）知母配百合：知母味苦甘性寒而质润，清肺胃泻肾火，滋阴润燥除虚烦；百合甘寒清润，入肺能滋濡肺燥以止咳宁嗽，归心经可清养心阴以安神宁志。二药配对，百合甘寒清润不腻，知母苦寒降火不燥，共奏润养心肺、清热安神之功。用于治疗肺燥阴伤，干咳少痰，或痰中带血，口鼻干燥之证及热病后期，余热未清，气阴两伤，虚烦惊悸，坐卧不宁，失眠多梦等症。

（5）知母配地骨皮：知母味苦甘性寒，上行润肺泻火，下行补肾阴泻虚火，中能清胃热，清燥除烦；地骨皮味甘性寒，归肺肝肾经，能上行下达，走气分，能清泄肺热，除肺中伏火，入血分能凉血退蒸。二药同具甘寒之性，皆为清降实热、虚热之要药，配对使用，清泄肺热，退骨蒸之功更显。可用于肺火郁结，或热邪犯肺所致咳喘证及阴虚内热之骨蒸潮热、盗汗遗精等症。

（6）知母配黄连：知母与黄连，同属苦寒清热之品，都有较好的清胃降火作用。然黄连性燥，虽可除湿，但易伤阴；知母质润又具甘味，有滋阴润燥之功。二药配伍，相使为用，清胃降火作用大为增强，润燥兼施，扬长避短，清热而不伤阴，尤长于泻心胃之实热。同用于胃火炽盛所致口渴多饮、消谷善饥及心火亢盛所致口舌生疮、失眠等治疗。

（7）知母配天花粉：二药同归肺胃经。知母上能清肺热、养肺阴，中能清胃热、养胃阴；天花粉亦能清肺胃之热，又能生津止渴。二药配伍，相须为用，清热泻火、生津润燥之功益显。用于热病津伤口渴证、消渴证及肺热、肺燥咳嗽等病证的治疗。

（8）知母配黄芩：知母苦甘寒，既能清肺火，又能润肺燥；黄芩亦善清泄肺热。二药配对，清养与清解并用，共奏清泻肺火之功，而无伤阴之弊。用于治疗肺热咳嗽喘促之证。

（三）栀子

【药性分析】栀子味苦性寒，归心、肝、肺、胃、三焦经。内服具有泻火除烦、清热利湿、凉血解毒之功。本品苦寒清降，善泻三焦之火而除烦，用于热扰心神证，如温热病，邪热留于胸膈，心烦郁闷，燥扰不宁及火毒炽盛，高热烦躁，神昏谵语等；又能清肝胆湿热而退黄疸，利下焦湿热而通淋，为治疗湿热黄疸和湿热淋证的常用药物；本品清热凉血而有止血之效，可用治血热妄行的吐血、衄血、尿血等症。栀子外用能消肿止痛，生品研粉用水或醋调成糊状外敷，或与其他解毒消肿之品同用，可治跌打损伤及热毒疮疡。

【配伍规律】栀子配淡豆豉，宣散郁热，解郁除烦；配槐花，清肺泻肠，凉血止血；配牡丹皮清泄肝火，凉血止血；配连翘清心泻火、凉血解毒；配白茅根凉血止血、渗利湿热；配黄芩清肺热，利肝胆，凉血止血；配竹茹清热化痰、除烦安神，用于治疗痰热蕴结之心烦懊憹等；配滑石清热利湿通淋，用于治疗膀胱湿热淋证；配知母清心热、泻肺火，用于治疗热病心烦及肺热咳嗽等。

【常用药对】

（1）栀子配淡豆豉：栀子苦寒，能降火泄热；淡豆豉辛苦而寒，主升主散，宣散郁热。二药配对，栀子导热下行而清泄胸膈间烦热，淡豆豉透热于外而宣解胸膈间郁热，一清一解，清解适宜，发汗解肌，宣透表邪，清泄里热，解郁除烦。可用于外感风热，温病初起之身热不甚，头痛，周身不适及温热病后期，余热未清，以致胸中烦闷，心中懊恼，夜不能眠者。

（2）山栀配槐花：栀子苦寒，归心、肺、三焦经，体轻入气，性阴又可入血，入气分有泻火除烦、清热利湿、解毒消肿作用，入血分又可清血之热而凉血止血，可治咳血、吐血、衄血、尿血、便血等多种出血证；槐花味苦而微寒，归肝、大肠经，具有凉血止血，清肝明目作用，善清泄肠热而治下部血热出血证。二药配对，栀子泻肺热，槐花清肠热，上下并治，脏腑兼顾，二者相辅相成，具有较好的清热凉血止血作用。用于治疗火热、湿热伤络所致的出血证，俾邪热得清，湿热得除，血自归经而血止。二者炒炭入药，清热凉血作用虽缓，但止血作用增强。

（3）栀子配牡丹皮：栀子味苦性寒，寒能清热，苦亦能清泄邪热，有较强的清热泻火、解毒作用，炒焦能凉血止血；牡丹皮味苦辛微寒，功能清热凉血，活血散瘀，具有"凉血而不留瘀，行血而不致妄行"的特点。二药都能清热凉血，疏泄肝胆郁热。但栀子偏走气分，善清气分郁热，通泄三焦实火，又能凉血解毒，消肿止痛，而牡丹皮善入血分，泄血中伏火且退蒸。二药相伍，一走气分，一入血分，有气血两清之功。《本草崇原》"盖肝喜散，遏之则劲，宜用栀子以清其气，气清火亦清；肝得辛为补，牡丹皮之辛，从其性而醒之，是即为补，肝受补，气展而火亦平。"栀子、牡丹皮二药常相互配伍以清泄肝火，主治肝郁化火所致头痛目赤，面红口干，月经不调等，亦可用于邪热内犯营血所致的高热、昏谵及出血证。

（4）栀子配连翘：栀子苦寒泄降，善能清热泻火，又有凉血解毒之功，统治三焦诸经之郁火。连翘亦能清热解毒，消痈散结，《本草求真》云："连翘味苦微寒，质轻而浮，书虽载泻六经郁火，然其轻清气浮，实为泻心要剂。心为火主，心清则诸脏与之皆清矣。"二药配伍则相辅相成，既可清心除烦，又能泻火解毒，相伍用于温病热入心包而出现高热神昏、烦躁不安，或心经火盛所致口舌生疮、尿赤短涩等，亦可用于热毒壅盛之痈疽疮肿的治疗。

（5）栀子配白茅根：栀子苦寒，清热泻火、凉血止血，且能清利湿热；白茅根甘寒，功能凉血止血，清热利尿。二药相配，凉血止血、渗利湿热之功倍增，用于血热吐血、衄血、尿血及热淋等病证治疗。

（6）栀子配黄芩：栀子为苦寒之品，归心肺三焦经，既入气分而泻火，又入血分而凉血，以泻心、肺之实热而除胸膈之烦，清泄三焦实火及肝胆湿热而利小便为其特点；黄芩亦为苦寒之品，具有清热泻火解毒作用，善清肺热，清胆经邪热，同时既清气分之实热，又能凉血止血。二药相须为用，降泄同施，气血并治。且黄芩得栀子之助清肺热之力更强，共奏清肺泻火、清利肝胆、凉血止血之功，用于治疗肺热咳嗽证，血热妄行之出血证及湿热黄疸病证。《本草汇言》谓"上焦之火，栀子可降，然舍黄芩不能上清头目"，二药常相须为用。

（7）栀子配竹茹：栀子能清泻三焦火热，尤善清心火，且能利湿；竹茹功能清热化痰、和胃降逆、宁神开郁除烦。二药合伍，清热祛痰、除烦安神功显。用于治疗痰热蕴结之心烦懊憹、泛恶、胁痛、小便短赤等症。

（8）栀子配滑石：栀子药性苦寒，具有清热利湿的作用，导湿热从小便而出，可用于湿热淋证的治疗；滑石甘淡质滑，性寒清热降泄，入膀胱经，有滑利降下之功，善利尿通淋，为治热结膀胱所致热淋、石淋之要药。二药配伍，栀子偏清血分热，滑石能清气分热，清热利湿通淋，用于治疗膀胱湿热淋证。

（9）栀子配知母：栀子苦寒降泄，主入心经，善清心火，为治热病烦闷之要药，其气薄味厚，轻清上行，能入肺经走气分，善清肺经之热，《珍珠囊药性赋》谓"本品轻飘而象肺，色赤而象火，又能泻肺中之火"；知母味苦甘性寒，性寒而不燥，既能清实热，又可退虚热，能清肺润肺，亦可清心除烦。二药相伍，清心热、泻肺火，用于热病心烦及肺热咳嗽等的治疗。

（四）芦根

【药性分析】芦根味甘性寒，质轻，归肺、胃经。能清透肺胃气分实热，并能养阴生津，除烦止渴，清热不伤胃，热病津伤之心烦口渴之证较为常用。因其生津而无恋邪之弊，清热之中又有宣透作用，故温病初起、风热表证及麻疹而见发热、口渴者，亦为常用之品。对于脏腑火热证，上可清肺热，治肺热咳嗽、咳痰黄稠及肺痈咳吐脓血，中可清泄胃热而降逆止呕，下能清热利尿以治小便短赤、热淋涩痛。

【配伍规律】配白茅根，一气一血，善清泻肺、胃及膀胱邪热；配石膏清热泻火、除烦止渴；配麦冬，清养结合，既清肺胃邪热，又能养胃之阴；配薏苡仁清肺排脓消痈；配竹茹清肺化痰止咳，清胃止呕；配天花粉，合奏清热生津、清肺止咳之效。

【常用药对】

（1）芦根配白茅根：芦根味甘性寒，归肺胃经，具有清热生津、清肺止咳、清胃止呕、利尿之功；白茅根亦为甘寒之品，归肺胃膀胱经，功能凉血止血、清热利尿。二药皆为甘寒凉润之品，均能入肺胃二经，均有清泄肺胃邪热及利尿之功。芦根其功用主要在气分，长于清肺胃气分邪热；白茅根其功用主要在血分，长于清肺胃血分邪热而凉血止血。两药配伍，一气一血，气血双清，合奏清热利尿之功。用于肺热咳嗽、咳血，胃热口渴、呕吐，以及膀胱湿热所致小便淋漓涩痛或尿血者。

（2）芦根配石膏：二药均为清热泻火药，均入肺胃经，均有清热泻火、除烦止渴之功，相须为用，清热泻火力增强，用于治疗温病发热、津伤口渴及肺热咳嗽、胃火牙痛等。

（3）芦根配麦冬：芦根具有消热生津止渴、止呕除烦的作用；麦冬有养阴润肺、益胃生津、清心除烦的作用。二药相伍，清养结合，既能清肺胃之热，又能养肺胃之阴，可用于热病津伤口渴、肺热咳嗽、胃热呕吐及暑热烦渴等证的治疗。

（4）芦根配薏苡仁：芦根味甘性寒质轻，善入肺经，能清热生津，清肺止咳；薏苡仁味甘淡凉，亦可入肺经，功能清肺利湿排脓。二药配伍，具有清热排脓消痈之功，常用于治疗肺热咳嗽、肺痈咳吐脓血痰浊等。

（5）芦根配竹茹：二药同为甘寒之品，同归肺胃经，均有清泄肺胃邪热、止呕、除烦的功效。然芦根兼能生津；竹茹兼能化痰。二药相伍，具有清肺化痰止咳、清胃止呕之功，用于肺热痰饮咳嗽及胃热呕吐病证的治疗。

（6）芦根配天花粉：芦根与天花粉均为较平和的清热泻火药，同归肺胃经，都有清热生津、清肺止咳之功。二药合用，清热不伤阴，善治热病烦渴及肺热咳嗽等证。

（五）天花粉

【药性分析】天花粉甘微苦微寒，归肺胃经。寒能清热，甘能养阴，本品善清胃热养胃阴，长于生津止渴，用于热病口渴、消渴证；本品又能清肺热而润肺燥，用于治疗燥热伤肺、干咳少痰、痰中带血等肺热燥咳证；天花粉尚有清热解毒、消肿排脓的作用，用于热毒炽盛之痈肿疮疡的治疗，对疮疡未溃者有消肿作用，已溃脓出不畅者则有排脓作用。

【配伍规律】配栝楼皮，清热生津，宽胸散结，用于治疗热伤肺津、肺失清肃而见痰饮咳逆干咳痰少、口渴、胸闷不舒者；配石斛、沙参、麦冬等清热养阴、益胃生津，用于治疗热病伤津口渴及消渴证等；配葛根清热生津力胜，

第五章　清热法的常用药对

263

为治消渴常用药对；配川贝母润肺止咳力胜，用于治疗肺燥干咳少痰者，配浙贝母清肺化痰、散结力强，用于治疗肺热痰饮咳嗽及痰核瘰疬等；配天冬清肺降火、养阴生津，用于治疗肺热燥咳，甚或肺肾虚火上炎咯血者。

【常用药对】

（1）天花粉配栝楼皮：天花粉和栝楼皮虽同出一物，然一用其根，一用其果皮，二者功效有差异，但可协同应用。天花粉功偏于泻火润燥，生津止渴；而栝楼皮则长于清化热痰、利气宽胸。二药配伍，相佐相制，生津润燥而不令气壅留饮，利气清热而不致耗津助燥，合奏清热生津、宽胸散结之功，可治热伤肺津、肺失清肃而见干咳痰少、口渴、胸闷不舒者。

（2）天花粉配石斛：天花粉微苦微寒，能清热泻火，味甘能养胃阴、生津液；石斛甘微寒，功能益胃生津、滋阴清热，属清补之品。二药均能清胃热、养胃阴、生津液，配对使用，其效更显，可治胃热津伤口渴及消渴等证。

（3）天花粉配葛根：天花粉既能清肺胃之热，又能滋养肺胃之阴；葛根甘凉，既能清热，又能生津，且能升津上承于口。二药相伍，清热生津力更强，为治热病津伤口渴及消渴证常用药对，尤善治消渴。

（4）天花粉配川贝母或浙贝母：天花粉能清肺热、润肺燥，且能消肿排脓；川贝母，功能清肺润肺、化痰止咳、散结消肿，其润肺作用较佳；浙贝母则有清热化痰止咳、散结的作用，清热化痰散结较佳。天花粉与川贝母相合，润肺止咳力胜，可治肺燥干咳少痰者；与浙贝母配伍，则清肺化痰、散结力强，可治肺热痰饮咳嗽及痰核瘰疬等。

（5）天花粉配天冬：天花粉味甘微苦微寒，能清肺热、润肺燥；天冬甘苦性寒，入肺肾经，功能清肺肾之火，养阴生津。二药相配，共奏清肺降火、养阴生津之功，用于治疗肺热燥咳，甚或肺肾虚火上炎、灼伤肺络之咯血者。

（六）竹叶

【药性分析】竹叶甘寒能入心经，善清心泻火除烦，用治热病津伤，烦热口渴；味辛透散，又可用治外感风热所致烦热口渴。本品既能上清心火，又淡渗通利，能下利小肠，使热邪从小便而解，多用于治疗心火上炎之口舌生疮及心火下移小肠之小便短赤涩痛。

【配伍规律】配竹茹，清心泻胃，除烦止呕，治热病心烦，呕吐等症；配荷梗清心火、利小便、祛暑湿、畅胸膈，治暑热、暑湿证；配木通清心利小便，治心火上炎口舌生疮及心火下移小肠之小便淋痛。

【常用药对】

（1）竹叶配竹茹：竹叶甘寒，善清心泻火、除烦止渴，用治热病心烦口渴，又淡渗通利小便，用治心火亢盛、口舌生疮及热移小肠之小便淋痛；竹茹甘寒清润，既善清痰热而除烦，又清胃热而止呕。二药配伍，清上导下，清心泻胃，除烦止呕。用于热病心烦、呕吐等症的治疗。

（2）竹叶配荷梗：竹叶甘辛淡寒，归心胃小肠经，体轻气薄，具有清热除烦、利尿作用，可导热下行，令其从小便而解；荷梗味苦性平，中空体轻，具有祛暑清热、理气宽胸、升发清阳、安胎之效。竹叶以清利为主，荷梗以升清为要，二药配伍，一升一降，相互为用，清心火，利小便，祛暑湿，畅胸膈，消胀除满。可治夏日外感暑热或暑湿而见烦热口渴、小便不利等症。

（3）竹叶配木通：竹叶、木通二药均能上清心火，下利小便渗利湿热，且能使心火从小便降泄。二药配伍，其效更强，用于心火上炎口舌生疮及心火下移小肠之小便赤涩热痛等的治疗。

（七）夏枯草

【药性分析】夏枯草苦辛性寒，归肝胆经。苦寒能泄热，本品能清泄肝火，消肿止痛，兼具养肝之功，通过清肝、养肝以明目。可治肝火上炎之目赤肿痛，头痛眩晕，与补养肝阴之品同用，可用治肝阴不足，目珠疼痛，至夜尤甚者。

【配伍规律】配菊花清肝明目，平抑肝阳，治疗肝火目疾及肝阳上亢之证；配玄参、连翘清热散结，治瘰疬痰核；配黄芩清肝胆邪热；配昆布、海藻等消痰散结，治痰火郁结之瘰疬痰核瘿瘤；配僵蚕化痰软坚散结；配浙贝母清热化痰散结；配葛根内清外疏，升降同用，治头痛。

【常用药对】

（1）夏枯草配菊花：夏枯草清肝火、平肝阳；菊花亦有清肝明目，平抑肝阳之功，且能疏散风热。二药同归肝经，配伍使用，共达清肝、凉肝、平肝之功，用于治疗肝火上炎、肝经风热引起目赤肿痛，以及肝阳上亢导致头痛、眩晕等。

（2）夏枯草配玄参：夏枯草苦辛性寒，能清肝火而散郁结；玄参甘苦咸寒，能滋阴降火，润燥软坚。二者相伍，共奏软坚散结、滋阴降火之功，用于治疗肝火郁结的瘰疬痰核。

（3）夏枯草配黄芩：夏枯草入肝胆经，能清泻肝胆之火；黄芩味苦性寒，清热泻火解毒力强，能入胆经，清少阳胆经邪热。二药相伍，清泻肝胆火热之力更胜，用治肝胆实火上炎所致头痛眩晕、目胀耳鸣等。

（4）夏枯草配昆布：夏枯草苦辛性寒，功能清肝火、散郁结；昆布咸寒，功能消痰软坚、利水消肿。二药合用，有清火散结、消痰软坚之功效，用于治疗痰火郁结之瘰疬痰核瘿瘤。

（5）夏枯草配僵蚕：夏枯草味苦辛、性寒，入肝胆经，味辛善散郁结，性寒擅长清热泻火；僵蚕味咸辛、性平，入肝肺经，有息风止痉、祛风止痛、化痰软坚之功。两药伍用，化痰软坚散结之功明显增强，用于痰火郁结之瘰疬痰核及风热上攻头痛目赤、咽喉肿痛等病证的治疗。

（6）夏枯草配浙贝母：夏枯草味辛能疏化，味苦能降泄，寒能清热，具有清热散结之功；浙贝母具有清热化痰，开泄散结的作用。二药配伍，清热化痰散结效佳，多用于瘰疬痰核、瘿瘤等证的治疗。

（7）夏枯草配葛根：夏枯草归肝胆经，既能清肝经火热，又能补肝体以制亢阳；葛根升阳解肌祛风。《临证指南医案》谓"头为诸阳之会，与厥阴肝脉会于巅……厥阴风火，乃能逆上作痛。故头痛一证，皆由清阳不升，火风乘虚上入所致"。夏枯草清肝胆，使循经上炎肝胆之郁火直折，配葛根升发清阳，止痛解肌，两药相合，升降同用，内清外疏，治外感风热头痛及顽固性头痛效佳。

（八）决明子

【药性分析】决明子味甘苦咸微寒，归肝大肠经。苦寒泄热，甘咸益阴，既可清肝明目，又能养肝明目，可治风热、肝火上攻之目赤肿痛、羞明多泪及肝肾阴亏之目暗不明、视物昏花者，以清肝火见长；本品又能清热而平肝，治肝火或肝阳头痛眩晕。另外，本品药性凉润，具有清热润肠通便之效，可治内热肠燥便秘证。

【配伍规律】配谷精草疏风清热、明目退翳，治风热、肝热及肝肾不足目疾；配石决明清肝明目、平肝潜阳，既可用于肝热、肝虚等目疾，又可用于肝阳上亢头痛眩晕的治疗；配菊花、桑叶等，清肝、养肝、平肝，治肝热、风热、肝虚目疾及肝阳上亢头痛眩晕等。

【常用药对】

（1）决明子配谷精草：决明子甘苦咸微寒，清肝养肝明目；谷精草辛甘性凉，善于疏散风热而有明目退翳之效。谷精草得决明子，则得以寒而清热，且益肝肾而明目；决明子得谷精草，则其散风热之邪、清肝火之功增强。二者相须为用，相辅相成，明目之力更胜，可用于风热、肝热及肝肾不足目疾的治疗。

（2）决明子配石决明：决明子可清肝养肝明目，兼能平肝，以清肝明目效佳；石决明功效平肝潜阳、清肝明目，平肝潜阳力胜。二者相须配伍，合奏清肝明目、平肝潜阳之功，常用于肝热肝虚目疾及肝热、肝阳上亢头痛眩晕等的治疗。

（3）决明子配菊花：决明子清肝养肝明目，又平抑肝阳；菊花功能疏散风热、清肝明目、平抑肝阳、清热解毒。二药均能清肝明目、平抑肝阳，合用配对，其效更佳。二者相须为用，可清肝、养肝、平肝，用治肝热、风热、肝虚目疾及肝阳上亢头痛眩晕等。

（九）谷精草

【药性分析】谷精草味辛甘，性平，归肝肺经。本品质轻上浮升散，药性平和，凉散肝经风热而具有明目退翳之功，善于治疗风热及肝火所致目赤肿痛。《本草纲目》谓"凡治目中诸病，加而用之，甚良，明目退翳之功，似在菊花之上也。"另外，本品能疏散头面风热，与他药配伍，可用于风热头痛及风火牙痛的治疗。

【配伍规律】配密蒙花，疏风清热，养血明目退翳，治风热、肝热及虚证目疾；配青葙子，清肝明目，治肝热、肝火目赤肿痛；配木贼疏肝、清肝、明目退翳，治风热、肝热目疾。

【常用药对】

（1）谷精草配密蒙花：谷精草辛甘性平，具有明目退翳，疏散风热之功，其性轻浮升散，善于疏散头部风热，而无寒凉遏抑之弊，长于治风热之目疾；密蒙花味甘微寒，寒能清热，甘能补益，可用治肝火及肝虚之目疾，虚实均可使用，《本草经疏》言"密蒙花为厥阴肝家正药，所主无非肝虚有热所致。盖肝开窍于目，目得血而能视，肝血虚则为青盲肤翳，肝热甚则为赤肿眵泪，赤脉，及小儿痘疮余毒，疳气攻眼。此药甘以补血，寒以除热，肝血足而诸症无不愈矣。"两药合用，疏风清热，养血明目退翳，对肝血不足，风热上壅，目生翳膜，视物不清，迎风流泪之虚实目疾均能取得良效。

（2）谷精草配青葙子：谷精草具有明目退翳、疏散风热的作用；青葙子苦寒沉降，功专清肝凉血，明目退翳。两药同用，可加强清肝明目之功，因谷精草味辛，二药合用，凉而不郁，用于治疗肝热目赤翳障、视物昏暗等疾的治疗。

（3）谷精草配木贼：谷精草辛甘性平，具有明目退翳、疏散风热之功，善治肝热、风热目赤肿痛、头痛等；木贼味甘苦性平，具有疏散风热、明目退翳、凉血止血之效，善治风热目赤、翳障多泪等。二药相合，共奏疏肝、清肝、明目退翳之功，可治风热、肝热所致目赤肿痛、多泪等眼目疾病。

二、清热燥湿药药对

清热燥湿药对，指运用清热燥湿药与其他药（如清热泻火药、利尿通淋药、化湿药等）配伍的药对，主要用于治疗湿热所致的泻痢、黄疸、淋证等多种湿热病证及多种火热、热毒病证（清热燥湿药除清热燥湿外，大多具有清热泻火解毒作用）等。常用的清热燥湿药对由黄芩、黄连、黄柏、苦参等组成。

（一）黄芩

【药性分析】黄芩味苦性寒，归肺、胆、脾、大肠、小肠经。寒能清热，味苦能燥湿，本品清热燥湿作用较强，可治湿热泻痢、湿温、暑湿证、湿热黄疸、淋证等多种湿热病证，尤善清中上二焦湿热，为治湿温暑湿所致胸脘痞闷常用药；能泻火解毒，善清肺热，为治肺热咳嗽常用品。又入胆经，清胆火而和解少阳，用治邪在少阳所致寒热往来，口苦咽干等；能解毒消肿，用于治疗疮疡肿毒及咽喉肿痛等；本品兼入血分，能直折火势而凉血止血，可用于治疗血热出血证；黄芩尚有清胎热安胎作用，治热扰胎动不安病证。

【配伍规律】黄芩配柴胡清透结合，和解少阳，为治伤寒少阳证最佳配伍组合；配黄连、黄柏，清热燥湿、泻火解毒力倍增，用于多种湿热病证及火热、热毒病证的治疗；配槐花、地榆等，清热泻火、凉血止血，用于治疗下焦血热出血证；配天冬，清肺热而不伤阴；配白芍清热止痢、坚阴止痛，用于热利、湿热痢疾病证的治疗；配桑白皮清肺热、止咳喘；配白术清热凉血、补脾统血以安胎，治湿热内蕴所致胎漏、胎动不安；配阿胶清热止血、润肺止咳，治燥热伤肺所致咳嗽、痰中带血等；配浙贝母清肺热、化痰浊，治肺热痰饮咳嗽及肺痈。

【常用药对】

（1）黄芩配柴胡：黄芩苦寒降泄，功能清热燥湿，泻火解毒，止血安胎；柴胡苦微寒，具有疏散退热、疏肝解郁、升举阳气之功。黄芩清泻半表半里之邪热，柴胡疏透半表半里之邪。二药相伍，一降一升，一清一透，清透结合，和解少阳，为治伤寒少阳证的最佳药对配伍，主治伤寒邪在少阳所致寒热往来，胸胁苦满，口苦，咽干，目眩等；又柴胡入肝经，疏散肝气郁结；黄芩入胆经，清利胆腑之热。二者相伍，又能疏利肝胆，可用于肝胆气郁化火证的治疗。

（2）黄芩配黄连、黄柏：黄芩、黄连、黄柏俗称"三黄"，三者皆为苦寒之品，均有清热燥湿、泻火解毒作用。黄芩作用偏清中上二焦之湿热，善清肺热和少阳胆经邪热；黄连大苦大寒，为泻实火，解热毒之要药，作用主要在中焦，为治胃肠之湿热泻痢要药，善清心火、清胃热；黄柏作用偏下焦，善治下焦湿热淋证、痿痹、带下等，又能泻相火、退虚热。"三黄"虽作用部位有所偏重，但均有很好的清热燥湿、泻火解毒作用，相须配伍，其效倍增，可用治泻痢、淋证、黄疸、带下等多种湿热病证及多种脏腑火热证、外科疔疮疖肿等热毒病证。

（3）黄芩配槐花：黄芩味苦性寒，长于清热泻火，尤善清解肺与大肠之火热邪毒，且有止血作用；槐花苦寒清降，偏行下焦，善清肝与大肠之实热，且凉血止血，《药品化义》谓"槐花味苦，苦能直下，且味厚而沉，主清肠红下血，痔疮肿痛，脏毒淋沥，此凉血之功能独在大肠也。"二药配对，气血双清，相辅相助，清热泻火、凉血止血之功尤著，且走下焦，善治下部出血，用于治疗肠风便血及妇女月经过多，崩漏属血热者；另外，黄芩能清胆热；槐花清肝热。两者相伍，又能清肝胆之火热，可用治肝胆火热证，现临床用于高血压病证属肝胆有热者。

（4）黄芩配天冬：黄芩为苦寒之品，善清泄肺热；天冬甘苦性寒，甘寒滋阴生津，苦寒清热降火，能清肺热润肺燥。二药配伍，清润结合，补泻并施，以黄芩清肃肺热，以天冬既滋阴降火，又制黄芩苦燥伤阴之性，相使相制，补不恋邪，泻不伤正，合奏清泄肺热之功，用治肺热咳嗽、胸闷、痰黄之症。

（5）黄芩配白芍：黄芩味苦性寒，苦能燥湿，寒能清热，善清肺、少阳邪热及大肠湿热；白芍酸甘微寒，甘酸化阴养血，柔肝缓急，苦寒泄热，且缓急止痛。二药配伍，一泄大肠之热，一敛阴和阴顾虚，共奏清热止痢、坚阴止痛之功。黄芩配白芍为治疗热痢、湿热痢疾的常用药对。另外，黄芩能泄血分之热而清胎火；白芍益肝阴，开血之结。共用泄热而不伤胎，养正而不滞气。二药合用善治湿热积滞肠中所致热痢腹痛、热病后期虚烦不得眠以及妊娠恶阻等病证。

（6）黄芩配桑白皮：黄芩苦寒，清热泻火作用强，善清肺热、泻肺火；桑白皮甘寒泄降，清肺热止咳喘，止咳作用较好。二药相伍，共奏清泻肺热、止咳平喘之功，用于肺热咳喘病证的治疗。

（7）黄芩配白术：黄芩苦寒而降，清热燥湿，泻火解毒，去热安胎；白术甘温味厚，健脾益气安胎。二药配伍，一补一泻，一温一寒，相互制约，相互促进，清热凉血，补脾统血，泻火利湿，安胎的力量增强。朱丹溪云"黄芩、白术乃安胎圣药，俗以黄芩为寒而不敢用，盖不知胎孕宜清热凉血，血不妄行，乃能养胎，黄芩乃上、中焦药，能降火下行，白术能补脾也。"可治湿热内蕴，胎热升动，恶心呕吐，胎漏、胎动不安等。

（8）黄芩配阿胶：黄芩苦寒，功能清热泻火解毒、凉血止血，尤善清泄肺热；阿胶甘平滋润，功能滋阴润肺、补血止血。二药配伍同用，一清一补，合奏清热止血、润肺止咳之功。主治燥热伤肺所致咳嗽、痰中带血等症。

（9）黄芩配浙贝母：黄芩苦寒，清热泻火力较强，尤善清泄肺热；浙贝母亦为苦寒之品，功能清热化痰止咳、散结，善治热痰证及瘰疬瘿瘤、疮痈肺痈等。二药配对，清肺热、化痰浊，可治肺热痰饮咳嗽及肺痈等证。

（二）黄连

【药性分析】黄连为大苦大寒之品，归心、脾、胃、肝、胆、大肠经。具有清热燥湿、泻火解毒作用，作用强，应用广。尤长于清中焦湿热，多用于肠胃湿热所引起的泻痢和呕吐，为治疗湿热泻痢的要药；清脏腑实热作用广泛，可清泻心、胃、肝等多个脏腑的实热，尤善清心热、泻胃火，为治心热烦躁失眠及胃热呕吐、胃火牙痛之佳品；本品泻火解毒力强，为治痈肿疔毒、耳目肿痛的常用药，尤善疗疔疮肿毒；通过泻火以凉血，亦可用于火热炽盛所致出血证。

【配伍规律】配大黄，泄降下行，清热泻火、解毒凉血力增，可用于肠胃湿热积滞证及多种火热上炎之证、热毒病证的治疗；配木香清热燥湿、行气止痛，治湿热泻痢证；配葛根，清升浊降，清热止利，治协热下利证及湿热泻痢等；配枳实，清热化痰除痞以治胸痹、脘痞，泻火行气宽肠以止泻痢；配厚朴，清热燥湿，行气导滞，治湿热中阻泻痢、里急后重之证；配升麻，升降相因，清头面阳明邪热；配干姜，寒热并用，辛开苦降，治寒热互结之心下痞证；配苏叶，寒热并用，清热化湿、和胃畅中；配半夏寒热并用，辛开苦降，化痰除痞止呕；配生姜止呕逆；配竹茹清热燥湿化痰、降逆止呕除烦；配藿香、佩兰等，清热化湿止呕；配吴茱萸，寒热并用，相反相成，共达清泻肝火、降逆和胃、开郁散结之功；配乌梅酸苦合用，调中止泻；配阿胶清热滋阴、安神，治热病虚烦失眠；配肉桂寒热并用，交通心肾，治心肾不交所致心悸怔忡、失眠多梦等；配细辛寒热并用，清宣郁火、止痛，治口舌生疮及牙龈肿痛等。

【常用药对】

（1）黄连配大黄：黄连味苦性寒，功能清热燥湿、泻火解毒，善于清泄中焦湿热及心、胃火热，守而不走；大黄亦为苦寒之品，但药性沉降，力猛善行，走而不守，直达下焦，善能荡涤胃肠实热积滞而长驱直下，入血分能泻血分实热而凉血。二药配伍，一走一守，泻火、清热、解毒、凉血之力大增，既清气分实热、又泻血分火毒，同时，还具有下结除滞、涤肠通便之功。临证可用于治疗肠胃湿热积滞证，血热妄行之上部出血证，火邪上炎所致的目赤肿痛、咽喉肿痛、牙龈肿痛，胃热痞满证等。

（2）黄连配木香：黄连苦寒，燥湿清热、凉血解毒而清肠止痢；木香辛苦性温，为行气止痛要药，既能行肠胃结气而消胀止痛，又能芳香化湿而健脾开胃。二药相伍，苦辛通降，寒温并施，相济配合，共奏清热燥湿、行气导滞之功，用于治疗湿热泻痢、腹痛、里急后重等症。

（3）黄连配葛根：黄连味苦性寒，能清热燥湿止泻痢，为治湿热泻痢病证的要药；葛根味甘辛，性凉，轻杨升散，既能解阳明肌腠外邪而发表，又甘凉生津止渴，且能鼓舞脾胃清阳之气上升而止泻痢。二药配伍，辛开苦降，清升浊降。正如刘完素所谓"盖治痢惟宜辛苦寒药，辛能发散，开通郁结，苦能燥湿，寒能胜热，使气宣平而已"，合用可达解肌、清热止泻痢之功而无伤津之虞，可治协热下利证及湿热下痢等证。

（4）黄连配枳实：黄连味苦性寒，泻火解毒，上清心胃之热，下泄大肠之毒；枳实辛苦微寒，上能化痰除痞，下可宽肠理气。二药配对，清消结合，从上而治，一泄心胃之热，一化痰消积，共收泄热化痰除痞之功，用于痰热互结之胸痹、脘痞之证；从下而治，一除大肠湿热火毒，一宽肠调气，合奏泻火宽肠止痢之功，用于湿热积滞之泻痢、腹痛、里急后重等症。

（5）黄连配厚朴：黄连苦寒降泄，具有清热燥湿、泻火解毒之功，燥泄胃肠之湿热，为治胃肠湿热泻痢证的要药；厚朴苦辛性温，芳香温燥，入脾胃大肠经既能燥化脾胃之湿，又能行胃肠之气滞。二药合用，温清并施，使湿热得清，脾胃调和，中焦气机得以畅通，用于治疗湿温、暑湿停滞中焦，内伤湿热泻痢、腹胀、呕吐等症。

（6）黄连配升麻：黄连苦寒降泄，清热泻火解毒，长于清泄胃热、胃火；升麻辛微甘微寒，升散透解，入肺经，长于透散肌表风邪疹毒，入脾胃经，既能解阳明经热毒，又能升脾胃清阳之气。两药相伍，一降一升，清中有散，升中有降，升麻载黄连上行以清解头面火热、热毒，黄连苦降防升麻升散太过，使上炎之火得散、内郁之热得降，共奏清热解毒、疏散风热之效。用于治疗外感风邪疫毒攻冲头面及胃火上炎所致头面红肿热痛、牙痛、口舌生疮等。

（7）黄连配干姜：黄连苦寒，泻火解毒，清热燥湿，厚肠止泄痢；干姜辛热，散寒开结，温脾暖胃而化痰饮。二药配伍，辛开苦降，寒热并用，共奏除寒湿、清热积、开痞结、止泻利之功。可治中焦寒热互结，心下痞满，呕吐，肠鸣下利。

（8）黄连配苏叶：黄连味苦性寒，功能清热燥湿，泻火解毒，尤长泻心、胃之火热；苏叶辛温芳香，能行气宽中，化浊和胃止呕。黄连得苏叶，不致过寒伤胃；苏叶得黄连，不致化火助热。二药寒温配对，辛开苦降，平调寒热，共奏清热化湿、和胃畅中之功。用于治疗湿热阻困中上二焦所致恶心呕吐，胸闷不舒之证；胃中气滞热郁，胃失和降而感胃脘痞满，嗳气，呕恶，不寐，眩晕等以及肝胃郁热，胃气上逆所致的妊娠恶阻、胎动不安证等。

（9）黄连配半夏：黄连苦寒降泄，清泄胃热而燥湿，以开中焦气分之热结；半夏辛散苦燥温通，性质沉降，长于燥脾湿而化痰浊，降胃气而止呕吐，又能辛散消痞结。二药配伍，寒热并用以和其阴阳，辛开苦降以调其升降。清热无碍祛湿，燥湿又无妨清热，相辅相成，共奏清热化痰、散寒开结、除痞止呕之功。用于治疗寒热互结之心下痞满证、痰热互结之胸痹及胃热呕吐等病证。

（10）黄连配生姜：黄连味苦性寒，善清胃热止呕吐；生姜味辛性温，有解表散寒、温胃止呕之功，有"呕家圣药"之称。二药配伍，共奏降逆止呕之功，且生姜可制黄连之苦寒，防其伤胃用于治疗湿热中阻的呕吐之证。

（11）黄连配竹茹：黄连寒清苦降，功能清热燥湿、泻火解毒，除对胃肠湿热泻痢效佳外，又善清心泻火除烦，清胃止呕逆；竹茹味甘性微寒，属清润之品，既清肺化痰除烦，又可清胃止呕逆。二药相合，清热燥湿化痰、降逆止呕除烦之力更胜。用于治疗湿热、痰热中阻胸脘痞满、呕吐、噎膈及痰火扰心烦躁失眠等证。

（12）黄连配藿香：黄连味苦性寒，善清胃火，除中焦胃肠之湿热，为止呕止痢常用药；藿香辛散而不峻烈，微温化湿而不燥热，既醒脾化湿，又降气和胃，为和中化湿止呕之要药。二药相伍，性味虽殊，而同入中焦脾胃，一清热中之湿，一除湿中之热，湿化热清，则呕吐自除。

（13）黄连配吴茱萸：黄连苦寒，清热燥湿，泻火解毒；吴茱萸味辛苦热，辛散温通，归肝、胃、肾经，既能温肝暖胃以散寒止痛，又能疏肝降胃而止呕，且能温肾散寒助阳止泻。二药寒热配对，《删补名医方论》谓"黄连为主，以实则泻子之法，以直折其上炎之势；吴茱萸从类相求，引热下行，并以辛燥，开其肝郁"，二药配伍，一主一辅，一寒一热，相反相成，合奏清泻肝火、降逆和胃、开郁散结之效，用于治疗肝火偏旺，肝胃不和而致胁肋疼痛、呕吐吞酸、嘈杂等症。另外，黄连清肠止痢，吴茱萸畅中行气，合用又可治疗痢疾腹痛、里急后重。

（14）黄连配乌梅：黄连苦寒，苦能燥湿，寒能清热，善除脾胃大肠湿热，为治湿热泻痢的要药；乌梅酸涩性平，敛肺涩肠，生津开胃。二药配对，酸苦合用，清热燥湿不伤阴，生津涩肠不碍邪，共奏清热泻火、解毒固肠、调中止痢之功。用治湿热泻痢之证。

（15）黄连配阿胶：黄连苦寒，善泻心火而除烦热；阿胶味甘质润入肾滋阴、养血而润燥。二药配对，既能清心热，又能滋肾阴，清补并投，肾水得养则能上济于心，使心火不亢，心火得降则心神自宁，水火既济，心肾交合，共奏清热滋阴、安神之功。阿胶得黄连之苦则滋阴补血而不腻滞，黄连得阿胶之甘则苦燥而不伤阴。二药合用，可治热病虚烦失眠之证。

（16）黄连配肉桂：黄连苦寒，功能清心火，制阳亢，驱心中之阳下降至肾而不独盛于上；肉桂辛甘大热，气厚纯阳，入下焦，能助肾中阳气益命门之火，蒸肾中之阴得以气化而上济于心。二药相伍，一阴一阳，一寒一热，相反相成，能使肾水和心火升降协调，彼此交通。二者配伍之妙，正如李时珍所言："一冷一热，一阴一阳，阴阳相济，最得制方之妙，所以有成功而无偏胜之害也。"用于治疗心肾不交之心悸怔忡、心烦不安、失眠多梦等症。

（17）黄连配细辛：黄连苦寒，善清泄胃火；细辛辛温宣散，上行止痛。二药配伍，一寒一热，辛苦同施，辛以散火，苦以降泄，一阴一阳，寒热互用，而无偏胜之害，两药相合，清宣郁火。可治心经火盛口舌生疮及胃火牙龈肿痛等症。

（三）黄柏

【药性分析】黄柏为苦寒之品。入肾、膀胱经。具有清热燥湿、泻火除蒸、解毒疗疮之功。本品苦寒沉降，清热燥湿之力与黄芩、黄连相似，但长于清泻下焦湿热，善治下焦湿热之带下、热淋、痿痹等；本品泻火解毒作用亦较好，多用于皮肤、五官的疮痈疔疖，红肿疼痛，内服、外用均可取效；本品既能清实热，又善泻相火，退虚热，为治阴虚发热、盗汗遗精等症的常用之品。

【配伍规律】黄柏配知母，清实热、退虚热，治下焦湿热证及阴虚火旺证；配栀子，增强清热泻火解毒及清热除湿之效；配龟甲滋阴降火，治阴虚内热证或虚火妄动出血证；配生地黄，共奏清热泻火、凉血止血及养阴之功；配赤芍，具有清热解毒退黄，凉血止痢之效；配肉桂，寒热同用，清补并施，共达利尿通淋以除癃闭之效；配白头翁，清热解毒、凉血止痢；配车前子、木通、滑石等清热利尿通淋、止带；配薤白清热燥湿、通阳行气，治湿热下痢、里急后重；配苍术清热除湿，治下焦湿热痿痹证、带下、湿疹阴痒等。

【常用药对】

（1）黄柏配知母：黄柏味苦性寒沉降，归肾、膀胱经，具有清热燥湿、泻火解毒、退热除蒸作用，长于清肾经相火、泄下焦湿热而坚阴；知母苦甘寒，质柔性润，归肺、胃、肾经，上能清肺热，中能清胃热，下能泻肾火，且有滋阴润燥之功。二药均有清实热、退虚热作用，相须为用，坚阴与养阴并用，清热不化燥，养阴不助湿，共奏清热燥湿，养阴降火退热之功，用于肺肾阴虚火旺之骨蒸潮热盗汗和肾水不足、相火妄动所致的梦遗滑精及下焦湿热所致淋证、带下等病证的治疗。

（2）黄柏配栀子：黄柏苦寒，清热燥湿、泻火解毒，尤长于清泄肾中相火及下焦湿热；栀子味苦性寒降泄，而又质轻可上行，既清心、肺之实热而除烦，又能清泄三焦实火及肝胆湿热而利小便。二者相须为用，清热祛湿之功尤显。用于多种火热热毒证及湿热黄疸、淋证等的治疗。

（3）黄柏配龟甲：黄柏苦寒，主降阴火而救肾水；龟甲甘寒清润，咸寒潜降，既能补肝肾益阴，又能敛浮阳退虚热。二药相伍，清补结合，滋阴降火，同趋一辙，养阴不敛邪，清利不伤阴，滋中有降，清中有补，标本兼治，两全其用。可治阴虚发热、骨蒸劳热、五心烦热、盗汗遗精及阴虚血热所致月经过多、崩漏等。

（4）黄柏配生地黄：黄柏味苦性寒沉降，泻火坚阴，主泻肾中相火，使火去不复伤阴；生地黄甘寒质润，入肾经，能清热凉血、养阴生津。二药配伍，泻火以坚阴，滋阴以清热，泻中寓补，补中寓泻。共奏清热泻火、凉血止血及滋阴生津之功。可用于治疗肝肾阴虚、虚火内生之骨蒸潮热，盗汗遗精等；消渴病，以下消最为适宜；胃热牙宣以及下焦湿热之尿血、便血等。

（5）黄柏配赤芍：黄柏苦寒，功能清热燥湿、泻火解毒，能清大肠湿热而止泻痢，泻湿热蕴结而退黄疸；赤芍苦微寒，功能清热凉血，散瘀止痛，清肝泻火。二药配对，共奏清热解毒退黄，凉血止痢之功。用于湿热黄疸及血分热毒，赤痢腹痛，赤多白少，里急后重等症的治疗。

（6）黄柏配肉桂：黄柏苦寒，清相火而燥湿坚阴；肉桂辛甘大热，气厚纯阳，入下焦能助肾中阳气而益命门之火，益火以消阴，又能入血分温通血脉而散寒止痛。二药配对，寒热同用，甘苦并施，燥湿清热而不寒滞，能使阴出于阳；温阳化气而不生邪热，能使阳入于阴。用于治疗肾阳不足，气化不行，湿热内停所致的尿闭不通之证，症见尿热不甚，尿前带白，淋漓渐成癃闭，小腹急结，但无茎中疼痛者。

（7）黄柏配白头翁：黄柏苦寒降泄，功能清热燥湿以泻痢；白头翁亦为苦寒之品，入胃大肠经，具有清热解毒、凉血止痢之效，能入血分除肠胃热毒蕴结，为治热毒血痢要药。二药相伍，清热燥湿解毒之力倍增。用于治疗热毒痢疾里急后重，肛门灼热，泻下脓血，赤多白少等症。

（8）黄柏配车前子：黄柏苦寒沉降，能清热燥湿，善治下焦湿热带下、淋证等；车前子甘微寒，能清热利湿，善治湿热淋证，亦可清热利湿止带，治带下。二药配伍，合奏清热祛湿以止淋、止带之效。用于治疗湿热蕴阻膀胱之小便灼热、淋痛及湿热下注之黄带等。

（9）黄柏配薤白：黄柏苦寒清热燥湿，可用于治疗湿热泻痢之证；薤白辛散温通，可调大肠之气滞。二药配伍，辛开苦降，以通为主，寒温并用，以清为主，清热燥湿之中有通阳行气之功，防苦寒清热而遏阳滞气。可治大肠湿热致气机壅滞，下痢赤白，腹痛里急后重。

（10）黄柏配苍术：黄柏苦寒清热燥湿、泻火解毒，善治下焦湿热淋证、痿证、痹证、带下等；苍术辛香苦燥，内既可燥湿健脾，外又能祛风除湿。二药寒温配伍，相反相成，清热除湿之功甚佳。用于下焦湿热痿证、痹证、带下、湿疹阴痒等病证的治疗。

（四）龙胆

【药性分析】本品大苦大寒，功能清热燥湿，尤善清肝胆及下焦湿热，为清利肝胆经及下焦湿热的要药，可治湿热黄疸、带下、湿疹、阴肿阴痒等；本品既能清热燥湿，又能清热泻火，苦寒沉降，清泻肝胆实火之力较强，用治肝火上炎之头晕头痛、目赤、口苦及肝经热盛、热极生风所致的高热惊厥、手足抽搐等。

【配伍规律】配黄连清热燥湿、泻火解毒，治肝火上炎证、热极生风证及湿热痢疾等；配大黄清降火热、清利湿热，治肝胆实火上炎证、肝胆湿热下注证及火热迫血妄行之吐衄等；配柴胡，升降同用，疏肝泻火、条达肝气；配石决明清肝火、平肝阳，治肝火上炎、肝阳上亢之头痛、目赤肿痛等；配当归、生地黄清补结合，泻中有补，清肝又补肝，使清泻之中不伤阴血。

【常用药对】

(1) 龙胆配黄连：龙胆味苦性寒，清热燥湿，气味厚重而沉降下行，既长于泻肝胆实火，又善于清泄肝胆下焦湿热；黄连苦寒，功能清热燥湿、泻火解毒，除善治中焦湿热泻痢及心胃之火热证外，亦可用于肝经火热之证。二药配伍，清热燥湿、泻火解毒之力大增。常用于治疗肝经热盛、热极生风所致高热惊厥、手足抽搐及肝火上炎所致目赤肿痛等症。另外，二药相伍，亦能用于治疗湿热痢疾。

(2) 龙胆配大黄：龙胆大苦大寒，专入肝胆，功善清泄肝胆之火、清利肝胆湿热；大黄苦寒沉降，降泄火热，凉血止血，且能疏通下焦湿热。两者均属苦寒至阴之品，配伍合用，清降火热、清利湿热之力强大。可用于肝胆实火上炎证、肝胆湿热下注证及火热迫血妄行之吐衄等证的治疗。

（3）龙胆配柴胡：龙胆苦寒沉降，清泻肝胆实火、清利肝胆湿热；柴胡轻清上行，疏肝解郁，条畅肝胆之气。二药配用，一升一降，共奏疏肝泻火、调达肝气，使寒而不郁，升而不致过散。用于治疗肝胆湿热郁滞的口苦、胁痛。

（4）龙胆配石决明：龙胆为大苦大寒之品，入肝胆二经，气味俱厚而能导热下行，为清降肝胆实火之要药；石决明为咸寒之品，质重沉降，善平肝潜阳，为凉肝镇肝之常用药。二药配伍，清肝火、平肝阳，相使为用，用于治疗肝火上炎、肝阳上亢之头痛、目赤肿痛等。

（5）龙胆配当归、生地黄：龙胆苦寒，既能泻肝胆实火，又能清利肝胆湿热；当归、生地黄补养阴血。配对使用，泻中有补，使清泻之中不伤阴血。可用于治疗肝胆实火，耗伤阴血之证。

（五）苦参

【药性分析】苦参味苦性寒，归心肝胃大肠膀胱经。苦能燥湿，寒能清热，为纯阴纯降之品，可治多种湿热之证。《本草正义》谓其"退热泄降，荡涤湿火，其功效与黄连、龙胆皆相近。"清热燥湿之中尤善除下焦湿热，治湿热蕴结大肠之泻痢、肠风下血及带下等；本品入膀胱经，能利尿、清利膀胱湿热，可治小便淋痛；苦参又善祛风止痒、燥湿杀虫，《滇南本草》言其"疗皮肤瘙痒，血风癣疮，顽皮白屑"，苦参为皮肤科常用药品，可用于治疗湿热风毒所致的疥癣、阴痒、皮肤瘙痒等症。

【配伍规律】配黄连清热燥湿力增，治湿热泻痢；配木香清湿燥湿、行气止痛，治痢疾之下利、里急后重等；配茯苓、猪苓、泽泻等祛湿利尿，治小便不利、水肿兼有湿热者；配蛇床子燥湿、杀虫止痒，治湿疮疥癣、阴痒带下、皮肤瘙痒等皮肤疾病。

【常用药对】

（1）苦参配黄连：苦参味苦性寒，入胃、大肠经，苦寒清热燥湿以治疗胃肠湿热之泄泻、赤白痢疾、腹痛、里急后重等证；黄连大苦大寒，清热燥湿力强，为治湿热泻痢要药。二药相伍，清热燥湿之功更强。用于治疗湿热所致之下痢或泄泻。

（2）苦参配木香：苦参苦寒，功能清热燥湿止痢；木香辛香苦温，功能行气止痛、健脾化湿。二药配伍，共奏清热燥湿、行气止痛之功。可治湿热痢疾所致下利、腹痛、里急后重等症。

（3）苦参配茯苓：苦参性味苦寒，主降泄，入膀胱经，能利尿、清利膀胱湿热而通淋涩；茯苓味甘淡平，功能利水渗湿、健脾。二药配对，共奏祛湿利尿之功。可治小便不利、水肿兼有湿热者。

（4）苦参配蛇床子：苦参味苦能燥湿，性寒能清热，有清热祛风止痒、燥湿杀虫之功；蛇床子辛苦温，内服能燥湿，外用能杀虫、祛风止痒。二药配伍，燥湿、杀虫止痒之效更著。可治湿疮疥癣、阴痒带下、皮肤瘙痒等，内服外用均可。

（六）白鲜皮

【药性分析】白鲜皮苦寒，归脾、胃、膀胱经。具有清热燥湿、解毒、祛风止痒作用，善于治疗湿疮、湿疹、疥癣等皮肤疾病；又能清热利湿而退黄疸，用于治疗湿热黄疸；本品尚可祛风通痹，可治湿热痹证。

【配伍规律】配苦参清热燥湿、杀虫止痒，治湿热疮痒、黄疸等；配茵陈蒿清热除湿，治湿热黄疸、湿疮湿疹等病证；配地肤子清热除湿、祛风止痒，治湿疮湿疹等皮肤瘙痒类疾病；配蒺藜燥湿祛风止痒，治湿疮疥癣及皮肤瘙痒。

【常用药对】

（1）白鲜皮配苦参：白鲜皮清热燥湿、解毒、祛风止痒，善治湿疮、湿疹、疥癣，且能清热燥湿退黄治黄疸；苦参功能清热燥湿、杀虫止痒，可治湿热泻痢、黄疸、带下等湿热病证，亦为治皮肤瘙痒、疥癣的常用要药。二药配伍，清热燥湿、杀虫止痒之功更著。为治湿热疮痒等证的常用药对，黄疸病证亦可协同使用。

（2）白鲜皮配茵陈蒿：白鲜皮味苦性寒，功能清热燥湿解毒、祛风止痒，为治湿疮、湿疹、疥癣等皮肤湿热病证的要药，且能利湿退黄治黄疸，《本经》谓其"主头风，黄疸，咳逆，淋沥，女子阴中肿痛"；茵陈亦为苦寒之品，功能清利湿热、利胆退黄，为治黄疸要药，亦可用于湿疮湿疹。二药合用，清热除湿之功增强，用于湿热黄疸、湿疮湿疹等病证的治疗。

（3）白鲜皮配地肤子：白鲜皮具有清热燥湿、祛风止痒作用，为治湿疮、湿疹、疥癣等常用药；地肤子苦寒降泄，入膀胱经，善清利下焦湿热，用于湿热蕴阻膀胱所致的小便淋漓涩痛，又有较好的祛风止痒之功，用于风疹、湿疹、阴痒等皮肤类疾病。二药相伍，清热除湿、祛风止痒之效明显。为治湿疮湿疹等皮肤病证的常用药对。

（4）白鲜皮配蒺藜：白鲜皮具有清热燥湿、祛风止痒作用，善治湿疮、湿疹、疥癣等；蒺藜除平肝疏肝外，有较好的祛风止痒之效，可治风疹瘙痒。二药配伍燥湿祛风止痒力强，用于湿疮疥癣及皮肤瘙痒等疾的治疗。

三、清热解毒药药对

清热解毒药对是指由清热解毒药与其他药（如清热泻火药、疏散风热药、利湿药等）配伍的药对，用于治疗火热热毒所致的疮疡肿毒、风热热毒所致咽喉肿痛、热毒泻痢等病证。常用的清热解毒药对由金银花、连翘、蒲公英、鱼腥草、白头翁、土茯苓、板蓝根、射干等为主组成。

（一）金银花

【药性分析】金银花味甘性寒质轻，归肺、心、胃经。既能清热解毒，又善消痈散肿，为治疗一切阳证痈肿疔疮的要药，既可治外痈疔疮疖肿，又可治肺痈、肠痈等内痈病证；本品又有芳香疏散风热之功，可治外感风热表证。

炒炭能解毒凉血止痢，可治热毒血痢、便下脓血者，单用浓煎频服即可奏效，或伍他药；蒸馏制露能清热解暑，可用于暑热烦渴、痱子、热疮等的治疗。本品既解毒，又疏散，可用于温病的卫气营血各个阶段的治疗。

【配伍规律】配生地黄，清热解毒，养阴透热，可达气营两清之效；配连翘相须为用，清热解毒、疏散风热力倍增；配蒲公英，清热解毒，散痈消肿；配夏枯草泻火解毒、散结通滞，用于治疗火毒热结所致的痈肿疮疡；配浙贝母清热解毒、消痈散结，治痈肿疮毒；配当归清热解毒，活血消肿止痛；配生甘草，清热解毒力增，且寒不伤胃；配牛蒡子散风热、解热毒、利咽喉；配黄芩清热解毒以消疮肿、利咽喉；配薄荷散风热、透表邪；配黄芪解毒、托疮生肌；配天花粉清热解毒消肿，治外感风热或温病初起，身热头痛、咽痛口渴者，以及疮疡肿毒初起红肿热痛等；配忍冬藤清热解毒、疏风通络止痛，用于治疗外感风热、温病初起及风湿热痹。

【常用药对】

（1）金银花配生地黄：金银花味甘性寒，具有清热解毒、疏散风热、凉血止痢的功效，可用于温病发热、外感风热及痈肿疔疮等多种病证的治疗，既能解毒，又具轻清芳透特性，为治温病卫气营分证的要药；生地黄甘苦寒，既清热凉血，又养阴生津，为治温病营血分证常用药。二药配伍，清热不伤阴，养阴而不留邪，气营双清，共奏清热解毒、养阴透热之功。常用治疗温病营分证、气营两燔证，亦可治其他热病津伤口渴证等。

（2）金银花与连翘：金银花与连翘均为质轻性寒之品，均有清热解毒、疏散风热的作用。二者相伍，相须为用，协同增效，为临床常用药对之一。在外感病中，无论邪热在表、在里、在气、在血都可应用，广泛用于外感热性病及外科疮疡肿毒的治疗。

（3）金银花配蒲公英：金银花味甘性寒，清热解毒，散痈消肿；蒲公英味苦甘性寒，既能散痈肿解热毒，又可清湿热通淋浊。二药配伍，相须为用，清热解毒，散痈消肿之力更强。用于治疗外科疔疮疖肿、乳痈以及下焦湿热淋证等，为清热解毒常用药对。

（4）金银花配夏枯草：金银花味甘性寒，功能清热解毒，为热毒疮疡之要药；夏枯草辛苦性寒，泻火散结，行滞通络。二药相伍，清热解毒中寓化滞散结之效，共奏泻火解毒、散结通络之功。用于治疗火毒热结所致的各种疮疡。

（5）金银花配浙贝母：金银花甘寒，清热解毒，散痈消肿之力颇强；浙贝母苦寒，功能清热化痰、开郁行滞散结。二药配对，相辅相成，共奏清热解毒、消痈散结之功。用于治疗痈疽疮疡初起，局部红肿热痛。

（6）金银花配当归：金银花甘寒，清热解毒，散痈消肿；当归味甘辛性温，甘润补益，辛散温通，既能补血，又能活血。二药配对，一清一散，一补一消。痈疽疮疔初起，红肿热痛，二者配伍，共奏清热解毒、活血消肿止痛之功；疮疡久溃不愈，二者相伍，又能清补结合，解毒、生肌敛疮。

（7）金银花配甘草：金银花味甘性寒，气味芳香，性平稳而清热解毒力显著，为治热毒疮痈病证之要药；甘草味甘性平，生用能泻火解毒，又能补虚护胃。二药配伍，清热解毒力增强，且甘草能甘缓护胃，使寒不伤中。可用于各种热毒病证的治疗。

（8）金银花配牛蒡子：金银花甘寒质轻，芳香透达，功能疏散风热而透表，清热解毒而利咽；牛蒡子苦辛而寒，外用疏散表邪而透发疹毒，内可清泄热毒而利咽喉。二药合伍，相须为用，共奏疏散风热、解毒利咽之功。既可用于外感风热、温病初起所致发热恶寒，咽中不适，咳嗽咳痰不畅者，又可用于治疗热毒上攻咽喉，红肿疼痛，吞咽困难者。

（9）金银花配黄芩：金银花性甘寒，功能清热解毒，为治疮痈肿毒要药，又质轻上浮，入肺经，功能清热解毒利咽；黄芩苦寒，清热泻火解毒力强，亦为疮痈肿毒常用品，亦善入肺经，善清泄肺热，降火解毒以利咽消肿。二药配伍，清热解毒之功卓著。为治外科痈疡肿毒及热毒咽喉肿痛常用有效药对。

（10）金银花配薄荷：金银花为清热解毒之品，但质轻清散，又能疏散风热，为治风热表证及温病初起的常用药；薄荷辛凉，功能散风热、清头目、利咽喉，为疏散风热要药。二药配伍，疏散透表之力益显。用于风热表证或温病初起发热微恶风寒，无汗或有汗不畅，头痛，口渴，咽痛等的治疗。

（11）金银花配黄芪：金银花清热解毒，消痈肿；黄芪补气托疮生肌。二药配伍，合奏解毒消肿，托疮排脓生肌之效。用于治疗疮疡痈肿脓成不溃或已溃而脓液清稀，排出不畅，不能生肌收口者。

（12）金银花配天花粉：金银花味甘性寒，气味芬芳，具有清热解毒、疏散风热的作用；天花粉甘微寒，功能清热生津、润肺止咳、消肿排脓。二药配伍，共奏清热解毒消肿之功。用于外感风热或温病初起，身热头痛、咽痛口渴者，以及疮疡肿毒初起红肿热痛等症的治疗。

（13）金银花配忍冬藤：金银花清香质轻，既能疏透卫气分邪热，又能清解营血分热毒，为清热解毒之佳品；忍冬藤功能疏风清热、通络止痛。二药配伍，清热解毒、疏风通络止痛力增。用于治疗外感风热、温病初起，四肢酸楚、疼痛等，亦可用于热痹病证的治疗。

（二）连翘

【药性分析】连翘味苦微寒，入肺、心、小肠经，具有清热解毒、消痈散结、疏散风热的作用。本品轻清而浮，能疏散风热，透邪达表，用于治疗风热表证及温病初起；味苦泄降，又能清解里热，且善消痈散结。入心经，清心火，解疮毒，能散气血凝聚而消痈散结，故有"疮家圣药"之称，用于治疗疮痈、瘰疬等症。此外，连翘尚能利尿，可治热淋、小便短赤涩痛等。

【配伍规律】配牛蒡子疏散风热、解毒消肿利咽；配黄连清热泻火、解毒消痈；配菊花清热解毒、疏散风热之功更强；配蔓荆子疏散上焦头面风热、止痛，治风热上攻头面所致发热、头痛、目赤、咽干等。

【常用药对】

（1）连翘配牛蒡子：连翘味苦微寒而又质轻，既能清热解毒、消痈散结，又能疏散风热。张锡纯谓："连翘，具升浮宣散之力，流通气血，治十二经血凝气聚，为疮家要药。"牛蒡子辛苦寒，其辛能散结，苦能泄毒，寒而清热，《本草求真》谓"牛蒡子，今人只言解毒，凡遇疮疡痈肿、痘疹等症，无不用此投治，然犹未绎其义。凡人毒气之结，多缘外感风寒，营气不从，逆于肉里，故生痈毒。牛蒡味辛且苦，既能降气下行，复能散风除热，是以感受风邪热毒而见面目浮肿，咳嗽痰壅，咽间肿痛，疮疡斑疹，及一切臭毒、疹闭、痘疮紫黑、便闭等症，无不借此表解里清。"二药均有疏散风热、解毒消肿之功，协同配伍，其力更强。用于治疗风热、热毒所致咽喉肿痛及多种疮疡肿毒等。

（2）连翘配黄连：连翘味苦微寒，具有较好的清热解毒、消痈散结之功；黄连大苦大寒，清热泻火解毒力强。二药相互配伍，清热泻火解毒之力更强。用于治疗热毒炽盛所致疔疮痈疽，局部红肿热痛者。

（3）连翘配菊花：连翘味苦性寒，既能清热解毒、消痈散结，质轻又能疏散风热；菊花甘苦微寒，功能疏散风热，清肝平肝，又能清热解毒。二药配对，相须为用，清热解毒、疏散风热之功更著。用于治疗风热表证、温病初起及疮疡肿毒之证。

（4）连翘配蔓荆子：连翘味苦微寒，既能清泄里热，又质地轻清而浮，能疏散风热；蔓荆子辛苦微寒，气轻升浮升散，功能疏散风热、清利头目、止痛。二药配伍，共奏疏散风热、清热止痛之功，尤善清上焦、头面风热。治风热上攻头面所致发热、头痛、目赤、咽干等。

（三）蒲公英

【药性分析】蒲公英苦寒降泄，清热之中兼散滞气，为清热解毒、消痈散结之良品，无论内痈、外痈，皆可用之，主入肝胃经，清热解毒之中兼能通经下乳，故为治乳痈要药。且能清热利湿，利尿通淋，可用于治疗湿热黄疸淋证。

【配伍规律】配夏枯草清热泻火、解毒消肿、通滞散结，治痈疡肿毒，尤善治乳痈；配甘草清热解毒、止痛，治疮疡肿毒、咽喉肿痛、胃脘灼热疼痛等；配菊花以清热解毒、清肝明目；配栝楼散结消痈，治乳痈；配败酱草清热解毒、消痈散结排脓，用于多种痈疡病证的治疗。

【常用药对】

（1）蒲公英配夏枯草：蒲公英性寒，味苦甘，清热解毒之力较强，并有散结消肿的作用，善治痈肿疮疡，内痈外痈均可使用；夏枯草辛苦而寒，善清热泄火、疏通郁滞，消痈散结力强。二药配伍，协同增效，其清热泻火、解毒消肿、通滞散结之力更胜。用于火毒热结、气血郁滞所致的疮疡肿毒、瘰疬等病证的治疗。二药同入肝经，故尤善治肝经实火、热毒内蕴之乳痈。

（2）蒲公英配甘草：蒲公英味苦甘性寒，归肝、胃经，具有清热解毒，消痈散结，利湿通淋之功，清热解毒，消痈散结作用较强，为治痈疡之佳品，尤善治乳痈。《本草衍义补遗》："化热毒、消恶肿结核有奇功。"甘草味甘性平，归心、肺、胃经，味甘能缓急止痛，生用亦有很好的清热解毒之力。二药合伍，具有清热解毒、止痛之功。可用于疮疡肿毒、咽喉肿痛、胃脘灼热疼痛等病证的治疗。

（3）蒲公英配菊花：蒲公英苦甘寒，功能清热解毒、消痈散结；菊花苦甘微寒，功能疏散风热，清肝明目，平抑肝阳，清热解毒。二药同入肝经，合用清热解毒力增。用于热毒结聚之疮疡肿毒及肝热、肝火目赤肿痛等病证的治疗。

（4）蒲公英配栝楼：蒲公英苦甘而寒，主入肝、胃二经，功能清热解毒、消痈散结，为治疗乳痈要药；栝楼甘寒清润，功能清热化痰、利气宽胸、散结消痈。二药配伍，散结消痈，为治乳痈之常用药对。

（5）蒲公英配败酱草：蒲公英清热解毒，疏郁散结以消痈；败酱草清热解毒，祛瘀排脓。二药相伍，合奏清热解毒、消痈散结排脓之功。用于肺痈、肠痈、乳痈等病证的治疗。

（四）鱼腥草

【药性分析】鱼腥草味辛性寒，为清热解毒之品，可用于外科痈疡肿毒病证的治疗；主入肺经，善清肺热，祛痰止咳、消痈排脓，善治肺热咳嗽、咳痰黄稠及肺痈胸痛、咳吐脓血等，为治肺痈之要药。本品有清热除湿，利水通淋之效，可用于治疗小便赤涩淋痛等。

【配伍规律】配桔梗清热祛痰、排脓消痈，治肺热咳嗽及肺痈；配金荞麦清热解毒消痈，治肺痈；配蒲公英清热解毒、利尿通淋，治痈疡及热淋。

【常用药对】

（1）鱼腥草配桔梗：鱼腥草清热解毒作用强，长于解毒排脓而消痈；桔梗长于宣肺、祛痰、排脓消肿以治痈。二药同入肺经，相使为用，共奏清热祛痰、排脓消痈之功。用于肺热咳嗽及肺痈等病证的治疗。

（2）鱼腥草配金荞麦：鱼腥草具有清热解毒、消痈排脓、利尿通淋之功；金荞麦功能清热解毒、排脓祛痰、健脾消食。二药均有清热解毒、消痈之功，同归肺经，均为治肺痈的要药，相须为用，其效更强，为治肺热咳嗽、肺痈的佳对。同时也可用于其他痈肿疮疖的治疗。

（3）鱼腥草配蒲公英：二药均为清热解毒常用之品，均有清热解毒、利尿通淋作用。配对相伍，其效更佳，内痈外痈均可使用，为治痈疡疮肿及湿热淋证之有效药对。

（五）白头翁

【药性分析】白头翁苦寒降泄，归胃、大肠经，功能清热解毒、凉血止痢，用于治疗疮痈肿毒及热毒血痢。本品尤善清肠胃湿热及血分热毒，为治热毒血痢的要药。《药性论》谓其"止腹痛及赤毒痢，治齿痛，主项下瘤疬。"另外，本品煎水外洗，可杀虫止痒，用于治疗阴痒。

【配伍规律】配秦皮清热燥湿、凉血解毒，用于治疗热毒血痢；配黄柏泻热燥湿、清肠解毒，用于湿热、热毒痢疾的治疗；配苦参清热燥湿、杀虫止痒。

【常用药对】

（1）白头翁配秦皮：白头翁药性苦寒，入胃与大肠经，功能清热解毒，凉血止痢，为治热毒血痢的要药，主血分之病；秦皮性味苦涩寒，能清热燥湿、涩肠止痢，主气分之病。二药配对，一以治血，一以治气，相辅相助，具有较好的清热燥湿、凉血解毒作用，治痢之效尤为显著。现代研究表明，白头翁及秦皮均有明显的抗痢疾杆菌作用，白头翁煎剂及所含皂甙有明显的抗阿米巴原虫作用。二者配伍用于热毒血痢的治疗。名医朱良春用此二药配伍治湿热带下之证收效颇佳。

（2）白头翁配黄柏：白头翁苦寒降泄，既能燥泄大肠湿热，又能清解血分热毒，为治痢疾之要药；黄柏苦寒沉降，清热燥湿，长于清泻下焦之湿热。二药配对，相须为用，泻热燥湿，清肠解毒之力大增。用于湿热、热毒痢疾的治疗。

（3）白头翁配苦参：白头翁功能清热解毒、凉血止痢、杀虫止痒；苦参性味苦寒，具有清热燥湿、杀虫、利尿之效。二者配伍，内服清热燥湿以止泻痢，煎水外洗杀虫止痒，用于阴道瘙痒的治疗。

（六）大青叶

【药性分析】大青叶味苦性寒，归心、肺、胃经。既能清心胃二经实火，又能清热解毒，可用于火热、热毒所致咽痛；本品清热解毒力强，以清解表里之热，尤善入血分，具有凉血消斑之功，既可用于风热表证及温病卫分证，又能用于治疗热入营血、气血两燔之高热、神昏、发斑等症。善治营血证，为解毒消斑之佳品。

【配伍规律】配金银花清解表里之邪热、热毒，用于温病各个阶段的治疗及外科疗疮疖肿等；配紫草清热解毒、凉血消斑透疹，治温病发斑及麻疹、风疹等见发热、斑色紫暗者；配射干清热解毒、利咽消肿，治热毒咽痛喉痹等；配牛蒡子清热解毒消肿、凉血消斑，治热病发斑、咽肿喉痹；配栀子清热解毒、凉血、除烦，治热病发斑、咽痛、口渴心烦；配丹参凉血解毒祛瘀，治热毒瘀阻之疮毒、斑疹等。

【常用药对】

（1）大青叶配金银花：大青叶既能清热解毒，又能凉血消斑；金银花功能清热解毒、疏散风热。二药均能清解表里之邪热，相互配伍，清热解毒之力更强。可治温病卫气营血各个阶段，亦可用于外科疗疮疖肿等。

（2）大青叶配紫草：大青叶具有清热解毒、凉血化斑的作用；紫草功能清热凉血、解毒透疹。二药配伍，清热解毒凉血之功更彰。可治温病热入血分证，症见高热、神昏、发斑等；亦可用治疗麻疹、风疹等见发热、斑色紫暗者。

（3）大青叶配射干：大青叶味苦性大寒，功能清热解毒、凉血消肿；射干善清热解毒、利咽。二药配伍，共奏清热解毒、利咽消肿之功。可治热病所致咽喉肿痛、白喉、乳蛾等。

（4）大青叶配牛蒡子：大青叶功能清热解毒、凉血消肿；牛蒡子能疏散风热、解毒消肿利咽。二药配伍，清热解毒消肿、凉血消斑功效更强。可治热病发斑、咽肿喉痹等。

（5）大青叶配栀子：大青叶功善清热解毒、凉血消肿；栀子能清泻三焦火热热毒，又能凉血止血，清心除烦功著。二药配伍，合奏清热解毒、凉血、除烦之效。可治热病发斑、咽痛、口渴心烦等。

（6）大青叶配丹参：大青叶为苦寒之品，清热解毒力强，善入血分，凉血消斑效佳；丹参味苦性微寒，其功重在活血祛瘀。二药配伍，具有凉血解毒祛瘀之功。可治热毒瘀阻之疮毒、斑疹等。

（七）板蓝根

【药性分析】板蓝根苦寒，归心胃经。本品有清热解毒、凉血消肿之功，解毒力强，主治多种瘟疫热毒之证，如时行温病、丹毒、痄腮、大头瘟疫等；善清实热火毒，长于解毒利咽喉、消肿痛，用于治疗外感风热或温病初起，症见发热、咽痛较甚者为宜，可单味使用，或配伍他药。

【配伍规律】配板蓝根清热解毒、滋阴降火利咽，用于治疗多种咽痛及温疫邪毒发斑等；配山豆根、射干等清热解毒利咽，治热毒咽痛；配牛蒡子解毒利咽消肿，治风热、热毒咽肿喉痹及痈疮肿毒等；配茵陈清热解毒、利湿消疸，用于治疗湿热黄疸。

【常用药对】

（1）板蓝根配玄参：板蓝根味苦性寒，功能清热解毒，凉血利咽，可用于外感风热、温病初起之咽喉肿痛及温毒发斑，大头瘟疫，丹毒痄腮等，《分类草药性》"解诸毒恶疮，散毒去火，捣汁或服或涂"，善治咽痛；玄参甘苦咸寒，功能清热凉血，泻火解毒，滋阴，用于治疗温病热入营血证、咽喉肿痛、瘰疬痰核及阴虚发热、消渴便秘等，《本草纲目》"滋阴降火，解斑毒，利咽喉，通小便血滞"，亦善治咽痛，因其药性苦寒，能清热解毒，又味甘能滋阴，故可对热毒上壅及阴虚虚火上炎之咽痛，均可使用。二者配伍，清热解毒，滋阴降火。对热毒咽痛及阴虚虚火上炎之咽痛均有协同增效作用，对温疫邪毒发斑及痰火郁结之痰核瘰疬也常配合使用。

（2）板蓝根配山豆根：板蓝根味苦性寒，功能清热解毒，凉血利咽，善治风热、热毒咽喉肿痛；山豆根亦为苦寒之品，功能清热解毒，利咽消肿，为治热毒咽喉肿痛要药，《本草图经》谓"采根用，今人寸截含之，以解咽喉肿痛极妙。"二药配伍，清热解毒利咽之力倍增，相须为用，是治热毒咽喉肿痛的常用药对。

（3）板蓝根配牛蒡子：板蓝根功能清热解毒、凉血消肿，为治咽痛的要药，亦为治温病发斑、痄腮等的常用药；牛蒡子药性辛苦寒，能散能泄，能升能降，既可疏散风热、透疹，又可解毒消肿、利咽，亦善治咽痛喉痹。二药相伍，解毒利咽之功倍增。用于治疗风热、热毒咽肿喉痹及痈疮肿毒等。

（4）板蓝根配茵陈：板蓝根清热凉血解毒；茵陈清热利湿退黄消疸。二药配伍，具有清热解毒、利湿消疸之功。用于湿热黄疸证的治疗。

（八）射干

【药性分析】射干苦寒降泄，清热解毒，主入肺经，消肿利咽，常用治咽喉肿痛，对热毒所致的咽喉肿痛，兼有痰热者尤为适宜，为治咽喉肿痛的要药；本品味苦，能降泄，又有降气消痰、止喘咳之功，用于治疗痰饮咳喘证，尤宜于痰热咳喘。

【配伍规律】配山豆根清热解毒利咽，治热毒咽肿喉痹；配麻黄祛痰止咳平喘，治痰壅咳喘证；配牛蒡子疏风利咽、解毒消肿，治风热、热毒所致咽喉肿痛；配黄芩清肺泻火、解毒利咽，用于热毒咽喉肿痛，肺热痰饮咳喘等证的治疗。

【常用药对】

（1）射干配山豆根：射干与山豆根均为清热解毒之品，均味苦而性寒，同有清热解毒、利咽消肿的作用，可用于治疗热毒所致咽痛喉痹等。然射干苦降下泄，破结泄热，降逆消痰之力较强；山豆根苦寒较甚，泻火解毒尤著。二药配伍，相须为用，既加强清热解毒利咽之效，又有消痰散结之功。用于治疗热毒所致咽喉肿痛及痰热交阻之喉痹、痰不易咯出、喉中痰声如拽锯者。

（2）射干配麻黄：射干苦寒降泄，专入肺经。善于清肺火、利咽喉，为治咽肿喉痛的要药，同时又有较强的祛痰作用，为治痰壅咳喘的常用药；麻黄味辛微苦性温，为宣肺平喘的要药。二者相伍，祛痰止咳平喘功著，为祛痰平喘常用药对。用于治疗咳喘上气、喉中有水鸡声者，调整二药配比，寒热之证均可使用。

（3）射干配牛蒡子：射干清热解毒、祛痰利咽；牛蒡子疏散风热、解毒利咽。二药配伍，既能清热解毒利咽，又能疏散风热而消肿。常用于治疗风热、热毒所致的咽喉疼痛、红肿不利。

（4）射干配黄芩：射干清热解毒、祛痰利咽，为治热毒咽痛之常用药，兼痰热者尤宜；黄芩功能清热燥湿、泻火解毒，善清泄肺热。二药配对，清肺泻火、解毒利咽之力更强。用于治疗热毒咽喉肿痛，肺热痰饮咳喘等证。

（九）土茯苓

【药性分析】土茯苓味甘淡平，归肝、胃经。既解毒利湿，又能通利关节，除治梅毒外，又可用于风湿侵袭关节所致的筋脉骨节拘挛疼痛。本品甘淡利湿，又常用于治疗湿热疮毒及湿热下注所致淋证、阴痒带下等。

【配伍规律】配重楼清热解毒，治疮疡肿毒；配薏苡仁解毒除湿，通利关节，缓挛止痛，治风湿痹证而筋脉拘挛、骨节疼痛；配萆薢解毒祛湿泄浊、利关节，治湿热邪浊所致的关节肿痛、小便淋浊及带下等；配白鲜皮清热解毒利湿，治湿疮湿疹、带下、湿热痹证等；配白花蛇舌草清热解毒利湿，治热淋、带下、湿疹；配白茅根清热解毒、除湿利尿，治湿热淋浊、小便不利、水肿等。

【常用药对】

（1）土茯苓配重楼：土茯苓甘淡性平，归肝、胃经，具有解毒除湿，通利关节作用，可治痈疮肿毒，梅毒及淋浊带下，湿疹瘙痒，既解毒又利湿，可使湿热邪毒从小便排解；重楼苦微寒，有小毒，归肝经，功能清热解毒，消肿止痛，凉肝定惊，清热解毒力强，可用于痈肿疔疮，咽喉肿痛，毒蛇咬伤和跌打损伤，瘀血肿痛及小儿惊风抽搐等。二药合用清热解毒力倍增。用于治疗疔疮痈疡，红肿热痛等。

（2）土茯苓配薏苡仁：土茯苓甘淡性平，功能解毒除湿、通利关节，可治风湿侵袭关节所致的筋脉骨节拘挛疼痛；薏苡仁味甘淡凉，有渗湿除痹之效，可治风湿痹痛，尤宜于热痹。二药配伍，解毒除湿、通痹止痛效增。可治风湿痹证而筋脉拘挛、骨节疼痛等，偏热者尤宜。

（3）土茯苓配萆薢：土茯苓既能解毒除湿、通利关节，治风湿筋脉骨节拘挛，又利湿解毒，治湿热淋证、带下、湿疹等；萆薢利湿祛浊，用治膏淋、白浊、带下，且能祛风通痹，治风湿痹证。二药皆能泄湿浊、利关节。土茯苓偏解毒；萆薢偏渗利。二药配对，互为佐助，用于湿毒郁结蕴阻所致的关节肿痛、小便淋浊及带下等的治疗。

（4）土茯苓配白鲜皮：土茯苓功能解毒利湿，可治热淋、带下、湿疹；白鲜皮功能清热燥湿、解毒，善治湿热疮毒、湿疹疥癣，亦可祛风通痹，用于治疗湿热痹痛。二药相伍，合奏清热解毒利湿之功。用于湿疮湿疹、带下、湿热痹证等的治疗。

（5）土茯苓配白花蛇舌草：土茯苓甘淡渗利而解毒除湿、通利关节，为治梅毒要药，同时又善治热淋、带下、湿疹；白花蛇舌草微苦甘寒，有较强的清热解毒作用，用于疮疡肿毒、毒蛇咬伤，又有利湿通淋作用，用于热淋涩痛。二药配对，清热解毒利湿作用增强。用于热淋、带下、湿疹等的治疗。

（6）土茯苓配白茅根：土茯苓功能清热解毒、除湿利关节；白茅根功能凉血止血、清热利尿、清肺胃热。二药合伍，共奏清热解毒、除湿利尿之功。用于湿热淋浊、小便不利、水肿等的治疗。

（十）败酱草

【药性分析】败酱草辛苦微寒，归胃、大肠、肝经。具有清热解毒、消痈排脓、祛瘀止痛功效。本品辛散苦泄，解毒力强，既消痈排脓，又活血止痛，内痈外痈皆可治之，但善治内痈，尤为治疗肠痈的要药，未成脓已成脓均可应用；本品辛散行滞，有活血行瘀、通经止痛之功，用于治疗血瘀胸腹疼痛、产后瘀滞腹痛或痛经等，尤善用于产后瘀滞腹痛。

【配伍规律】配红藤清热解毒、活血祛瘀，治肠痈及经产血瘀证；配薏苡仁清热利湿、消肿排脓，治内痈及妇科经带湿热瘀阻之证；配金银花清热解毒消痈，治肠痈初起；配赤芍、牡丹皮等，清热祛瘀、活血止痛，治产后血瘀有热的腹痛及肠痈初起；配白头翁清热解毒、凉血止痢，治热毒血痢。

【常用药对】

（1）败酱草配红藤：败酱草辛苦微寒，为治肠痈要药，既能清热解毒、祛瘀止痛，又有消痈排脓之效，故肠痈未成脓已成脓均可使用，未成脓用之能解毒祛瘀止痛，已成脓用之可排脓，另外，其祛瘀止痛可用于多种血瘀疼痛之症；红藤功能清热解毒、活血止痛，其活血通络止痛作用较好，善治肠痈初起及跌打瘀痛、经行腹痛等。二药均为治肠痈要药，相须配伍，活血消痈作用更强，亦可用于经产瘀血疼痛证。

（2）败酱草配薏苡仁：败酱草味辛苦微寒，苦寒能清热解毒，味辛能散瘀通滞，且能排脓消痈，善治内痈，尤为治肠痈的要药，亦为经产血瘀证常用药，《本草纲目》言其"善排脓破血，故仲景治痈，及古方妇人科皆用之"；薏苡仁甘淡凉，功能利水渗湿、清热排脓，亦可治肺痈、肠痈等内痈病证，清热利湿又可用于妇科带下等。二药配伍，共奏清热利湿、消肿排脓之功。用于内痈及妇科经带湿热瘀阻之证的治疗。

（3）败酱草配金银花：败酱草具有清热解毒、排脓消痛之功，善治内痈；金银花清热解毒、疏散风热，为治疮疡肿毒要药，既可用于内痈，也可治外痈。二药配伍，清热解毒力增，协同用于肠痈病证初起的治疗。亦可用治疗其他热毒之证。

（4）败酱草配赤芍：败酱草清热解毒、祛瘀止痛、消痈散结；赤芍活血化瘀止痛。二药配伍，合奏清热祛瘀、活血止痛之功。可治产后血瘀有热的腹痛及肠痈初起触之有块而尚未成脓者。

（5）败酱草配白头翁：败酱草清热解毒、祛瘀止痛、排脓消痈；白头翁功能清热解毒、凉血止痢。二药均为清热解毒之品，合用共奏清热解毒、凉血止痢之效。败酱草祛瘀止痛，能祛肠胃毒邪蕴结之积滞，配用可用于下痢脓血、发热、里急后重等症的治疗。

（十一）紫花地丁

【药性分析】紫花地丁苦辛性寒，归心、肝经。苦泄辛散，功能清热解毒、凉血消痈，凡血热壅滞之红肿热痛之证，无论内痈、外疮均可应用，尤善治疗毒，为治疗毒之要药。本品兼解蛇毒，可以鲜品取汁服，或捣烂外敷患处。

【配伍规律】配野菊花清热解毒消肿，治热毒炽盛之蛇头疔、红丝疔及多种外科阳证疾病；配蒲公英清热解毒、消痈散结，治乳痈及其他外科阳证疮疡；配重楼清热解毒、消肿，治痈肿疔毒、毒蛇咬伤之证。

【常用药对】

（1）紫花地丁配伍野菊花：二者均有清热解毒消肿之功效，配伍应用，效用更强。用于治疗热毒炽盛之蛇头疔、红丝疔及多种外科阳证疾病。

（2）紫花地丁配蒲公英：紫花地丁味苦辛性寒，苦能泄热，寒能清热，辛能散，具有清热解毒、凉血消肿作用，为治疗疮痈肿的常用药，尤善治疗毒，《本草纲目》谓其"治一切痈疽发背，疔疮瘰疬，无名肿毒，恶疮"；蒲公英味苦甘，性寒，有清热解毒、消痈散结、利湿通淋之功，尤善治乳痈，《新修本草》谓其"主妇人乳痈肿"，《本草备要》言其："专治痈肿、疔毒，亦为通淋妙品。"二药合用，清热解毒、消痈散结之功倍增。为治疗乳痈及其他外科阳证疮疡的常用药对。

（3）紫花地丁配重楼：紫花地丁功能清热解毒、凉血消痈，为治疗疮要药，又能解蛇毒；重楼功能清热解毒、消肿止痛，为治痈肿疔毒、毒蛇咬伤之要药。二药配伍，清热解毒、消肿之功更著。可治痈肿疔毒、毒蛇咬伤等证。

四、清热凉血药药对

清热凉血药对是指以清热凉血药与其他药（如凉血止血药、清热泻火解毒药等）配伍的药对，用于治疗温病热入营血证、其他内伤杂病所致血热出血证等。常用的清热凉血药对由生地黄、玄参、赤芍等为主组成。

（一）生地黄

【药性分析】生地黄苦寒清热，甘寒质润养阴生津，入营、血分，为清热凉血止血，养阴生津之要药。本品清热凉血力强，常用于温病热入营血，身热，神昏谵语、吐衄发斑等证及脏腑热盛之吐衄、便血或崩漏下血等的治疗。本品既能清实热，又可养阴以退虚热，可用于治疗热病后期，余热未尽，夜热早凉等症。本品药性甘寒，养阴生津润肠功著，可用于多脏腑阴津亏损不足证，为治热病口渴、消渴证及肠燥便秘等证的常用药。

【配伍规律】配玄参清热凉血、养阴生津之力倍增，治温病热入营血证及多种阴液不足、津液亏损证；配大黄清热凉血、养阴通便，治火热炽盛出血证及热结便秘证等；配水牛角清热凉血、解毒消斑，治温病热入营血证；配牛膝清热降火，火降血止，治上部火热证、出血证；配侧柏叶清热凉血止血，治各种血热出血证；配牡丹皮清热凉血、养阴退热，治温病血分证及后期邪伏阴分、夜热早凉等症；配升麻升降同用，相反相成，治肺胃出血证；配乌梅，酸甘化阴，清热养阴生津；配石斛清热养阴、益胃生津，用于治疗热病津伤口渴及消渴证；配黄连清上滋下，水火既济；配木通清心养阴、利水通淋，治心火亢盛证；配百合清心养阴安神，治心阴不足、虚热扰神之心悸不安、心烦失眠者；配白术养阴健脾，调畅腑气以通便，治脾虚之便秘。

【常用药对】

（1）生地黄配玄参：生地黄、玄参都属清热凉血药，均有清热凉血及养阴作用。生地黄功偏凉血止血，又有很好的养阴生津作用；玄参功长于凉血解毒，二者同入血分，相须配伍，合奏清热凉血、养阴生津之效。临证常配合用于治疗温病热入营血证及后期阴津亏损所致津伤口渴、肠燥便秘，亦常用于其他热性病、内伤杂病中出现阴液亏损、不足，如阴虚虚火喉痹、消渴等。

（2）生地黄配大黄：生地黄甘苦性寒，具有清热凉血，养阴生津作用；大黄苦寒沉降，力猛善走，泻下攻积力强，除常用治阳明腑实证之外，通过泻下可使火热热毒下行从下窍排除，而达到泻火解毒、降火止血之效。二药配对，攻补兼施，动静结合，清泻不伤正，养阴不腻滞，共奏清热凉血、养阴通便之功。临证用于治疗火热炽盛出血证及热结便秘证等。

（3）生地黄配水牛角：生地黄甘寒微苦，质润多汁，功能清热凉血、养阴生津；水牛角苦咸寒，入营入血，具有清热凉血、解毒消斑之功。二药配对，相须为用，共奏清热凉血、解毒消斑之功。用于热病神昏、谵语、身热口燥及血热妄行所致吐血、衄血、便血及斑疹紫黑等症的治疗。

（4）生地黄配牛膝：生地黄性寒味甘苦，有清热凉血、生津止渴之效；牛膝苦酸平，其性下行，能引火、引血下行。苦降导热下行以降上炎之火、止上溢之血。二药配对，标本兼顾。上病下取，上下并治，共奏清热降火之功，使火降血止。用于治疗血热吐血、衄血、倒经及牙龈肿痛、口舌生疮等上部火热证、出血证。

（5）生地黄配侧柏叶：生地黄甘苦寒，善入血分，具有良好的清热凉血作用，凉血以止血，善治血热出血证，且能养阴生津；侧柏叶苦涩寒，入血分，长于凉血止血，且兼有一定的收敛之性，可用于各种出血证。二药配对，既凉血止血，又清热养阴，标本同治，用于治疗各种血热迫血妄行所致的吐血、衄血、咯血、尿血等出血证。

（6）生地黄配牡丹皮：生地黄甘苦性寒质润，苦寒清热，味甘养阴生津，为清热凉血，养阴生津之要药；牡丹皮苦辛微寒，苦寒清热，入血分，有清热凉血作用，味辛能疏散，能活血散瘀，对温病血分证，既能凉血又能散瘀滞，本品入肾经，善透达阴分伏热，又可用于阴虚内热证。二药相须为用，增强清热凉血之力，用治温病血分证；生地黄养阴，牡丹皮退虚热，二者相合，又可用于温病后期，邪热未尽，阴液已伤，夜热早凉，热退无汗或肾虚亏损，骨蒸劳热等阴虚证的治疗。

（7）生地黄配升麻：生地黄苦寒沉降，功能清热凉血、养阴生津；升麻辛微甘微寒，功能清热解毒，其性升散。二药相伍，升降配对，升麻助生地黄上行，清肺胃之热而凉血止血，正如《本草新编》云"夫吐血出于胃，衄血出于肺，止血必须地黄，非升麻不可止。"两者合伍，可治肺胃血热吐血、衄血等，但须注意，升麻量不宜大。

（8）生地黄配乌梅：生地黄甘苦性寒，能清热养阴生津；乌梅酸涩性平，能敛虚火、生津液。二药配对，一清一敛，清其内热，敛其虚火，敛而不留邪，标本兼顾；甘凉与甘寒药同用，酸甘化阴，共奏清热养阴生津之功。可治阴虚内热之口渴多饮、烦热及温病后期阴伤津耗或暑热伤阴之口渴、烦热。

（9）生地黄配石斛：生地黄药性甘苦寒，清热凉血，养阴生津力均强；石斛药性甘，微寒，归胃肾经，功能益胃生津，滋阴清热，《本草再新》言"清胃火，除心中烦渴，疗肾经虚热"，本品既养阴，又清热，属极佳的清润药。二药相伍，共奏清热养阴、益胃生津之功。用于治疗热病津伤口渴及消渴证等效显。

（10）生地黄配黄连：生地黄甘寒质润，功能清热凉血、养阴生津，入心经清心热，入肾经滋肾阴、益精血；黄连苦寒坚阴，具有较强的清热燥湿、泻火解毒作用，善清心热、泻胃火。二药配对，不燥不腻，清热泻火而不伤阴，滋阴而不留邪；黄连、生地黄均可清膈上之热，生地黄又能滋培下焦之阴，清上滋下，复水火既济之用。二药合伍，既可用于温病，又可治内伤杂病。常用于治疗热入心营所致身热烦渴，神昏谵语等；心火扰乱心神之心烦失眠证；消渴证以及胃有积热，上下牙痛症或牙龈肿痛、溃烂出血等。

（11）生地黄配木通：生地黄甘苦性寒，有清热凉血、养阴生津之功，归心肝肾经，善清心热、心火；木通淡苦性寒，通利下行，为清热利尿通淋常用药，用治热淋、水肿，同时又能利尿泄热，可治心火上炎所致口舌生疮。二药配伍，清心与养阴兼顾，利水与导热并行，滋阴不恋邪，利水不伤阴，为清心养阴、利水通淋常用药对。临证用于治疗心经热盛口舌生疮以及心热移于小肠所致小便淋痛等证。

（12）生地黄配百合：生地黄甘苦性寒，功能清热凉血、养阴生津，善清心热；百合为清润之品，味甘性寒，入肺、心经，既能养阴润肺，又能清心安神。二药配伍组合，共奏清心养阴安神之功。用于治疗热病后期气阴两伤，虚烦惊悸、失眠多梦及其他内伤杂病致心阴不足心悸不安者。

（13）生地黄配白术：生地黄甘苦性寒，质润不燥，具有清热凉血、养阴生津之功，生津滑润大肠有润肠通便之效；白术既能健脾燥湿止泻，又运脾可通便，《本草正义》谓其"能振动脾阳，而又疏通经络。然又最富脂膏，虽苦温能燥，而亦滋津液。且以气胜者流行迅利，本能致津液通便也。"二药配伍，一燥一润，养阴与健脾并进，相制相济，阳运阴布，调畅腑气以通便。用于治疗脾虚之便秘。

（二）玄参

【药性分析】玄参咸寒而质润，既能清热凉血，泻火解毒，又能养阴润燥。常用治温病热入营血所致身热口干、神昏舌绛及温病气血两燔，身发斑疹等；本品可滋肾、肺、胃之阴而降虚火，用于治疗肺肾阴虚之劳嗽咳血、阴虚骨蒸劳热及津伤肠燥便秘等；本品咸寒，善于泻火解毒而利咽，为喉科常用药，无论外感、内伤，实火、虚火之咽喉肿痛，皆可使用，尤善治虚火上炎之咽痛喉痹；咸寒软坚以散结，还可用于治疗瘰疬疮痈等。

【配伍规律】配牛蒡子清热解毒、利咽消肿之功倍增；配升麻清热解毒、凉血滋阴透疹，治血热毒盛发斑、咽痛、口舌生疮等；配牡蛎、浙贝母等，清热化痰、软坚散结，治瘰疬、瘿瘤、痰核等；配麦冬，养阴润肺、生津止渴；配马勃清热解毒利咽，治风热、热毒、阴虚虚火之咽痛。

【常用药对】

（1）玄参配牛蒡子：玄参甘苦咸寒，功能清热凉血、滋阴解毒，善治咽痛，无论外感、内伤，实火、虚火之咽喉肿痛，皆可使用，然咸寒质润多液，滋阴降火，偏于治疗肾阴不足、虚火上浮之咽喉肿痛；牛蒡子辛苦性寒，能疏散风热，解毒利咽，亦为治咽痛常用药，偏于治疗外感风热所致的咽喉红肿疼痛。二药皆有清热解毒、利咽消肿之功，相须配对，解毒利咽之功倍增。用于外感风热所致的咽喉红肿疼痛的治疗。

（2）玄参配升麻：玄参功能泻火解毒、凉血滋阴；升麻能疏散风热，清热解毒、透疹。二药配对，相互佐助，共奏清热解毒、凉血滋阴透疹之功。用于血热毒盛发斑、咽痛、口舌生疮等病证的治疗。

（3）玄参配牡蛎：玄参甘苦咸寒，滋阴降火、解毒散结；牡蛎咸涩微寒，具有消痰软坚散结之效。二药配对，合奏清热化痰、软坚散结之功。用于痰火郁结所致的瘰疬、瘿瘤、痰核等证的治疗。

（4）玄参配麦冬：玄参甘苦咸寒，具有滋阴降火、清热解毒、利咽散结之功；麦冬甘微苦微寒，功能养阴润肺、益胃生津、清心除烦。玄参主入肾经，功偏清热，麦冬主入肺经，功偏滋阴生津，二者相伍，一清一补，金水相生，共奏养阴润肺、生津止渴之功。用于肺热阴伤咳嗽之证的治疗。

（5）玄参配马勃：玄参滋阴壮水制火，能消无根浮游之火，且能清热解毒、利咽散结，为治咽痛喉痹之要药；马勃既能清热解毒，又味辛质轻上浮，善能疏解上焦风热，亦为治咽痛之常用药。二药配伍，清上彻下，共奏清热利咽、滋阴止痛之功。用于风热、热毒及阴虚等多种咽痛之证的治疗。

（三）赤芍

【药性分析】赤芍苦寒，主入肝经，善走血分，功能清热凉血、散瘀消斑，治热入营血，温毒发斑；本品又有较好的活血散瘀作用，并善止痛，为凉血祛瘀之要药，凡瘀滞疼痛均可治之，用于血热瘀滞之闭经痛经、跌打损伤之瘀肿疼痛等证的治疗；本品尚有清泻肝火之效，治肝火目赤肿痛，羞明流泪之证。

【配伍规律】配牡丹皮凉血活血，治温病热入营血，温毒发斑及内伤杂病血热瘀滞之证；配水牛角凉血解毒散瘀，治血热瘀滞之斑疹及热痹等；配黄芩清肝利胆、凉血散瘀，用于黄疸及肝热目赤等病证的治疗；配白芍清热凉血、养血活血、柔肝止痛，治血分有热、低热不退之证和血虚血瘀之月经不调、痛经、闭经，以及肝郁血瘀之胸胁疼痛等；配当归清热凉血、活血祛瘀，治血热瘀滞之痛经闭经、疮痈及其他跌打损伤等血瘀之证；配甘草清热解毒、祛瘀消肿利咽，治热毒上攻、气血瘀滞之舌根肿胀、咽痛不利；配丹参活血调经、祛瘀止痛兼清热，治血热瘀滞之痛经、闭经、月经不调及血脉痹阻之胸痹证。

【常用药对】

（1）赤芍配牡丹皮：赤芍与牡丹皮功效相似，均有凉血清热、活血散瘀之功。然牡丹皮偏泻心经之火，长于清热凉血，善治血中郁热；赤芍偏清肝经之火，活血散瘀作用较佳。二药相须为用，凉血活血之力倍增，使血热得清而不妄行，血流畅顺而不留瘀，且具有凉血不留瘀，活血不动血的特点，是临床最常用的凉血散血药对。二药配对，常用于温热病中热入营血、血热妄行之证及疮痈肿毒、红肿热痛、坚硬未溃者，也常用于内伤杂病中血行不畅或瘀血内停之证的治疗。

（2）赤芍配水牛角：赤芍苦寒，清热凉血，散瘀通经，消肿止痛；水牛角性寒清降，味咸入血，善于清泻血中热毒而凉血，又能清心热而安神定惊。二药配对，相须为用，一长于解毒，一擅长散瘀，相得益彰，共奏凉血解毒散瘀之功。用于血热斑疹及热痹之关节红肿灼痛等症的治疗。

（3）赤芍配黄芩：赤芍味苦微寒，入肝经血分，既清热凉血，又能消散肝经郁滞而止痛；黄芩苦寒，入少阳胆经，能清少阳半表半里之郁热，尤善清中、上二焦之湿热。二药配对，一凉肝化瘀、一清热利胆，则热除瘀通、肝胆疏利，共奏清肝利胆、凉血散瘀之功。用于湿热瘀阻肝胆所致黄疸及肝经风热所致目赤肿痛、眵多羞明等症的治疗。

（4）赤芍配白芍：赤芍味苦性微寒，功能清热凉血、散瘀止痛，以泻为主；白芍苦酸甘微寒，功能养血调经、平抑肝阳、柔肝止痛、敛阴止汗，以补为主。二药配伍，一散一收，一补一泻，共奏清热凉血、养血活血、柔肝止痛之效。可治血分有热、低热不退之证和血虚兼瘀之月经不调、痛经、闭经及肝郁血瘀之胸胁疼痛之症等。

（5）赤芍配当归：赤芍味苦性微寒，善入肝经，功能清热凉血、祛瘀止痛；当归甘辛温，功能补血活血、调经止痛、润肠。二药配伍，共奏清热凉血、活血祛瘀之功，且能祛瘀不伤正。可治血热瘀滞之痛经闭经、疮痈及其他跌打损伤等血瘀之证。

（6）赤芍配甘草：赤芍为苦寒之品，功能清热凉血、祛瘀止痛；生甘草甘平偏凉，具有较好的清热解毒作用。二药配伍，共奏清热解毒、祛瘀消肿利咽之功。用于热毒上攻、气血瘀滞之舌根肿胀、咽痛不利之症的治疗。

（7）赤芍配丹参：赤芍味苦性微寒，清热凉血、散瘀止痛；丹参亦为味苦微寒之品，入心肝二经，具有活血调经、祛瘀止痛、清心除烦之功。二药配伍，共奏活血调经，祛瘀止痛之功。可治血热瘀滞之痛经、闭经、月经不调及血脉痹阻之胸痹证。

（四）牡丹皮

【药性分析】牡丹皮苦辛微寒，归心、肝、肾经。苦寒能清热，具有清泄营血分实热以凉血止血作用，又味辛而能散血中之瘀滞，故有凉血不留瘀，活血不动血之特长。治温病热入营血，发斑发疹或血热妄行，吐血衄血；本品辛寒，善清透阴分伏热，又用于治疗温病后期，邪伏阴分，津液已伤之夜热早凉，热退无汗；配伍养阴药同用，亦可用于阴虚内热、骨蒸潮热等证的治疗；另外，本品尚有活血化瘀，活血消痈之功，用于治疗血瘀经闭、痛经、癥瘕、跌打损伤及痈疡肿毒病证。

【配伍规律】配白茅根清热凉血止血，治血热吐血、衄血、尿血等；配桑叶疏肝清肝、凉血止血；配丹参清热凉血、祛瘀生新，治温病热入营血证及血热瘀滞所致妇产科病证；配大黄凉血散瘀、通腑泄热，用于治疗肠痈初起。

【常用药对】

（1）牡丹皮配白茅根：牡丹皮功能清热凉血、活血散瘀；白茅根具有凉血止血、利尿、清肺胃热功效。二药配伍，共奏清热凉血止血之功。可治血热吐血、衄血、尿血等。

（2）牡丹皮配桑叶：牡丹皮气香味辛，具有清热凉血、活血散瘀、疏肝理气之功；桑叶轻清疏散，苦寒清热，既能疏散风热、润肺止咳，又能清肝火、平肝阳，且有一定的凉血止血之功。二药配对，疏肝与清肝同用，肺肝同治，共奏疏散风热、凉血清肝之功。用于治疗风热引动肝阳、气火偏旺之头痛头晕、胸胁灼痛及妇女更年期因肝经郁热所致的头晕、烦躁、手足心热、崩漏等。

（3）牡丹皮配丹参：牡丹皮具有清热凉血、活血散瘀之功，又能清透阴分伏火；丹参具有活血化瘀、凉血消痈、养血安神之效，能祛瘀生新。二者均具有活血又能凉血的效能。两药配对，清热凉血、祛瘀生新之力增强。用于温热病热入营血之吐血、衄血、发斑及血热瘀滞所致的月经不调、痛经闭经、产后瘀血腹痛等症的治疗。

（4）牡丹皮配大黄：牡丹皮苦辛微寒，苦寒以泄热，辛以散血，能除血分之邪、散癥坚瘀血；大黄苦寒沉降，善泻下攻积，荡涤肠胃实热积滞，又能清血中热毒，祛血中瘀积。两药配伍，相使为用，共奏凉血散瘀、通腑泄热以荡涤肠中热毒瘀滞之功用。用于治疗肠痈初起，少腹肿痞，按之即痛，小便自调或善屈右足，牵引作痛等症的治疗。

五、清虚热药药对

清虚热药对是指由清虚热药相互配对，或与养阴药配伍组成的药对，用于治疗阴虚内热所致骨蒸潮热、午后发热、手足心热、虚烦不寐、盗汗遗精、舌红少苔、脉细数等，亦可用于温热病后期，邪热未尽，伤阴劫液，而致夜热早凉、热退无汗、舌质红绛，脉细数等症的治疗。常用的清虚热药对由青蒿、地骨皮等组成。

（一）青蒿

【药性分析】青蒿苦辛性寒，归肝胆经。苦寒清热，辛香透散，长于清透阴分伏热，除骨蒸，为清热凉血退蒸之良药。既可治阴虚内热所致骨蒸潮热、手足心热，又可治温病后期，邪伏阴分之夜热早凉、热退无汗证，或热病后期低热不退等；本品芳香辛散，又善清解暑热，宣化湿热，可治夏季暑热外感，或夹湿；本品清透少阳邪热，具有很好的截疟作用，用治疟疾，鲜品力胜。

【配伍规律】配鳖甲清热养阴效佳，治温病后期邪伏阴分证、内伤杂病之阴虚内热证、小儿夏季热；配地骨皮退虚热、凉血除蒸，善治阴虚骨蒸潮热；配白薇清透退热，治温病后期，高热已退，低热不退及阴虚骨蒸潮热等；配黄芩清透少阳邪热、清中焦湿热，治少阳湿热中阻证；配牡丹皮，清透阴分伏邪，治邪伏阴分的骨蒸发热；配香薷发汗祛暑，治暑邪外感之证；配栀子，芳香苦泄，清热祛湿，治伏暑、湿温证；配石膏清热泻火、解疫除毒、透邪达表，治温热邪毒初起，卫气两伤，以及邪蕴肌肤，皮肤瘙痒；配知母清实热、退虚热，治疟疾、温病后期余邪未尽及阴虚内热证。

【常用药对】

（1）青蒿配鳖甲：青蒿苦辛性寒，气味芳香，善清热透络，引骨中之火出于肌表；鳖甲甘咸性寒，善补肝肾之阴，滋阴以退热除蒸。青蒿与鳖甲，相使合用，共奏退虚热之功。二药相伍之旨意，正如《温病条辨》所言"有先入后出之妙，青蒿不能直入阴分，有鳖甲领之入也，鳖甲不能独出阳分，有青蒿领之出也。"青蒿得鳖甲可潜入阴分，以清伏邪；鳖甲得青蒿，可引阴分之邪达于肌表，具有较理想的滋阴透邪清热的作用。临证常用于治疗温病后期邪伏阴分证、内伤杂病之阴虚内热证、小儿夏季热等。

（2）青蒿配地骨皮：青蒿苦辛性寒，芳香清透，功能清透虚热、凉血除蒸、解暑、截疟，长于清透阴分伏热、除骨蒸，为清热凉血退蒸之要药；地骨皮味甘性寒，功能凉血除蒸、清肺降火，善入血分，既可用治虚热证，也可用治实热证，凉血退蒸效好，味甘又能生津止渴。二药合用，退虚热、凉血除蒸力增，且退热不伤阴，为常用清退虚热药对。

（3）青蒿配白薇：青蒿苦辛性寒，苦寒能清泄，味辛气香，又能透达邪热，可用于阴虚骨蒸潮热及暑热等病证；白薇苦咸寒，既入血分凉血退虚热，又入血分清血中实热。二药配伍，共奏清透退热之功。可治温病后期，高热已退，余邪未尽，低热不退及内伤杂病、阴虚骨蒸潮热等症。

（4）青蒿配黄芩：青蒿苦寒芳香，入肝胆肾经，苦寒能清热，芳香能透散，善于清泄肝胆及阴血分之邪热；黄芩为苦寒之品，具有清热燥湿、泻火解毒之功，善清中上二焦之湿热和少阳邪热。二药配伍，青蒿清透少阳邪热，黄芩清泄胆腑邪热，相须为用，为治少阳证、湿热中阻证的常用药对。

（5）青蒿配牡丹皮：青蒿气味芳香，善清透阴分伏热、除骨蒸；牡丹皮主要功效为清热凉血，又具辛味，能透邪热。二者配伍使用，清热透邪之力较著。可治邪伏阴分的骨蒸发热。

（6）青蒿配香薷：青蒿苦寒能清热，为清退虚热要药，而又芳香辛散，能透表解暑，用于治疗暑热证；香薷味辛微温，功能发汗解表，化湿和中，为可治夏日阴暑证要药。二药配伍，共奏发汗祛暑之功。可治暑邪外感之证。因二药一寒一温，调整用量比例，不论偏寒偏热的暑邪外感之证均可应用。

（7）青蒿配栀子：青蒿芳香轻清，能升能降，既可疏表透邪外达，又可泄浊于内；栀子苦寒降泄，具有泻火解毒、清热利湿之功，能清泄三焦火热热毒之邪。二药配伍，芳香苦泄，清热祛湿，使交混之湿热由表里上下分消散解。适用于治疗伏暑、湿温，症见身热有汗不解，渴饮尿赤，大便不利，心烦胸闷，夜眠不宁，恶心呕吐等。

（8）青蒿配石膏：青蒿苦辛性寒，气味芳香，功能清透虚热、凉血除蒸、解暑、截疟，善治瘟疫暑热，既能透气达表，又可发散血中郁热；石膏辛甘大寒，善清气分邪热及肺胃火热，味辛亦可透邪达表。二药配伍，共奏清热泻火、解疫除毒、透邪达表之功。可治温热邪毒初起，卫气两伤，以及邪蕴肌肤，皮肤瘙痒等。

（9）青蒿配知母：青蒿苦寒清热，芳香辛透，具有清透虚热、凉血除蒸、解暑、截疟之效，善清透阴分伏热而退虚热，亦能清实热；知母苦寒清热，味甘能养阴，既能清实热，又能养阴以退虚热。二药合用，共奏清热泻火、滋阴润燥之功，实火能清，虚火得降。用于疟疾、温病后期余邪未尽及阴虚内热证等的治疗。

（二）地骨皮

【药性分析】地骨皮味甘性寒，归肺肝肾经。本品甘寒清润，能清肝肾之虚热，善除有汗之骨蒸，为退虚热、疗骨蒸之佳品；本品既能清虚热，又入血分而清血中热邪以凉血止血，可治血热妄行之吐血、衄血等证；且善清泄肺热，祛肺中伏火，用于治疗肺热咳嗽。另外，本品兼有一定的生津止渴的作用，可治疗消渴证。

【配伍规律】配牡丹皮退虚热除骨蒸力增，治阴虚骨蒸潮热之证；配桑白皮清肺热、平咳喘，治肺中伏火所致咳喘证；配石膏清肺泻火、养阴生津；配生地黄清热凉血、养阴生津，治血热隐疹疮疡及温病津伤口渴、肠燥便秘；配天花粉清肺润肺、养阴生津，治肺热燥咳、热病津伤口渴等；配香薷发表解暑；配骨碎补清虚热、补肾固齿止痛，治肾虚虚火上炎之齿松牙痛。

【常用药对】

（1）地骨皮配牡丹皮：地骨皮甘寒清润，入肝肾，清热除蒸，泄热之中又能生津，是治有汗骨蒸之良药；牡丹皮性寒，味苦辛，善透泄血中伏热，凉血而除无汗之骨蒸。二者皆为疗骨蒸劳热之要药，协同配伍使用，退热除蒸力更强。用于治疗阴虚血热所致的午后潮热、两颧发红、手足心热等，无论有汗无汗，皆可用之。

（2）地骨皮配桑白皮：地骨皮味甘性寒，寒以胜热，擅入血分，主泻肺中伏火，味甘兼有一定的养阴生津作用；桑白皮亦属甘寒之品，偏入气分，清肺中邪热。二药皆可入肺而除肺热、平喘咳。相伍合用，一气一血，具有清肺热而不伤阴、养阴而不致恋邪的特点。可治肺中伏火所致咳嗽气急，皮肤蒸热、日晡尤甚，舌红苔黄、脉细而数者。亦用于治疗肺热阴伤，肺失清肃之咳喘者。

（3）地骨皮配石膏：地骨皮甘寒，既可退虚热，又能清实热，主入肺经，善清泻肺热，除肺中伏火，兼有生津止渴之功；石膏辛甘大寒，善清肺胃实热、实火而保津。二药配伍，共奏清肺泻火、养阴生津之效。可治肺热咳喘证及肺胃蕴热，口干唇燥，烦渴引饮之症。

（4）地骨皮配生地黄：地骨皮甘寒，功能凉血除蒸、清肺降火、养阴生津，虚热实热均可应用，《珍珠囊》谓其"解骨蒸肌热，消渴，风湿痹，坚筋骨，凉血"；生地黄甘苦性寒，功善清热凉血，又能养阴生津。二药配伍，清热凉血、养阴生津之力增强。可治风热邪毒客于肌肤，血脉凝滞，身体头面隐疹生疮及温病津伤口渴、肠燥便秘等。

（5）地骨皮配天花粉：地骨皮甘寒清润，入肺经，善清肺中伏火，又生津止渴；天花粉甘微苦微寒，能清肺胃之热，养肺胃之阴。二药配伍，共达清肺润肺、养阴生津之效。用于治疗肺热燥咳、热病津伤口渴之证。

（6）地骨皮配骨碎补：地骨皮药性甘寒，既能清肺热，又入肝肾，清虚火、除骨蒸；骨碎补为苦温之品，入肝肾，补肾强骨以固齿。二药合伍，平调寒热，补泻同用，共奏清虚热、补肾固齿止痛之效。用于肾虚虚火上炎之齿松牙痛之证的治疗。

（三）白薇

【药性分析】白薇苦咸性寒，归胃、肝、肾经。本品善入血分凉血退虚热，治阴虚及产后虚热，又入血分清血中实热，治温病热入营血之高热烦渴、神昏舌绛等。本品尚能利水通淋，治热淋、血淋，且有一定的清热解毒作用，用于疮疡肿毒、咽喉肿痛、毒蛇咬伤等症的治疗。

【配伍规律】配地骨皮清热凉血、退蒸，治阴虚发热、骨蒸潮热及血热出血证等；配竹叶滋阴清热、利尿通淋，治阴虚血热、小便淋漓涩痛；配蒺藜清肝凉肝平肝，治风热、阴虚血热头痛头晕等；配生地黄清热凉血滋阴，治热入营血证及阴虚发热证。

【常用药对】

（1）白薇配地骨皮：白薇苦咸性寒，清热凉血之功较佳，既可用于实热证，又可用于虚热证；地骨皮味甘而性寒，长于清虚热、退骨蒸，《珍珠囊》谓其"解骨蒸肌热，消渴，风湿痹，坚筋骨，凉血。"二药皆主入血分，然白薇善走阳明经，兼入冲任，偏清肺胃之热，能透邪外达；地骨皮善走肺、肾二经，偏清肺热，能除热于内。二药配对，透邪与清里并用，清透虚热之功易显，且能凉血。可治阴虚发热、骨蒸潮热、原因不明发热及血热出血证。

（2）白薇配竹叶：白薇功能清热凉血、利尿通淋，《本草纲目》谓其"治风温灼热多眠，及热淋，遗尿，金疮出血"；竹叶清热除烦、生津利尿。二药配伍同用，共奏滋阴清热、利尿通淋之功。用于治疗阴虚血热、小便淋漓涩痛等。

（3）白薇配蒺藜：白薇苦咸性寒，入胃、肝、肾经，清热凉血益阴，既能清血中实热，又能退虚热；蒺藜苦泄辛散性平，入肝经，能平抑肝阳，治肝阳眩晕，又疏肝解郁，用于肝郁气滞证等。二药配伍，能清肝凉肝平肝。可治风热、阴虚血热头痛头晕等。

（4）白薇配生地黄：白薇既善清退虚热，又能清热凉血治实热；生地黄为清热凉血要药，又有很好的养阴生津之功。二药配伍，清热凉血养阴之功更著。可治热入营血证及阴虚骨蒸潮热盗汗等。

第六章　清热法的名医病案

一、内科病案

(一) 咳嗽

病案 1

沈×，男性，21 岁，农民。因咳嗽、胸痛 10 天，于 1978 年 4 月 19 日住院。患者入院前 10 天起咳嗽，早晚较剧，咯痰黄稠，左侧胸痛。至入院前 5 天的中午，突然寒战发热，经治疗发热不退，咳嗽胸痛增剧。体检：体温 38℃，神清，血压 135/82mmHg，左下肺呼吸音减低，语颤增强，罗音不明显，心脏无异常。胸透两肺纹理增深，左下肺一片淡薄模糊阴影。化验：血象中白细胞 $9.2 \times 10^9/L$，中性 0.91。诊断为大叶性肺炎。入院后中医诊治：患者发热不恶寒，汗出不多，咳嗽胸痛，咯痰黄稠，纳呆，大便 2 日 1 次，小便短赤，舌红苔薄黄，脉数。邪热蕴肺，治以清解化痰通络。处方：鱼腥草 30g、野荞麦根 60g、连翘 15g、金银花 30g、甘草 5g、鸭跖草 30g、桃仁 10g、生大黄（后下）

9g、枳壳 10g。服药 1 剂，汗出多，大便解，热退。前方去生大黄，继续服 3 剂，咳嗽减少，未再发热，前方再去连翘、鸭跖草，加象贝母、陈皮。又服药 3 剂，咳少，胸痛轻，纳佳，肺部体征消失。复查血象，白细胞 9.7×10^9/L，中性 0.70，胸部 X 线示肺部炎症已消散。于 1978 年 4 月 27 日出院。(《叶黄华医技精选》)

病案 2

刘某某，男性，58 岁，工人，1975 年 2 月 21 日初诊。于 10 天前开始咳嗽，发热达 38.8℃，胸痛较甚，虽经服用消炎退热等药治疗不效，仍发热 39.0℃ 以上，痰不易咯出，痰色未予注意。舌苔薄白，脉象浮数有力，108 次/分。查白细胞 15600/mm^3，中性 76%，淋巴 22%，大单核 2%。X 线胸透：右下肺可见片状模糊阴影，诊为"右下肺炎"。此肺热咳嗽，宜宣肺清热、祛痰止嗽，用麻杏石甘汤加味：炙麻黄 10g、杏仁 12g、甘草 10g、生石膏 30g、大青叶 18g、黄芩 10g、白果 12g、苏子 10g、前胡 10g、野小菊 15g。水煎服 6 剂后，胸痛喘憋消失，咳嗽咯痰明显减轻，体温恢复正常，舌转净，脉转缓和。复查白细胞 6300/mm^3，中性 60%，淋巴 38%，大单核 2%。X 线胸透复查右下肺炎阴影消失而愈，因偶尔轻咳，嘱前方再服 3 剂为之善后。

（二）肺痈

病案 1

一人，年四十八，咳吐痰涎甚腥臭，夜间出汗，日形羸弱。医者言不可治，求愚诊视。脉数至六至，按之无力，

投以此汤（清金解毒汤），加生龙骨六钱，又将方中知母加倍，两剂汗止，又服十剂痊愈。（《医学衷中参西录》）

病案2

冯某，男，59岁。病历二月，初患咳嗽，胸际不畅，未以为意，近日咳嗽加剧且有微喘，痰浊而多，味臭，有时带血，胸胁震痛，稍有寒热，眠食不佳，小便深黄，大便干燥。舌苔黄厚，脉滑数。辨证立法：外感风寒，未得发越，蕴热成痈。治宜排脓解毒，涤痰清热为主。处方：鲜苇根24g、桑白皮6g、鲜茅根24g、旋覆花（代赭石12g同布包）6g、地骨皮6g、生薏苡仁18g、陈橘红5g、炒桃仁5g、冬瓜子（打）18g、陈橘络5g、炒杏仁6g、北沙参10g、苦桔梗6g、仙鹤草18g、粉甘草5g。

二诊：服药5剂，寒热渐退，喘平嗽轻，痰减仍臭，已不带血，眠食略佳，二便正常，尚觉气短，胸闷，仍遵原法。处方：鲜苇根24g、栝楼18g、鲜茅根24g、干薤白10g、旋覆花（代赭石12g同布包）6g、炙白前5g、炙紫菀5g、半夏曲10g、炙百部5g、化橘红5g、枇杷叶6g、炒桃仁6g、生薏苡仁18g、苦桔硬5g、炒杏仁6g、冬瓜子（打）24g、粉甘草5g、北沙参10g。

三诊：服药6剂，诸症均减，惟较气短，身倦，脉现虚弱，此乃病邪乍退，正气未复之故。处方：北沙参12g、枇杷叶6g、云茯苓10g、南沙参10g、半夏曲10g、云茯神10g、苦桔梗6g、炒枳壳5g、化橘红5g、白及粉（分2次冲服）3g、冬虫夏草10g、粉甘草5g、炒白术10g、三七粉

（分 2 次冲服）3g。（《施今墨临床经验集》）

（三）喘证

病案 1

李某某，男，15 岁。发热持续 10 日不退，体温常在
39℃左右，咳嗽喘促，呼吸困难，鼻翼煽动，吐痰稠黏带血
色，烦渴思饮，便干溲赤，舌苔白质红绛，脉数而软。辨
证立法：寒邪犯肺，郁而化热，肺气壅阻不宣，咳喘鼻煽，
津液不布，烦热，口渴，拟用清热宣肺定喘以治。处方：
北沙参10g、炙麻黄1.5g、生石膏12g（打，先煎）、炒杏
仁6g、鲜苇根15g、酒黄芩10g、陈橘红5g、炙苏子（大红
枣 5 枚去核布包）5g、陈橘络5g、炙前胡5g、炒枳壳5g、
苦桔梗5g、桑白皮（炙）6g、炙甘草3g。

二诊：服药 3 剂，热退喘咳减轻。前方去苇根，加半夏
曲10g、天竺黄6g。

三诊：服药 3 剂，喘已止，微有咳，惟食欲尚未恢复。
处方：北沙参10g、天花粉10g、炒杏仁6g、陈橘红5g、炙
苏子5g、葶苈子（大红枣 5 枚去核布包）5g、陈橘络5g、
炙前胡5g、佩兰叶10g、炙桑皮5g、炒枳壳5g、苦桔梗5g、
谷、麦芽各10g、炙甘草3g、半夏曲（天竺黄 6g 同布包）
10g。（《施今墨临床经验集》）

病案 2

某男，60 岁，住湖北省枣阳市某乡镇，商人，1950 年
9 月某日就诊。有咳血史。今日突发喘气，呼吸急促，胸闷
不舒，烦躁，口咽干燥，苔薄少津，脉浮细无力。乃肺阴

不足，燥热内郁。治宜滋养肺阴，润燥清热。拟方清燥救肺汤。药用：麦门冬12g、胡麻仁10g、党参10g、冬桑叶10g、炙甘草10g、石膏10g、枇杷叶（去毛炙）10g、阿胶（烊化）10g、杏仁（去皮尖炒打）10g。（《李今庸医案医论精华》）

（四）肺胀

病案1

斑某，女，50岁。高热4日，咳嗽喘息胸胁均痛，痰不易出，痰色如铁锈。经西医诊为大叶性肺炎，嘱住院医治，患者不愿入院，要服中药治疗。初诊时体温39.6℃，两颧赤，呼吸急促，痰鸣辘辘，咳嗽频频。舌苔白，中间黄垢腻，脉滑数，沉取弱。辨证立法：风邪外束，内热炽盛。气逆喘满，是属肺胀。热迫血渗，痰如铁锈。气滞横逆，胸胁疼痛。急拟麻杏石甘汤合泻白散、葶苈大枣汤主治，表里双清，泻肺气之胀满。处方：鲜苇根30g、炙前胡5g、葶苈子（大红枣5枚去核同布包）3g、鲜茅根30g、白前5g、半夏曲6g、炙麻黄1.5g、炒杏仁6g、生石膏（打、先煎）15g、炙陈皮5g、冬瓜子（打）15g、旋覆花（代赭石12g同布包）6g、炙苏子5g、苦桔梗5g、鲜枇杷叶12g、地骨皮6g、西洋参（另炖服）10g、鲜桑皮5g、炙甘草3g。

二诊：服2剂痰色变淡，胸胁疼痛减轻，体温38.4℃，咳喘如旧。拟麻杏石甘汤、葶苈大枣汤、旋覆代赭汤、竹叶石膏汤、泻白散诸方化裁，另加局方至宝丹1丸。

三诊：服药2剂，体温37.5℃，喘息大减，咳嗽畅快，痰易吐出，痰色正常，胁间仍痛，口渴思饮。处方：鲜杷叶10g、肥知母（米炒）10g、天花粉12g、鲜桑白皮5g、大红枣（葶苈子2.1g同布包）3枚（去核）、鲜地骨皮6g、旋覆花（代赭石10g同布包）6g、半夏曲6g、炙紫菀5g、生石膏（打先煎）12g、黛蛤散（海浮石10g同布包）10g、炙白前5g、冬瓜子（打）15g、苦桔梗10g、青橘叶5g、炒杏仁6g、淡竹叶6g、焦远志6g、粳米百粒同煎。

四诊：前方服2剂，体温已恢复正常，咳轻喘定，痰已不多，胁痛亦减，但不思食，夜卧不安。病邪已退，胃气尚虚，胃不和则卧不安，调理肺胃，以作善后。处方：川贝母10g、炒杏仁6g、冬瓜子（打）12g、青橘叶6g、酒黄芩6g、苦桔梗5g、生谷芽10g、旋覆花（海浮石10g同布包）6g、半夏曲（北秫米10g同布包）5g、生麦芽10g、炙紫菀5g、广皮炭16g、佩兰叶10g、炙白前5g、焦远志6g。（《施今墨医案解读》）

病案2

毛某，女，44岁，农民，1979年4月20初诊。主诉：咳嗽，吐痰，反复发作15年，加重伴双下肢水肿3年。病史：15年前，因产后触风寒，遂见咳嗽、胸闷。此后每因外感则发，1年2～6次，用抗生素及氨茶碱等药，数周可止。近3年发作频繁，逐渐加重，甚则心悸，下肢水肿。1个月前咳喘复作，住院后用上述西药。治疗20余天，难以缓解，来邀会诊。此时患者咳喘胸闷，张口抬肩，夜不能眠，咳吐痰涎量多质稠色黄，小便量少。检查：神志清楚，面部虚浮，颧红，唇发绀，下肢轻度浮肿，依床而息，脉滑数，舌质黯红，苔黄腻。体温 37.5℃，脉搏 94 次/分，呼吸 22 次/分，血压 75/53mmHg。听诊：两肺布满湿性啰音。X 线透视：慢性支气管炎，肺气肿并发肺心病。诊断：肺胀（肺气肿并发肺心病），饮热壅肺。治疗：宣泄肺热，化痰逐饮。处方：麻杏石甘汤加味。炙麻黄 9g、生石膏 30g、炒杏仁 9g、栝楼皮 24g、紫菀 24g、车前子 18g、葶苈子 12g、苏子 12g、麦冬 15g、陈皮 12g、桔梗 9g、甘草 6g。水煎服，3 剂，每日 1 剂。

4 月 24 日复诊：服上方 3 剂，小便增多，诸症有减，脉仍滑数，舌黯红。效不更方，继服 3 剂。

4 月 27 日三诊：服上方 3 剂，咳喘胸闷大减，已能平卧，吐痰量少质稀，色淡白。睡眠尚可，小便清长，下肢、颜面肿全消，脉象和缓，自述病去八九。上方去车前子，加黄芪 20g、茯苓 18g，继服。

5 月 4 日四诊：服上方 6 剂，诸症悉除，体温 36.8℃，心率 82 次/分，血压 15/9kPa，要求出院，嘱以人参蛤蚧散善后。

1980 年春节报知：坚持用药 1 个月，已 10 个多月未发作。（《中国当代名医医案医话选》）

（五）肺痨

病案 1

喻某，男，29 岁。初诊：1959 年 10 月 24 日。主诉：肺痨发现已 2 年。现病史：2 年前因久咳不止，武汉某医院拍片诊断为浸润型肺结核。经常咳嗽，痰黏，色绿，气腥，时发时止。近来久咳不止，痰中带血，胸脘饱闷，饥不欲食，口干苦，喜饮冷水。检查：舌红苔薄白，脉象浮弦而数。分析：此系肺损络伤，为虚劳之病。兹当深秋燥气司令，更因本体肺胃热炽，燥与热结合，津液受伤，复染痨虫，所以见症若此。中医诊断：肺痨。西医诊断：浸润型肺结核。治法：清燥泻热，润肺祛痰，止血镇咳。方药：冬桑叶10g、天冬10g、紫菀10g、款冬花10g、百部根10g、甘草10g、枇杷叶10g、杏仁10g、桔梗10g、前胡10g、川贝母6g、白茅根30g、知母10g、天花粉10g。

二诊：1959年10月27日。咯血已平，咳嗽已减，痰色转白，气已不腥，胸脘饱闷稍宽，惟食思不强，口干欲饮，舌红苔白而糙。是肺热虽轻，胃阴未复。方药：南沙参15g、白茅根15g、天花粉10g、天冬10g、杏仁10g、生谷芽10g、款冬花10g、紫菀10g、鲜石斛10g、生甘草10g、川贝母（研细末，分3次冲服）6g、橘络3g。

三诊：1959年11月3日。服上方5剂后，知饮思食，纳食增加，口已不干，但仍轻咳痰白，舌红苔白而干，此乃肺胃之阴尚未全复，余邪未尽之证。仍汤方续服5剂，用膏方一料。

附记：3年后，其妻来云：服药后，经某医院复查，病已痊愈，至今未复发。（《中医临床家张梦侬》）

病案2

刘某，男，37岁，1986年7月16日初诊。有"肺结核"病史，长期服用抗痨西药"雷米封""利福平"等，效不显。今来就诊。症见：形体消瘦，干咳频作，气短声怯，疲乏无力，胸闷隐痛，午后低热，夜间盗汗，手足心热，口燥咽干，舌红少苔，脉细弱而数。证属肺痨之气阴两虚，治以补气益肺，滋阴清热，止咳。处方：黄芪15g、沙参12g、百合12g、生地黄12g、麦冬12g、知母12g、川贝母9g、桑白皮12g、地骨皮12g、栝楼20g、百部15g、甘草6g、白头翁24g、杏仁（去皮尖）12g。6剂，水煎服。药后诸症有所减轻，守此方服用约3个月，患者形体较前壮实，精神好转，声音较前洪亮，余症消失。（《西北名老中医临证奇案》）

（六）不寐

病案1

浙江某大令，彻夜不寐，已有年余，就诊于孟河马省三前辈。用黄连八分，猪胆汁一钱拌炒山栀三钱，煎服，当夜即寐。大令曰：余服药近二百剂，安神养血，毫无效验，何以一剂而能平年余疾乎？省三曰：此因受惊，胆汁上泛而浑，少阳之火上升不潜，故不寐也。当用极苦之药降之，使胆汁清澄，故取黄连之极苦，降上潜之阳，取山栀清肝胆之热，以胆汁炒者，欲使其直入胆中也。胆热清，则胆汁亦清，其理甚明，并非特异。大令曰：疾果因受惊而起，夜与友手谈，梁上鼠忽跌落在盘，子散满地，散局而卧，即不成寐，先生真神医也。前辈医道，岂后学所能望其项背乎！（《余听鸿医案》）

病案2

李某某，男，49岁，编辑。患失眠已2年，西医按神经衰弱治疗，曾服多种镇静安眠药物，收效不显。自诉：入夜则心烦神乱，辗转反侧，不能成寐。烦甚时必须立即跑到空旷无人之地大声喊叫，方觉舒畅。询问其病由，素喜深夜工作，疲劳至极时，为提神醒脑起见，常饮浓厚咖啡，习惯成自然，致入夜则精神兴奋不能成寐，昼则头目昏沉，萎靡不振。视其舌光红无苔，舌尖宛如草莓之状红艳，格外醒目，切其脉弦细而数。脉证合参，此乃火旺水亏，心肾不交所致。治法当以下滋肾水，上清心火，令其坎离交济，心肾交通。处方：黄连12g、黄芩6g、阿胶（烊化）10g、白芍12g、鸡子黄2枚。此方服至3剂，便能安然入睡，心神烦乱不发，继服3剂，不寐之疾，从此而愈。（《刘渡舟临证验案精选》）

（七）痫病

病案1

史某，男，22岁。患癫痫病，每月发作2次，发作时人事不知，手足抽搐，头痛目赤，喉中痰鸣。视其舌质红绛，苔黄，切脉觉弦滑数。辨为肝火动风，动痰，上扰心宫，发为癫痫。脉弦主肝病，滑数为痰热，而舌苔色黄故知其然也。法当凉肝息风，兼化痰热。桑叶10g、菊花10g、牡丹皮10g、黛蛤散10g、夏枯草10g、钩藤10g、栀子10g、生地黄10g、甘草6g、龙胆草10g、竹茹12g、白芍30g、玄参12g、生石决明30g，服药后颓然倒卧，鼾声大作，沉睡两日，其病竟瘥。（《刘渡舟临证验案精选》）

病案2

林某，男，28岁，职工。初诊（1967年4月10日）：

癫痫已有七八年，近日发作频繁。发时先觉头晕，随即昏倒，咬牙啮舌，四肢抽搐，无吐大量涎沫及作猪羊叫现象，仅有喉间痰鸣，每次20分钟左右，醒后疲乏无力，唇红，烦躁，口干口苦。舌绛少苔，脉象弦数。平素性情急躁，容易动怒。此属肾阴不足，肝胆火旺，火灼津液，蕴酿成痰，上迷心窍所致。拟平肝息风，清热化痰，苦泄肝火为治。山羊角（先煎）1两、丹参5钱、钩藤5钱、陈胆星3钱、竹茹3钱、制半夏3钱、龙胆草1钱半、全蝎末（分吞）5分，7剂。

二诊（4月17日）：服上方期间，癫痫发作2次，昏倒时间较前缩短，心悸，嗜睡。舌红，脉弦数而细。肝胆之火渐平，肾阴不足，余热未清，再拟息风化痰，清热宁神为法。前方去山羊角、龙胆草，加朱远志2钱、鲜菖蒲3钱。7剂。

三诊（4月23日）：癫痫发作停止，心悸嗜睡亦减。舌红，脉弦细。肝胆之火已平，肾阴亏耗，仍虑其阳升风动，守前方再进。前方去鲜菖蒲。7剂。

四诊（4月30日）：癫痫两周未发，为处丸方长期服用，巩固疗效。生地黄2两、橘红1两半、珍珠母5两、丹参4两、茯苓3两、钩藤2两、白蒺藜3两、陈胆星1两、制半夏3两、竹茹2两、山羊角3两、全蝎1两半，钩藤、胆星、半夏、全蝎、橘红研末，其余均煎成浓汁拌入为丸，每日3次，每次服1钱。连服年余，随访未见发作。（《医案选编（龙华医院）》）

（八）狂证

病案1

女，18岁，1991年4月15日门诊。一年前因惊恐忧愤过甚，发病前半个月开始彻夜难寐，纳少，便秘，然后便出现精神错乱，日夜躁动不宁，怒目喧闹，狂乱无知，毁物打人，弃衣赤身不羞，即送精神病院治疗近2周，突然清醒与发作判若两人，仍留院服药观察，不到10天月经来潮，病又发作，骤然狂暴无知。用谷维素、安定、氯丙嗪等治疗不能控制病势，持续10天后，即自行苏醒，且能回忆发时行为，承认不由自主。继续留住至第三个月，仍然如期发作，狂乱如前，西药不能控制乃出院辗转诸医，仍照发无异，遂求治于周老（周炳文）。症见：五心烦热，夜难熟睡，大便不通，小便深黄，发作周期将临，脉弦大滑数，舌苔腻滑带黄，一派实火升、肝阳暴张之象。嘱停服西药，而投青龙汤。处方：当归15g、龙胆草9g、栀子9g、黄芩9g、芦荟9g、大黄9g、丹参10g、黄柏8g、柴胡8g、黄连6g、青黛6g、木香6g。通腑泻实，直折肝火，以安神志，服后即静睡烦除，平安度过周期未发病，大便日3次，小便浓茶色，连服45剂未更方，竟未再发，而原服西药之毒副反应呆钝现象亦消失，转为精灵活泼与常人无异。（《当代名老中医经验方汇粹》）

病案2

黄某某，男，42岁。因家庭夫妻不和睦，情志受挫，发生精神分裂症。数日来目不交睫，精神亢奋，躁动不安，胡言乱语，睁目握拳，作击人之状，口味秽臭，少腹硬满，大便1周未行。舌苔黄厚而干，脉来滑大有力。辨为火郁三焦，心胃积热之发狂，方用：大黄8g、黄连10g、黄芩10g。连服3剂，虽有泻下，但躁狂亢奋之势仍不减轻。病重药轻，遂将原方大黄量增至12g，泻下块状物与结屎甚多，随之神疲乏力，倒身便睡，醒后精神变静，与前判若两人，约1周恢复正常。(《刘渡舟临证验案精选》)

(九) 百合病

病案1

徐某，女，30岁，工人。初诊：1982年10月24日。因家庭不和，工作不顺，郁闷已久。近月复受外感，身热头痛。愈后不久，始则烦躁易怒，精神不宁，继则沉默少言，不能睡眠，行动懒乏，似寒无寒，似热无热，衣衫不整，夜不合目，小便黄赤，口苦苔腻，脉微数。诊为百合病（某医院诊断为精神分裂症）。予滋阴清热、安神清心。处方：百合15g、生地黄18g、炙甘草9g、淮小麦30g、大枣20g、淡豆豉9g、焦栀子9g。5剂。二诊：上方服药5剂后，烦躁减轻，夜寐渐安。又续服5剂，诸症再见减轻，情绪趋于宁静。处方基本按初诊处方，又续服20余剂，诸症减而稳定巩固。已能自行整理衣着，每夜睡眠亦可六七个小时。(《中国百年百名中医临床家》)

病案2

刘某，女，12岁。初诊：1974年10月3日。主诉：高热之后，日晡低热，延来半年有余。诊查：口苦溺赤，情绪时静时躁，神志恍惚，意欲食而不能食，寐而不寐，脉象微数，口干舌燥。辨证治法：此百合病也。拟百合地黄汤加味。处方：百合15g、淮小麦15g、制玉竹12g、青蒿梗10g、炙甘草10g、炙白薇10g、炒知母10g、地骨皮10g、大枣15g、炒谷芽12g、生地黄12g。

二诊：进前方5剂后，低热已除，烦躁较宁，寐寐已安，纳谷亦香，口苦口干已愈，精神日趋正常。拟前法加减。处方：制玉竹12g、炙白薇10g、淮小麦30g、炙甘草6g、地骨皮10g、生白芍10g、蔓荆子10g、茺蔚子10g、炒僵蚕10g、白蒺藜10g、白芷4.5g。5剂。(《中国现代名中医医案精华》)

（十）中风

病案1

赵某，男，62岁。右半身偏废，不能活动，血压180/120mmHg。头目晕眩，心烦少寐，脉来洪大，舌黄而干，问其大便已五日未下。此证属于《内经》所谓"阳强不能密，阴气乃绝"之病机。舌红脉大为阳气盛，心烦少寐为阴气虚。阴虚则不能制阳，则使阳气上亢，故血压高而头目眩晕；阴虚则生内热，是以苔黄而大便秘结不通。阴虚阳盛，火灼血脉，血液不濡，焦骨伤筋，所以右半身不遂。此证形似中风，医多囿于旧说，或用祛风燥湿药，或用补阳还五汤等温药，不但无效，反助阳伤阴而使病情恶化。治当泻火清热，釜底抽薪，保存阴血，抑其阳亢之势。则火敛风息，血脉调和，阴平阳秘，其病立效。方用：《金鉴》栀子金花汤：黄连 10g、黄芩 10g、黄柏 10g、栀子 10g、大黄 6g。此方服至第 2 剂，则大便畅通，心中清凉，入夜得寐，头晕大减，血压降至 150/100mmHg，右半身出现似能活动之反映。转方减去大黄，改用黄连解毒汤加减出入，治约一月之久，右半身不遂已愈，血压正常眠食俱佳，从此病瘳。(《刘渡舟医学全集》)

病案 2

姜某某，男，66 岁。左身偏废，而手拘急难伸。血压 200/120mmHg，头目眩晕，心烦不寐，性情急躁易怒，大便秘结，小便色黄。脉来滑数，舌体歪斜，舌质红绛少苔。余辨证属阳亢火动，火动伤阴，火热生风，旁走肢体，而有半身不遂。治当泻阳强之热，以达到凉血息风之目的。处方：大黄 5g、黄连 10g、黄芩 10g。服药 5 剂，大便畅通，头目清，心中烦乱顿释，血压降至 170/100mmHg。惟左手之挛急未愈。转方用：白芍 40g、炙甘草 15g、羚羊角粉 1.8g（分冲）。服后左手挛急告愈。(《刘渡舟医学全集》)

（十一）头痛

病案 1

患者许某，女，29 岁。患者诉头痛常作，有咽干、牙龈肿痛等症状。大便干燥，唇干。舌红、少苔，脉细。

辨证：肝火上炎。立法：清泻肝火。处方：泻青丸加减。龙胆草 10g、栀子 10g、川大黄 6g、羌活 10g、防风 10g、川芎 15g、当归 15g、炒决明子 30g、天冬 15g、生何首乌 30g。(《印会河理法方药带教录》)

病案 2

张某某，女，26 岁，北京市门头沟人。患前额痛，兼见口噤拘急难开，吃饭不能张口，如果强张，则两侧颊车处肌肉酸痛难忍，选用中西药治疗弗效。问其口渴否，病人答曰：渴而思饮，且口中有臭味，舌苔干黄，切其脉则浮大而出。此火邪客入阳明经络，津液被灼，经脉不利。为疏：生石膏 30g、知母 9g、葛根 15g、玉竹 15g、麦冬 15g、丹皮 10g、白芍 10g、钩藤 15g。药服 3 剂，前额痛止。服至 6 剂，口之开合如常。9 剂则诸症荡然而去。(《刘渡舟临证验案精选》)

病案 3

陈某某，女，62 岁。平素性情急躁，遇事易冲动，不能自制。一日因琐事与邻里发生口角，勃然大怒，突然右侧头面拘紧疼痛，不可忍耐。某医院诊断为"三叉神经痛"，服药后疼痛非但不减，反而加剧。就诊时以手托颊，蹙眉呻吟不已，心烦、口苦、口渴、便干、溲黄、口颊发麻、流涎。血压 135/95mmHg，舌红苔黄中腻，脉弦滑。此乃胆胃两经之火上攻之证，急清解阳明、少阳两经火热。疏方：

（1）柴胡 12g、连翘 10g、夏枯草 15g、丹皮 10g、龙胆草 10g、白芍 15g、葛根 10g、栀子 10g、生甘草 6g、板蓝根 15g、黄芩 10g、天花粉 12g。7 剂。

（2）黄芩 8g、黄连 8g、黄柏 8g、栀子 8g。7 剂。

两方交替服用。

药后疼痛霍然而止，自觉心中畅快，血压降至 120/80mmHg，偶见口角发麻。转方用小柴胡汤加羚羊角粉 1.8g（冲服）、钩藤 15g，清胆利肝，息风解痉，病愈。（《刘渡舟临证验案精选》）

（十二）胃痛

病案 1

杜某，男，47 岁，1978 年 10 月 15 日初诊。在某医院经纤维胃镜检查示：胃小弯部 3cm×3cm 溃疡，黏膜水肿，大弯糜烂。胃脘痛，饥饿时痛甚，夜间痛醒 2 次，食后稍缓解，吞酸烧心，口干，大便秘，舌苔薄白，脉弦滑。诊断：十二指肠球部溃疡。辨证为脾湿胃热，湿热中阻。宜清胃热为主，佐以温脾之法。处以半夏 15g、川连 10g、黄芩 15g、干姜 7.5g、大黄 7.5g、海螵蛸 20g、槟榔 20g、甘草 15g。服上方 6 剂，胃脘痛减轻，大便稍稀，日 1 次，胃脘仍不舒，夜间仍痛，舌红苔白，脉弦滑。处以甘草 20g、海螵蛸 20g、煅牡蛎 20g、川连 10g、吴茱萸 7.5g、槟榔 15g、黄芩 15g、金铃子 20g。服上方 6 剂，夜间已不痛，能安睡，晨起仍稍痛，口干，舌红，苔薄，宜前方佐以养胃阴之剂。处以甘草 20g、海螵蛸 20g、煅牡蛎 20g、麦门冬 15g、石斛 15g、沙参 15g、陈皮 15g、金铃子 20g、川连 10g、公丁香 7.5g、吴茱萸 7.5g、半夏 15g。服上方 6 剂，胃已不痛，吞酸、烧心俱消除，大便正常，日 1 次，舌红润，苔薄，脉滑。宗上方稍事加减，继用 10 余剂。经纤维胃镜复查，溃疡愈合，大弯糜烂已不存在，病告痊愈。（《张琪临床经验

荟要》)

病案2

何某某，男，68岁。初诊：1991年6月12日。主诉：胃病将近10年，时发时止，发作无规律，医院多次检查，均诊为慢性胃炎。2天前因脘痛，腹胀较剧，赴某医院急诊，服药片（药名不详），疼痛缓解，约半小时又痛剧。诊查：脘部疼痛胀满，按之益甚，发病前数日未暴饮暴食，大便3天未行，腹胀，小便黄赤短少，口渴欲凉饮，舌苔黄厚干燥，舌质红，脉数有力。辨证：胃热亢盛，腑气不通。治法：清泄胃热，通降腑气。处方：生石膏（先煎）30g、知母12g、生甘草5g、生大黄（后下）8g、川厚朴4g、炒枳壳6g、白芍12g、玄参15g，2剂。

二诊：1991年6月14日。药后大便5次，有时解而不畅，腹胀消失，脘部痛胀减轻，仍拒按，口干渴，仍喜凉饮，苔薄黄而干，脉数有力。胃热未清，腑气失调。仍宗前法，小其制。处方：生石膏（先煎）15g、知母12g、生甘草5g、制大黄8g、炒枳壳6g、全栝楼12g、淡黄芩10g、白芍12g、玄参12g，3剂。

三诊：1991年6月17日。大便通调，每日1行，脘部偶有隐痛，未感胀满，食稀粥胃有不适感，口干，苔薄黄根部略腻，脉数。胃热渐清，胃气失和，胃阴未复。再拟和胃泄热，生津养液。处方：法半夏10g、川黄连3g、全栝楼12g、白芍10g、生甘草4g、南北沙参各12g、川石斛12g、玉竹12g、炒竹茹12g，7剂。循此调理2周，恢复如

常人。(《中国现代名中医医案精选》)

（十三）痞满

王某某，女，42 岁，1994 年 3 月 28 日初诊。患者心下痞满，按之不痛，不欲饮食，小便短赤，大便偏干，心烦，口干，头晕耳鸣。西医诊为"植物神经功能紊乱"。其舌质偏红，苔白滑，脉来沉弦小数。此乃无形邪热痞于心下之证，治当泻热消痞，与大黄黄连泻心汤法：大黄 3g、黄连 10g，沸水浸泡片刻，去滓而饮。服 3 剂后，则心下痞满诸症爽然而愈。(《刘渡舟临证验案精选》)

（十四）呕吐

病案 1

某女，30 岁，1997 年 9 月 19 日初诊。病人诉一周来泛酸时作，伴胃脘胀楚，食后更甚，嗳意频作，纳食欠馨，二便正常，舌质红，舌苔薄黄，脉来弦细。胃镜检查未发现异常。此肝胃失和之证，治从泄肝和胃，苦辛通降法，左金丸加味主之。姜汁炒川黄连 5g、淡吴茱萸 2g、海螵蛸 10g、制香附 10g、广郁金 10g、制川朴 10g、煅瓦楞子（先煎）20g、生黄芪 15g、谷芽麦芽各 10g、生甘草 10g。7 剂，每日 1 剂，水煎 2 次，饭后分服。二诊：药后泛酸基本消失，仅偶于食后而作，胃脘胀楚明显减轻，胃纳可，舌苔薄白，脉弦细，宗前法，续服上方 7 剂，以巩固疗效。(《臧堃堂医案医论》)

病案 2

陆某，男，49 岁。初诊 1974 年 9 月 7 日：胃有积热，并有湿滞，口苦秽臭，大便秘结，食入胀痛，反酸呕吐，初为食物残渣，后为咖啡色液体，脉弦滑，苔黄腻，热伤胃络，湿阻气逆故呕血，前人云："阳明之气下行为顺"，急调其脾胃，冀气顺吐止，则血不奔脱。炒茅术9g、川朴6g、陈皮6g、炒黄连2.4g、炒黄芩6g、生半夏9g、生姜6g、槟榔15g、沉香片（分吞）0.6g、焦楂曲各9g，2剂。二诊1974年9月9日：药后中脘胀痛减，大便颇畅，呕吐亦平，食后胃脘绞扰，脉弦小，苔黄腻渐化。肠胃湿热积滞有渐化之机，再守前法出入。炒茅术9g、川厚朴4.5g、陈皮6g、炒黄连1.8g、制半夏9g、茯苓9g、炒薏苡仁18g、沉香片（分吞）1.2g、焦楂曲各9g。三诊1974年9月16日：中脘胀痛已舒，大便畅通，纳食尚可，苔转薄白腻。脉仍弦小，再拟健脾化湿，活血理气。炒茅术6g、川厚朴3g、茯苓9g、陈皮4.5g、半夏4.5g、甘草3g、丹参9g、檀香4.5g、砂仁3g（后下）。（《张伯臾医案》）

（十五）嘈杂

吴某，男，31岁。初诊时间：1992年3月16日。主诉：胃中嘈杂，泛酸时作1年余，又作一周。病史：患者近一年多，饮食不节，饮酒后嘈杂、泛酸。一周来又因饮酒，前症再发，且吐出褐色液体，故请杨氏诊治。诊查：胃中嘈杂，泛酸时作，饮酒后尤甚，咯出褐红色液体，大便偏烂，苔黄根腻，脉滑。中医诊断：①嘈杂；②吐酸（胃热证）。西医诊断：慢性胃炎、食管炎。治则：清热抑酸和中。处方：黄连5g、吴茱萸1g、蒲公英30g、海螵蛸30g、煅白螺蛳壳 30g、浙贝母 15g、姜半夏 9g、姜竹茹 9g、厚朴 12g、炒枳壳 12g。7 剂。嘱少饮酒或戒酒。二诊：药后食管热已除，心窝部尚有热感，纳食佳，苔微黄，脉细弦。再宗原意。上方去竹茹，加炒黄芩 9g。7 剂。三诊：食管及心窝部灼热感均消失，苔薄黄，原意出入。上方去浙贝母、白螺蛳壳、姜半夏，加淡竹叶 9g、炒陈皮 9g。7 剂。病愈。(《中国百年百名中医临床家丛书》)

（十六）吐酸

傅某某，男，24 岁，门诊号 6367。初诊：1976 年 8 月 24 日。饮食后嗳气泛酸 4 个月左右，口苦耳鸣，夜寐梦扰，下肢酸软乏力，苔白薄腻，脉细。血压 182/114mmHg。钡剂摄片：十二指肠球部溃疡，胃窦炎伴胃小弯溃疡形成。证属：肝气内扰，胃气不和，和降失司。治法：清肝理气，和胃降逆。方药：川黄连 2.4g、吴茱萸 4.5g、杭白芍 9g、竹茹 6g、姜半夏 6g、陈皮 6g、降香 1.8g、神曲 9g、枸杞子根 15g、丹参 9g、钩藤 9g、珍珠母 30g。

二诊：1976 年 9 月 9 日。服上药后，嗳气泛酸基本消失，神疲乏力，夜不能寐依然，苔薄腻，脉细。肝胃已和，再以原方加减。方药：川黄连 1.2g、吴茱萸 2.4g、白术 9g、白芍 9g、竹茹 9g、陈皮 9g、制香附 9g、预知子 9g、降香 2.4g、丹参 9g、首乌藤 30g、桑寄生 30g、龟甲 15g。(《老中医临床经验选编》)

（十七）呃逆

病案 1

郑某，女，62 岁，2004 年 12 月 19 日初诊。呃逆、嗳气，兼脘腹胀痛，目胀，口苦，舌苔薄黄，脉弦。辨证：肝郁化火气逆证。治法：疏肝清热降逆。主方：化肝煎加减。丹皮 15g、栀子 15g、白芍 15g、青皮 10g、陈皮 10g、竹茹 10g、枳实 10g、草决明 20g、石决明 30g、羚角片（另包，先煎）4g、甘草 6g。10 剂，水煎服。

二诊：呃逆、嗳气时减时作，目胀、口苦显减，脘腹胀痛亦减，舌苔转薄白，脉弦。改拟旋覆代赭汤合上方加减。旋覆花（包煎）10g、代赭石 20g、陈皮 10g、草决明 20g、炙枇杷叶 10g、青皮 10g、石决明 20g、甘草 6g、枳实 10g、羚角片（另包，先煎）4g。10 剂，水煎服。

三诊：呃逆、嗳气显减，近日两目及前额胀痛，再加葛根 30g 于前方之中。7 剂，水煎服。

四诊：呃逆、嗳气、目胀均减，舌苔薄白，脉弦细。前方再进 10 剂。丹参 15g、旋覆花 10g、代赭石 15g、砂仁 10g、陈皮 10g、法半夏 10g、菊花 10g、刺蒺藜 20g、草决明 30g、甘草 6g、白芍 10g。10 剂，水煎服。另羚角片 30g，磨粉装胶囊 30 个，每日吞服 3 个。（《一名真正的名中医——熊继柏临证医案实录》）

病案 2

傅定远，得痰膈病，发时呃逆连声，咽喉如物阻塞，欲吞之而气梗不下，欲吐之而气横不出，摩揉抚按，烦惋之极。医治两月，温胃如丁、蔻、姜、桂，清胃如芩、连、硝、黄，绝无寸效。延余诊，视其气逆上而呃声甚厉，咽中闭塞，两肩高耸，目瞪口张，俨然脱绝之象，势甚可骇。

然脉来寸口洪滑，上下目胞红突。辨色聆音，察脉审证，知为痰火上攻肺胃，其痰也，火也，非气逆不能升也，遂处四磨汤加海浮石、山栀、芥子、栝楼、竹沥、姜汁，连投数剂，俾得气顺火降痰消。再以知柏地黄汤加沉香以导其火而安。（《谢映庐医案》）

（十八）噎膈

病案 1

某女。患咽喉噎塞如梅核，时时嗳气，足冷如冰，用前方 7 剂罔效，熟思之，乃阴火也，三阴至项而还，阴虚火炎，故咽塞、嗳气、足冷、耳聋。用滋阴清膈饮数剂（黄柏、黄连、黄芩、栀子、当归、白芍、生地黄、甘草、入童便，竹沥姜汁），诸症皆退。（《风劳臌膈四大证治》）

病案 2

刘某，女，58 岁，初诊日期：1978 年 2 月 22 日。患者 20 多天前曾患感冒，经治疗后好转。但饮食日渐减少，口淡无味，少进食物则感食物通过处不适，有堵闷感，后背处亦不适。1 周前复因不思食曾吃一小片酸菜，吃后胸膈部堵闷加重，继则进食如刀割样疼痛。四肢无力，不欲动。2 月 18 日做食管钡餐造影，有两处食管憩室，诊为食管憩室引起憩室炎。现症：已 1 周多不能进食，少进流食一二匙则感到食物通过处热痛如刀割，旋即吐出。近 3 天米水未进，卧床不起。但胸膈部仍痞满而胀。后背部热而跳痛，吐白沫，口干胸痛，稍有咳嗽，已 3 天未大便，身重，四肢无力。检查：精神萎靡，面目虚浮，脉沉弦细稍数，舌苔黄厚腻而垢。诊断：噎膈。辨证：湿热秽浊郁阻胸膈，气结于上，湿郁于中，下焦不通，以致关格。治法：清热化湿，通关化浊。处方：杏仁 15g、薏苡仁（炒）20g、白豆蔻15g、厚朴 20g、半夏 15g、滑石 20g、竹叶 15g、槟榔 30g、木香 15g、郁金 20g、石菖蒲 15g、黄芩 15g、佩兰 15g、藿香 20g、火麻仁 20g。上方服 2 剂后大便已通，昨晚稍进油茶面，未见刀割样痛，后背跳痛显减，但仍身疲无力不欲动。脉同前，舌苔厚腻显退。继服上方 6 剂后，胃脘食管进食已不噎，晨起能食一碗高粱米饭，但多食胃脘尚有胀感。后背酸痛，但可耐受，大便 2 天未行，身疲无力好转，脉沉滑细无力，舌苔垢腻已退，尚有白腻苔，热势已去，但正气已虚。再以上方加益气、行气、活血化瘀之品，以去其瘀滞，调理善后。方药：杏仁 15g、薏苡仁（炒）20g、厚朴 20g、半夏 15g、滑石 20g、竹叶 15g、槟榔 30g、郁金25g、石菖蒲 15g、佩兰 15g、藿香 20g、党参 40g、丹参20g、没药 10g、白豆蔻 15g。3 月 6 日，追踪观察，服上方3 剂后，胸膈后背部痛胀悉除，饮食正常，可以进行正常家务劳动。5 月 23 日，食管钡餐检查尚有一憩室，余未见异常。(《梁贻俊临证经验辑要》)

(十九) 泄泻

病案 1

郭某，女，35 岁，1973 年 5 月就诊。去年因出差外地，饮食不惯，水土不服而患泄泻，腹胀不舒，痛则欲泻，体重骤减。曾服参苓白术散、四神丸、真人养脏汤之类，病势不减，近日自觉疲倦乏力，腹中辘辘鸣响，每于天明泄泻必作，泻前腹中绞痛。夜寐梦多，时有心烦急躁，小便短赤，阵阵汗出，多在颈以上。纳谷尚可，尤嗜凉食。诊其左脉弦滑，按之数而有力，右脉濡滑，按之亦数。舌质红，苔白腻而干，根部尤厚。综观脉症，病缘暑湿蕴热，损及胃肠功能发为泄泻。久则土壅木郁，多服温补，又助肝热，热灼阴分，木火更旺，故泻不愈。法当疏调肝脾，泄其有余，调其不足，油滑黏腻之物皆忌。处方：黄芩9g、马尾连9g、葛根9g、白术6g、白芍15g、陈皮6g、防风9g、木瓜9g、灶心土30g。

上方连服6剂，晨起泄泻已止，腹中绞痛亦轻，唯腹中仍偶作辘辘鸣响，脉象尚见弦细而滑。此木郁侮土，升降失调，故泻势虽减而腹痛肠鸣犹存，非脾胃虚寒也。仍当疏调肝脾，升其久泻而陷之清阳，降其木郁而化之邪火。仍宗前方去白术、木瓜、灶心土，加枳壳6g、木香3g，白芍改为9g，防风改为6g，又服10剂。药后大便已如常人，腹中痛势大减，仅偶作微痛，间或腹中辘辘微响。夜寐已安，六脉弦势大差，已渐濡软，唯沉取尚属细滑。仍拟疏调气机，分利湿热，少佐和阴，以善其后，处方：茯苓16g、冬瓜皮30g、木瓜9g、防风6g、陈皮6g、灶心土25g、炒麦芽9g、炒白芍9g、炙甘草9g。3剂后，病愈。（《古今救误》）

病案2

庞某某，男，28岁。于1964年患腹泻，经治而愈。维持不久，大便又出现不调，每日少则三四次，多则十数次不等。所奇怪的是在大便之后，继下棕褐色油脂粪便，所下多寡以饮食肉菜之多少为凭，偶或矢气从肛门迸出油液。大便之色黄白而不成形，并有肛门灼热与下坠之感。虽然腹泻大便带油，但其饮啖甚佳，每日主食在半斤以上，犹不觉饱。视其人身体怯弱，而舌红苔黄，切其脉则弦大而数。刘老辨为肝胆之火下迫肠阴，劫夺肠脂之证。古人所谓的"解㑊"之病，颇为近似。疏方：生山药10g、麦冬30g、南沙参15g、玉竹15g、生石膏15g、炙甘草6g、白芍18g、乌梅6g、黄连4g，连服5剂，病愈大半，效不更方。又服5剂而病痊愈。(《刘渡舟验案精选》)

病案3

马某，男，70岁，前日饮食不慎，骤患腹痛泄泻，一日四五次，腹痛即急如厕，便后有下坠感，微觉恶寒热，食欲不振。舌苔薄白，脉象弦数。辨证立法：年已七旬，脾胃本弱，饮食不洁，再受外感，则发寒热腹泻。水谷不分，病出中焦，脉象弦数，内蕴有热，即拟葛根黄芩汤加味治之。处方：酒黄芩6g、苍术炭6g、血余炭（炒车前子10g同布包）6g、酒黄连5g、白术炭6g、煨葛根10g、焦内金10g、炙甘草3g、白通草5g、焦薏苡仁15g、炒香豉10g、赤小豆10g、赤茯苓10g。患者连服3剂，腹痛泄泻、寒热均愈。(《施今墨临床经验集》)

（二十）痢疾

病案1

邑内廪贡生周廉卿，平生善饮酒，年50余。于4月患痢，大便鲜血，下坠腹痛，每夜 30 余次，饮食大减，邀余诊治。胃脉洪大有力，此因酒湿生热，又感酷暑，血得热妄行，故为红痢。治宜凉血逐湿之药，方用：当归 18g、生地黄 12g、白芍 10g、槐花 6g、地龙 6g、黄连 6g、黄芩 10g、牡丹皮 10g、栀子 6g、女贞子 10g、茯苓 10g、滑石 12g、连翘 10g、车前子 10g、椿根白皮 10g、甘草 6g。水煎服。1 剂轻，共服 5 剂，诸症皆除。(《湖岳村叟医案》)

病案 2

某某，男，17 岁，住湖北省武汉市武昌区，1992 年 8 月某日来诊。昨日突发大便下痢，日达 7 ~ 8 次，每次则先小腹拘急疼痛而欲大便，下痢则又滞下而不得利，肛门后重不舒，利出则为红白冻子，呈痛苦面容，苔白，脉濡。乃湿热痢疾，湿甚于热。治宜调气治血，用芍药汤以为治。药用：白芍 12g、当归 10g、槟榔 10g、黄芩 10g、黄连 10g、桂枝 10g、干姜 10g、大黄 10g、甘草 10g、广木香 6g、枳壳 10g、桔梗 10g。加水适量煎药，汤成去滓，取汁温分再服，1 日服尽。(《李今庸医案医论精华》)

(二十一) 黄疸

病案 1

杨某，女，47 岁。初诊：2004 年 1 月 26 日。发病急，发展快。身黄目黄，身目呈深黄色，高热 38.5℃ ~ 39.2℃，大渴欲饮，烦躁不安，偶见鼻出血，牙龈出血，口苦，恶心呕吐，大便干燥，小便黄赤。舌红绛，苔黄腻，干燥少津，脉弦数。证系瘟毒发黄。医院疑诊肝萎缩。热毒炽盛，深陷血分，治宜清热解毒，凉血泻火散瘀，方选犀角地黄汤化裁。水牛角30g、生地黄25g、白芍12g、牡丹皮10g、茵陈蒿30g、栀子10g、黄柏10g、大黄（后下）6g、柴胡12g、黄芩10g、半夏15g、枳实10g、竹茹10g、土茯苓30g、水蛭10g、虻虫10g。3剂，水煎服。

二诊：大便通，小便欠畅，目黄见退。药已对症。原方加桃仁15g与大黄相伍以化瘀泄热，加水蛭10g、土鳖虫10g，以活血化瘀消黄。叶天士《外感温热篇》中说："入血就恐耗血动血，直须凉血散血。"6剂，水煎服，每日1剂，煎汁600ml，分2次服，每次服300ml。

三诊：身黄、目黄、小便黄渐退。效不更方，用上方10剂，煎服法同前。

四诊：胸有点痞闷，食欲欠增。上方加炒莱菔子30g，以行气化痰开胃。再进10剂。

五诊：身黄、目黄、小便黄明显见退，食欲亦改善。上方再进10剂，隔日服1剂，水煎服。

六诊：1个月后就诊，黄已退尽，心烦失眠，脉细数，舌红少苔。证显阴虚。改用知柏地黄汤加枸杞子、菊花。

七诊：服6剂后，心烦失眠改善，腰膝酸软乏力好转。上方加生黄芪15g、砂仁壳5g，以益气行气开胃。（《谷清溪临证验案精选》）

病案2

张某，住院病人，年轻力壮。诊为急性肝萎缩，诊得嗜眠，黄疸腹胀满，已入肝性脑病前期，自谓不救。舌质红苔黄腻，脉弦数。处方：生地黄 30g、犀牛角（代）3g、牡丹皮 10g、连翘 10g、石斛 10g、生大黄 15g、土鳖虫 10g、桃仁 10g、大腹皮 10g、槟榔 10g、枳实 10g。7 剂。

二诊：得下臭秽甚多，腹满减，证虽改善，尚未乐观。原方加人参 30g、黄芪 50g。7 剂。

三诊：以后经 1 个月调理渐瘥。（《中国百年百名中医临床家·姜春华》）

（二十二）胆胀

杨某，男，36 岁，1976 年 10 月 7 日初诊。

病史与主证：慢性胆囊炎并胆结石 3 年。经常右上腹部及胁背胀痛，近因饮酒太过，肥甘厚味不节而发病。右上腹剧痛，向两胁下放射，疼痛剧烈，目黄，身黄，小便黄赤，大便秘结。曾住某医院，B 超及 CT 检查诊为慢性胆囊炎并胆管结石。发冷发热，体温 38.5℃，经抗感染及对症治疗，病情缓解而出院。出院 3 天，突发冷热，右上腹及胁背剧痛难忍，伴呕吐酸苦，大便秘，小便短赤如酱油，目黄，身黄而痒，体温 38.5℃，脉弦滑而数，舌红苔黄腻而燥。辨证：湿郁胆胀。治法：清利肝胆，通腑泻热。处方：柴胡 15g、枳实 10g、赤芍 10g、香附 15g、郁金 15g、茵陈 30g、大黄（后下）15g、川厚朴 10g、芒硝（烊化分服）15g、甘草 10g、金钱草 30g，水煎服，每日 1 剂，空腹早晚分服。

10 月 20 日复诊：进药 1 剂，泻下 3 次，脘胁痛略减。继进 2 剂，疼痛再减，呕逆已止，寒热亦解，体温 36.9℃，脉舌同前，发黄如故，药已中病。守方再服 3 剂，发黄渐退，脘胁痛基本缓解，舌苔已退，脉转弦细。此腑热已除，湿郁气滞尚存。原方去芒硝，减大黄、茵陈量，加木香、干姜以温通气滞湿郁，药后发黄尽退，脘胁痛止，能进饮食，二便通调。原方加减，合服消石散，早午晚各1剂，治疗20余天，诸症尽除，结石亦排除，遂停药饮食调养。2周后恢复工作，随访半年未再复发。（《李寿山医学集要》）

（二十三）癃闭

病案1

王某，女，45岁。患慢性肾小球肾炎1年有余，尿中常有蛋白及红细胞、白细胞，小便量少，一直住院服用"激素"治疗，病情不见好转。近日因情绪波动使病情陡然加重，小便点滴难下，而有尿毒症之险恶，已发病危通知。家属恐慌万分，急邀刘老会诊。见患者面色青黯无泽，神情抑郁，腹胀如鼓，小便点滴而下，下肢肿胀按之凹陷。问其大便干结，一周未行，伴胸胁满闷，口燥咽干，五心烦热，低热不退，视其舌红绛无苔，握其两手，脉弦出于寸口。辨为肝火刑金，灼伤肺阴，不能通调水道之证。急以开郁凉肝，清降肺气，开水之源头，以利三焦水道。处以"化肝煎"加味。处方：青皮9g、陈皮9g、牡丹皮9g、栀子9g、白芍12g、土贝母9g、泽泻6g、麦冬30g、南沙参30g、紫菀9g、栝楼皮12g、枇杷叶12g、通草9g、茯苓40g。服药后小便缓缓而下，大便畅通，肿胀渐消，2周内体重减去7.5kg，余症皆随之好转。继以调理肝脾之法，终于转危为安。（《施今墨医案解读》）

病案2

朱某，男，84岁，干部，太原人。1974年3月14日初诊：患者素体尚健，上周因偶感风寒，咳嗽，痰中带血，大便不畅，小便癃闭，小腹急满，难受不堪，发病2日，医治无效。苔黄厚，脉洪数。此膀胱积热所致，治以清热利湿，八正散合五淋散加减主之。处方：当归10g、白芍10g、炒栀子10g、甘草梢6g、赤茯苓10g、竹叶10g、瞿麦10g、萹蓄10g、白茅根15g、川大黄3g、贝母10g、滑石10g、木通6g、车前子10g、灯芯草一撮。上方水煎，服2剂后，小便通利，诸症均安。1977年2月，患者87岁高龄时又一次发生癃闭。上方去贝母、白芍，2剂而愈。（《中国百年百名中医临床家》）

（二十四）淋证

病案1　热淋

王某，女，43岁，干部，1983年4月20日就诊。小便不利已半月余。上月末突然尿急，尿频，尿道热痛，少腹拘急，胀痛下坠，腰部困痛，小便色黄。经某院检查，诊为肾盂肾炎，曾服四环素等西药，上述症状基本未减而来求诊。检查：患者眼睑及下肢轻度浮肿，尿检：红细胞（+），白细胞（++），脓细胞（++），蛋白微量。舌根部苔黄腻，舌质红，脉象滑数。诊断：肾盂肾炎（热淋，湿热下注证）。治疗：健脾利湿，清热凉血。处方：自拟清淋汤。白术10g、茯苓18g、泽泻12g、茅根30g、黄柏10g、石韦30g、蒲公英15g、丹皮10g、黑地榆10g、生薏苡仁

30g、滑石18g、甘草3g、乌药10g。

4月28日二诊：上方服药6剂，尿道热痛、少腹拘急胀痛消失，余症减轻，唯腰仍痛。舌苔黄腻减少，脉滑。上方又服6剂，诸症消失，尿检正常，停药后未再复发。（《中国当代医案医话选》）

病案2 血淋

秦某，男，60岁，于1989年10月13日初诊。患者自8月初外出旅游，中途出现发热，并伴有尿频、尿痛、尿赤，以"泌尿系感染"治疗10余天，尿频、尿痛症减轻，仍血尿时作，低热不退，又改换抗生素、中药等治疗月余疗效不明显，尿化验检查：尿蛋白＋＋，红细胞大量，潜血＋＋，后经膀胱镜检查确诊为膀胱癌，医院建议手术治疗。患者本人与家属决定先请赵老医治，刻诊见：身热恶寒，头目不清，急躁，眠不实，胸脘不舒，小便短赤，舌黄苔厚腻，有瘀斑，脉濡滑且数。证属暑湿郁热蕴郁于内，拟先用宣郁化湿方法。药用：藿香（后下）10g、佩兰（后下）10g、杏仁10g、枇杷叶10g、荆芥炭10g、茅芦根10g、柴胡6g、炒山栀6g、石菖蒲6g、郁金6g、香附10g、焦麦芽10g。服药10剂，身热恶寒消失，余症减轻，尿蛋白（－），红细胞5～10个/高倍视野，尿潜血＋，舌红苔厚，脉滑数，湿郁渐化，气机渐疏，郁热未解，用凉血化瘀清热方法。药用：荆芥炭10g、柴胡6g、黄芩6g、生地榆10g、茜草10g、炒山栀6g、丹参10g、蝉衣6g、僵蚕10g、片姜黄6g、半枝莲10g、白花蛇舌草10g、大黄1g、茅芦根各 10g。服药 20 余剂，血尿未作，尿检（－）。膀胱镜检查：膀胱黏膜白斑，未见其他异常。舌红苔白且干，脉弦滑，按之略数，血分郁热，改用清热凉血、甘寒育阴方法。方药：柴胡 6g、黄芩 6g、川楝子 6g、赤芍 10g、生地榆 10g、丹参 10g、茜草 10g、炒槐花 10g、沙参 10g、麦冬 10g、焦三仙各 10g、茅芦根各 10g、白花蛇舌草 10g、半枝莲 10g。以此方加减服药 2 月余，又去复查，原病灶区白斑均消失，未见其他异常。仍以前法进退，饮食当慎，防其复发。药用：凤尾草 10g、生地榆 10g、丹参 10g、茜草 10g、蝉衣 6g、僵蚕 10g、片姜黄 6g、半枝莲 10g、白花蛇舌草 10g、焦三仙各 10g、茅芦根各 10g、大黄 1g，每周 2～3剂，继续服用。（《赵绍琴临床验案精选》）

病案 3　血淋

谈某，女，43 岁。初诊（1962 年 7 月 13 日）：小便涩痛不爽，一日间达二三十次，溺后流出血水，病起两日。舌根薄腻质红，脉象濡数。湿热下注膀胱，迫血妄行，治拟清热渗湿，凉血通淋。金钱草一两、生山栀三钱、小蓟炭三钱、生地三钱、藕节炭四钱、川木通一钱半、块滑石四钱、蒲黄炭三钱、生甘草梢三钱、血珀末八分（吞服），1 剂。

二诊（7 月 14 日）：小溲频数及涩痛不爽大减，胃脘不适。小便蛋白少量，上皮细胞少量，白细胞（＋），红细胞 3～5。金钱草一两、生山栀三钱、小蓟炭三钱、生地三钱、藕节炭四钱、川木通一钱半、块滑石四钱、制香附三钱、青陈皮各一钱半、血珀末八分（吞服），2 剂。

三诊（7月16日）：小便已爽，溺痛亦除，右侧腰脊略有酸楚，有时少腹作胀，舌脉同前。金钱草八钱、生地三钱、淮山药三钱、炒白术三钱、炒杜仲三钱、块滑石四钱、川木通一钱半、青陈皮各一钱半、血珀末八分（吞服），3剂。

服完痊愈。随访一年未复发。（《医案选编（龙华医院）》）

（二十五）遗精

病案1

王某，男，32岁。患慢性肝炎已有五载。近期出现五心烦热、急躁易怒、头晕耳鸣，每隔三五日即"梦遗"一次，阳易勃起、不能控制，腰膝酸软，口渴思饮，两颊绯红，目有血丝，眼眦多眵，脉弦而数，舌光红少苔。证属肝阳过亢，下汲肾阴，风阳鼓动，相火内灼。乃用王太仆"壮水之主，以制阳光"的治疗原则：生地20g、熟地20g、丹皮10g、白芍10g、黄柏10g、山药15g、知母10g、龟甲10g、山萸肉15g、茯苓12g、天冬10g、麦冬6g、酸枣仁20g、夜交藤15g、丹参12g、黄连8g。服至8剂则神倦欲睡。又进4剂，则觉心神清凉，烦躁顿消，阳不妄动，走泄不发。后以知柏地黄丸巩固而愈。（《刘渡舟验案精选》）

病案2

马某，男，20岁。

病将一年，初起时自感情欲易动，见异性阴茎即勃起，深以为苦，逐渐尿道经常流黏性物，努力排便时亦由尿道滴出黏液，腰酸无力势成漏精，切迫求治。舌苔正常，六脉细数。

辨证立法：相火妄动，欲念时起，见色即遗，无力固摄，拟抑相火，固肾精为治。处方：盐知母6g、盐黄柏6g、桑寄生25g、砂仁5g、金狗脊15g、白蒺藜10g、炒丹参10g、沙蒺藜10g、炒丹皮10g、石莲肉20g、五味子10g、生熟地各6g、芡实米15g、五倍子10g、金樱子10g。

二诊：服药4剂，腰酸见效，漏精也少，近来心情稳定欲念减少，非如前时常觉心猿意马之状。处方：前方加莲须10g、益智仁10g，再服数剂。

三诊：服药6剂，自觉心神安稳，杂念全消。漏精间或有之，拟用丸方巩固。二诊方加三倍量，共研细末，金樱子膏600g，合药为丸，如小梧桐子大，早晚各服10g，白开水送下。（《施今墨医案解读》）

（二十六）血证

病案1　吐血

陈，夜热，邪迫血妄行，议清营热。犀角（今用水牛角代替）、鲜生地、丹皮、白芍。（《临证指南医案》）

病案2　齿衄

刘某，女，30岁。齿衄半个多月，心烦，夜寐多噩梦，小便黄赤。舌质红，苔薄黄，脉滑。以泻心火为先。处方：大黄6g，黄连6g，黄芩6g。2剂。服药后小便黄色加深而味浓，随之衄血明显减少。此热从小便而去，改用清胃滋阴之法：生石膏15g、知母9g、竹叶10g、粳米10g、玄参12g、生地黄10g、龙骨10g、牡蛎10g、炙甘草6g。4剂后，诸症皆消。（《经方临证指南》）

病案 3　鼻衄

孙某某，男，62 岁。经常性鼻衄，已 6 年未愈。近日鼻衄又发，出血量较多，伴心烦不眠，心下痞满，小便色黄，大便秘结，舌质发紫、舌尖红赤，脉弦数。此心胃火炽，上犯阳络而致衄。处方：大黄 6g、黄连 6g、黄芩 6g。用滚开沸水将药浸渍，代茶饮服，一剂而愈。(《刘渡舟医学全集》)

病案 4　尿血

徐某，女，35 岁，营业员，1990 年 2 月 14 日诊。主诉：小便带血一年余。病史：1989 年 1 月份，意外发现小便带血，尿时不痛，尿亦不频。初不介意，休息时则觉小便血色淡，劳累或感冒后、月经前后，尿血逐步频繁，面色苍白微浮，下肢按之亦肿，有时腰腿疲软，精力疲乏，眼睑浮肿较甚。乃至医院检查，尿常规，红细胞满视野，蛋白（＋），诊断为出血性肾炎，给予抗生素、止血剂，不敢用激素，乃决定用中药治疗，而来我院就诊。检查：面色无华，眼睑浮肿，下肢重按微凹，精神萎靡，食欲欠佳，睡眠多梦。脉沉细，舌淡，苔薄白。尿常规：红细胞（＋＋＋），蛋白（＋＋），白细胞（＋），管型偶见。诊断：尿血（出血性肾炎），阴虚火旺。治疗：滋肾养阴，利尿止血。处方：知母 10g、黄柏 10g、生地 15g、萸肉 10g、泽泻 10g、山药 15g、丹皮 10g、云苓 10g、牛膝 10g、白茅根 30g、藕节 10g、花蕊石 10g，5 剂，每日 1 剂。

2 月 21 日二诊：服前方后，小便量多，颜色较清亮，脉舌同前，乃按原方再进 10 剂。

3 月 6 日三诊：自述小便基本正常，精神饮食有好转，面部及下肢浮肿皆退，前方有效，效不更方，仍按原方再进出 10 剂。

3 月 24 日四诊：精神面色大有好转，面色转红润，尿常规：红细胞（＋），蛋白（＋）。余正常，1 个月来未见反复。患者喜形于色，因要求上班，不便煎药，乃改服膏剂，仍按原方开 10 剂，加女贞子 150g、旱莲草 150g、黄芪 150g、当归 100g，加蜂蜜 500g，白糖 200g，浓煎熬膏，每服 1 匙，每日 2 次，开水冲服。后再进膏剂 1 料，未见复发，身体健康。（《中国当代名医医案医话选》）

（二十七）汗证

病案 1

患者夏某，男，23 岁。患者常有夜间"盗汗"，需更换衣服、枕巾等物 1～2 次，严重影响睡眠。便溏，余无特殊不适，患者形体、精神状态等无特殊。舌红、苔根微黄，脉细，掌热。辨证：湿热内盛。立法：清热化湿。处方：知母 12g、黄柏 15g、滑石 15g、生薏苡仁 30g、栀子 10g、龙胆草 10g、首乌藤 30g、煅龙牡各 30g、合欢皮 15g、青蒿 15g、地骨皮 15g、灶心土 120g（煎汤代水）。患者服药 7 剂后诉汗出减少，夜间已不用换衣物。（《印会河理法方药带教录》）

病案 2

罗某某，男，45 岁，1995 年 11 月 7 日初诊。夜寐盗汗有 2 个月。寐则汗出，寤则汗止。曾服"六味地黄丸""枣仁安神液"等药弗效。汗出多时，沾湿衣被，并见胸痛、头晕（血压 160/100mmHg）、大便偏干、小便略黄。视其面色缘缘而赤。舌红苔薄黄，脉来洪大。辨为阳盛阴虚，阴被阳逼，营不内守之证。治当泻火滋阴止汗，方用"当归六黄汤"加味：生地黄 20g、当归 20g、黄芩 4g、黄芪 14g、熟地黄 12g、黄柏 10g、黄连 4g、知母 10g、鳖甲 16g、煅牡蛎 16g。服药 14 剂，盗汗停止，血压降至 120/80mmHg，诸症皆随之而愈。(《刘渡舟验案精选》)

病案 3

王某某，男，80 岁，2005 年 10 月 8 日初诊。患者 2005 年 7 月曾患肺炎，8 月曾作前列腺肥大手术，随后汗出不止，从胸部向上、颈部前后、头面部大汗如雨，胸脘以下不出汗，晚上睡觉时胸部出汗可以渗湿被子，汗出后怕冷，背部恶风。诊脉时，见头额、颈项汗粒如豆，微烦，口渴，饮水多，口气浊臭喷人。右脉沉细滑略数，左脉浮大而滑，关部尤盛，舌绛，苔黄白相兼而厚腻。汗大出、口干渴是白虎加人参汤证，苔白腻为苍术证，故用白虎加人参汤合白虎加苍术汤法，处方：生石膏 50g（先煎）、知母 12g、炙甘草 8g、粳米 20g、红人参 5g、苍术 10g、草果 3g。7 剂。2005 年 10 月 15 日二诊：服药后汗出明显减少，体力增加，二便正常，厚腻之苔退净，脉滑略数，舌红赤。上方去苍术、草果，加生地黄 10g。7 剂。汗出痊愈。后改用当归六黄汤善后。(《温病方证与杂病辨治》)

（二十八）消渴

病案 1

毕某，男，26 岁。

患糖尿病 2 年，形体渐瘦，小便多，口渴思饮，消谷善饥，牙龈时肿出血，甚至化脓，自觉手足心及周身烦热不适。舌瘦无苔，舌质暗红，脉象沉微。辨证立法：上消口渴恣饮，中消则消谷善饥，下消则小便频多，三消俱现，消耗过多，遂致形体渐瘦。阴虚血热，牙龈时肿出血。热甚渴亦甚，手足心及周身均感烦热，是为阴血虚之征象。热郁于内，不能发泄于外，故症状虽现阴虚而脉无阳亢之象。热郁则沉，血虚则微，未可以脉象沉微遂认为寒证也。拟清热滋阴，活血化瘀法，舍脉从症治之。处方：鲜石斛、金石斛各 10g，怀山药 60g，生石膏（打碎先煎）18g，炒丹参、炒丹皮各 10g，生、熟地黄各 10g，生黄芪 30g，粉葛根10g，五味子 10g，白蒺藜、沙苑子各 10g，栝楼子、栝楼根各 12g（同打），绿豆衣 12g。

二诊：前方连服 4 剂，诸症均有所减，但不能劳累。齿龈未再出血，烦热亦未现，惟大便稍燥，拟用前法，略改药味常服。处方：鲜石斛、金石斛各 10g，野党参 12g，沙蒺藜、白蒺藜各 6g，晚蚕沙、炒皂角子各 10g（同布包），生石膏 18g（打碎先煎），栝楼子、栝楼根（同打）各 10g，生、熟地黄各 10g，五味子 5g。（《施今墨医案解读》）

病案 2

患者，男，50 岁。病已数月，身体逐渐消瘦，口干渴饮水多，自觉胸中灼热，冷饮始感爽快。小便频、尿量多，精神不振，体倦无力，尿糖（＋＋＋）。舌苔薄白，脉豁大而空。辨证立法：五脏六腑皆禀气于脾胃，行其津液以濡养之。若阴衰则阳必盛，虚热伤津，遂觉胸中灼热，口干渴，喜冷饮。脾虚津液不足，五脏六腑、四肢不得濡养，故有形瘦体倦，精神不振之象。脉豁大而空为津液不足气亦亏矣。证属气阴两伤，燥热内生，拟滋阴清热佐以益气治之。处方：鲜生地黄10g、酒黄芩10g、麦冬10g、鲜石斛10g、酒黄连5g、玄参12g、栝楼根12g、黄芪30g、五味子5g、绿豆衣12g、山药60g、野党参10g、生薏苡仁10g。引：鸡、鸭胰子各1条，煮汤代水煎药。（《施今墨医案解读》）

（二十九）痹证

病案1

张某某，女，48岁，1993年9月1日初诊。患者双侧膝关节红肿疼痛已有数年之久，下肢活动明显受限，每于经期前后则症状加重，并见白带淋漓不断，小便黄短等症。舌红苔白腻，脉弦而数。刘老凭脉辨证，此属湿热之邪下注而气血受伤所致。治宜清热利湿，补血健脾，选用《医宗金鉴》之加味苍柏散，刘老处方如下：羌活8g、独活8g、苍术10g、白术12g、生地12g、知母10g、黄柏10g、白芍12g、当归12g、牛膝10g、炙甘草6g、木通10g、防己15g、木瓜10g、槟榔10g。服7剂后腿痛减轻，尿已不黄，腻苔去其大半，带下几愈。又疏原方10剂，膝关节痛止，诸症亦随之而愈。（《刘渡舟验案精选》）

病案 2

刘某，女，41 岁，工人，门诊病历，1997 年 8 月 5 日初诊。主诉：面及四肢红斑、肿痛近月。患者 1988 年曾发作一次面及四肢红斑肿痛，未加注意，1995 年以后每逢 7 月开始出现上症，至秋季天凉后可自行缓解，今年 7 月 12 日又突作四肢及面部红斑、肿痛。7 月 20 日查抗"O"1∶1000，类风湿因子（-），血沉 40～46mm/h。刻下症见：午后低热，体温 37℃～38.5℃，关节痛，面部及关节四周起红色斑块，色鲜红，局部触之发热，关节晨僵，眠纳可，大便干，4～5 日一行，小便短少，月经调。舌红，苔薄黄，中心剥落，脉细数。辨证立法：湿热蕴毒，入血外发。治宜清热化湿，凉血解毒。处方：黄芩 10g、生薏苡仁 20g、知母 10g、牡丹皮 12g、生地黄 40g、连翘 20g、金银花 30g、紫花地丁 15g、野菊花 30g、牛膝 12g、丹参 15g、茜草 12g、秦艽 12g。水煎，每日 1 剂，分 2 次温服。医嘱：避风寒，慎劳作，忌食生冷发物。二诊（1997 年 8 月 19 日）：服上药 3 剂后红斑即消退，其后听说疼痛服用激素效果好，便自行加用激素 8 片/日，服用 2 天，疼痛缓解后又自行停药，停用激素后关节僵痛更甚，晨重，手指肿痛，红斑复作，自感身热，大便仍干，4～5 日一行，尿黄。上方减茜草，加酒大黄 5g。继服。三诊（1997 年 8 月 26 日）：服上药 7 剂后红斑消退，但颈项、手足关节疼痛，午后 5～6 时偶作低热，体温 37.2℃，眠时梦多，大便转溏，日 2～3 次，舌红，苔薄黄，根剥落，脉沉细。上方减野菊花，加海风藤 15g，继服。四诊（1997 年 9

月 16 日）：药后诸症平稳，项、腰、手足关节疼痛多于晨起作，头晕痛，目不欲睁，纳眠可，大便溏，日 2～3 次，腹胀，舌红，左侧苔薄黄腻，脉沉细数。9 月 11 日查：血沉 23mm/h，抗"O"1:500。上方减牛膝、丹参、酒大黄，加羌活 15g，蜈蚣 3 条，苍术、白术各 15g，继服。1998 年 10 月，该病人推荐同事前来请高老师看病时告之，该患者服上药 2 周后停药，诸症至今未作。（《高忠英验案精选》）

病案 3

李某，女，19 岁。病将两周，开始形似外感，发热，身痛，服成药无效，旋即肘、膝、踝各关节灼热样疼痛日甚，四肢并见散在性硬结之红斑。经某医院诊为风湿性关节炎。体温逐渐升至 38℃，行动不便，痛苦万分。大便燥，小便短赤，唇干口燥。舌质绛红，无苔，脉沉滑而数。辨证立法：内热久郁，外感风寒，邪客经络留而不行。阴气少，阳独盛，气血沸腾，溢为红斑，是属热痹。急拟清热、活血、祛风湿法治之。处方：鲜生地 12g、忍冬花 10g、左秦艽 6g、鲜茅根 12g、忍冬藤 10g、汉防己 10g、牡丹皮 10g、紫花地丁 15g、甘草 4.5g、丹参 10g、紫草根 6g、桑寄生 12g、嫩桑枝 12g、黑芥穗 6g、紫雪丹 10g（分 2 次随药送服）。

二诊：药服 2 剂，热稍退，病稍减，拟前方加山栀 6g、赤芍药 10g、赤茯苓 10g。

三诊：前方服 2 剂，大便通，体温降至 37.2℃，疼痛大减，红斑颜色渐褪。处方：原方去紫雪丹、忍冬藤、紫

花地丁，加当归 10g、松节 10g、白薏苡仁 12g。(《施今墨医案解读》)

(三十) 痿证

病案 1

刘某，女，19 岁，农民。农村夏收割麦，会战于田野，挥镰上阵，你追我赶，劳动较重。下工后又用凉水洗脚，翌日晨起发现右腿筋纵肉弛，痿软无力，不能站立。西医诊治无效，特邀刘老会诊。切其脉沉细而滑，视其舌苔则白。刘老曰：夏令天热，肺金先伤；劳动过力，而肝肾内弱；又加时令湿热所伤，故成下痿也。惟"清燥汤"治此病最为合拍。麦冬 15g、五味子 6g、党参 12g、生地 10g、当归 12g、黄柏 6g、黄连 3g、苍术 10g、白术 10g、茯苓 12g、猪苓 12g、泽泻 12g、陈皮 6g、升麻 3g、柴胡 3g。服至 3 剂，腿力见增，然立久犹有颤动不稳。上方又加石斛 30g、木瓜 10g，又服 7 剂痊愈。(《刘渡舟验案精选》)

病案 2

封某某，女，温病后，阴液已伤，虚火灼金，肺热叶焦则生痿躄，两足不能任地，咳呛不爽，谷食减少，咽喉干燥，脉濡滑而数，舌质红苔黄，延经数月，恙根已深，姑拟养肺阴、清阳明，下病治上，乃古之成法。南沙参 9g、川石斛 9g、天花粉 9g、生甘草 1.5g、川贝母 9g、肥知母 4.5g、栝楼皮 9g、甜光杏 9g、络石藤 9g、怀牛膝 6g、嫩桑枝 9g、冬瓜子 9g、活芦根 30 厘米 (去节)。

二诊：前进养肺阴清阳明之剂，已服 10 剂，咳呛内热，均见减轻，两足痿软不能任地，痿者萎也，如草木之萎，无雨露以灌溉，欲草木之荣茂，必得雨露之濡润，欲两足之不萎，必赖肺液以输布，能下荫于肝肾，肝得血则筋舒，肾得养则骨强，阴血充足，络热自清。治痿独取阳明，清阳明之热，滋肺金之阴，以阳明能主润宗筋而流利机关也。大麦冬6g、北沙参9g、抱茯神9g、淮山药9g、细生地黄12g、肥知母4.5g、川贝母6g、天花粉9g、络石藤6g、怀牛膝6g、嫩桑枝9g。

三诊，五脏之热，皆能成痿，书有五痿之称，不独肺热叶焦也，然而虽有五，实则有二：热痿也，湿痿也。如草木久无雨露则萎，草木久被湿遏亦萎。两足痿躄，亦犹是也。今脉濡数，舌质红绛，此热痿也。叠进清阳明滋肺阴之剂，两足虽不能步履，已能自行举起之象。药病尚觉合宜，仍守原法，加入益精养血之品，徐图功效。北沙参9g、大麦冬6g、茯神9g、怀山药9g、川石斛9g、小生地黄9g、肥知母4.5g、怀牛膝6g、络石藤9g、茺蔚子9g、嫩桑枝9g、猪脊髓两条（酒洗，入煎）。虎潜丸9g，清晨淡盐汤送服。（《丁甘仁医案》）

（三十一）暑热

病案1

吴孚先治一人，奔驰烈日下，忽患头疼发热，或时烦躁，汗大出，大渴引饮，喘急乏气，服香薷饮尤甚，此暑症也。然受暑有阳有阴，道途劳役之人，所受者炎热，名曰伤暑。亭馆安逸得之，为中暑也。香薷饮只宜于阴暑，

若阳暑服之，反为害矣。与人参白虎汤而愈。(《续名医类案》)

病案2

蔡××，男，51岁。

初诊：昨在烈日下过度疲劳，回家后气喘汗泄，口渴引饮。脉数，舌绛。暑热内袭，正气与津液均为所损。治拟益气清暑。潞党参15g、生石膏30g、知母12g、生甘草3g、浮小麦15g、西瓜翠衣6g、竹叶心20针、连翘心4.5g、粳米3g（后入），1帖。

复诊：喘逆与汗泄虽已渐减，但里热仍盛，舌绛口渴，心烦不寐，脉数，溲短。法当增液清营为治。南沙参9g、北沙参9g、肥麦冬9g、五味子3g、生甘草3g、川石斛9g、小川黄连1.5g、浮小麦12g、焦山栀9g、六一散（荷叶包）12g、鲜竹叶10片，2帖。

三诊：气喘与自汗均止，寐尚未宁，溲黄。脉数较静，舌绛转淡。里热渐退。还须追踪清肃，免致余焰复燃。川石斛9g、肥麦冬9g、小川黄连1.2g、焦山栀9g、粉丹皮4.5g、朱连翘心4.5g、茯神9g、远志肉4.5g、鲜芦根（去节）1支，2帖。

四诊：里热已清，诸症渐安，惟寐不甚宁，乃是宿恙。乘此病后，当兼顾调理之。潞党参9g、北沙参9g、川石斛9g、细生地12g、制首乌9g、远志肉4.5g、炒枣仁6g、炒白术6g、茯苓9g、交泰丸（包）6g，4帖。(《张慕岐医案》)

(三十二) 暑湿

某男。病甫3日，身热不退，腹痛便溏，日七八行，色红如血，苔腻脉数。暑湿之邪，深伏其内，非小恙也。白头翁9g、川雅连2g、黄柏9g、黄芩9g、金银花炭15g、连翘9g、郁金6g、马齿苋12g、荠菜花12g、滑石9g、鲜荷梗30厘米。

二诊：药后便血大见瘥可，今晨大便色黑而溏，前方再进。白头翁9g、秦皮9g、川雅连1.5g、黄柏9g、白槿花15g、马齿苋15g、败酱草12g、滑石9g、苦参片6g、陈红茶9g。

三诊：凡时症初起，便溏如血，继以色黑如胶者，预后大都不良。进白头翁汤，大便次数减。然头昏目眩，神情疲惫，深虑正气不支，发生虚脱。金银花15g、连翘12g、小蓟炭12g、马齿苋12g、贯众炭12g、赤苓12g、碧玉散（包）12g、车前子（包）9g、荷梗30厘米。

四诊：重用苦寒清肠之剂，便之如酱者已止，而又见咯血。其血虽因咳而来，但其人之血液易于渗溢，已无可讳。肺与大肠相为表里，必须大剂清肠润肺，双管齐下，以免顾此失彼。玄参6g、寸冬9g、桑白皮9g、知母9g、生侧柏叶18g、茜草炭12g、金银花15g、冬瓜子9g、杏仁泥15g、甘草3g、白茅根1扎。

五诊：便血咯血，俱不再作。数日来之变化，固然出乎意外；而今奏效之速，亦非始料所及。热虽下降，而脉犹虚数，还虑虚中生波。北沙参9g、干地黄12g、白芍9g、麦冬9g、玉竹9g、冬青子9g、旱莲草9g、料豆衣12g。（《章次公临证医案》）

（三十三）风温

病案1

姚，三十二岁，风温误认伤寒发表，致令神呆谵语……大便稀水不爽，现在脉浮，下行极而上也。先渴今不渴者，邪归血分也。连翘二钱、金银花三钱、玄参三钱、竹叶心一钱、丹皮二钱、犀角三钱、桑叶一钱、甘草一钱、麦冬三钱、牛黄清心丸，三次服六丸。

二诊，昨日清膻中法，今日神识稍清，但小便短数，大便稀水，议甘苦合化阴气法，其牛黄丸仍用。大生地黄五钱、真川连一钱、生牡蛎一两、黄芩二钱、丹皮五钱、犀角一钱、麦冬五钱、人中黄一钱，水八碗，煮取三碗，分三次服。明早再一帖。

三诊，即于前方内去犀角，加生鳖甲、白芍各一两。

四诊，大热已减，余焰尚存，小便仍不快。用甘苦合化阴气法。细生地黄八钱、炒黄柏二钱、丹皮四钱、炒知母二钱、连心麦冬六钱、生甘草二钱、生白芍四钱、生牡蛎五钱、生鳖甲八钱、黄芩二钱，今晚一帖，明日二帖。

五诊，温病已解，邪少虚多，用复脉法。真大生地黄六钱、炒白芍六钱、连心麦冬六钱、炙甘草二钱、麻仁二钱、生牡蛎五钱、知母二钱、黄柏二钱、生阿胶三钱，三帖三日。

六诊：热淫所遏，其阴必伤，议于前方内去黄柏、知母，加鳖甲、沙参，以杜病后起燥之路。前方内去知母、黄柏，加生鳖甲六钱，沙参三钱。(《吴鞠通医案》)

病案2

某男。体温39℃，谵语见于病起之第3日，在肠伤寒殊为少见。呼吸紧张，时有痰凝于喉间，咯吐不爽，此温邪首先犯肺之候。桑白皮9g、地骨皮9g、连翘12g、知母9g、薏苡仁9g、葶苈子 9g、地龙 9g、远志肉 4.5g、栝楼仁 9g（玄明粉 9g 同捣）、生甘草 2g。

二诊：气略平，入夜两颧发赤。如见神蒙，便是逆传心包之候。生麻黄 2g、生石膏 30g、光杏仁 9g、粉甘草 3g、淡黄芩 9g、地龙 9g、桑白皮 9g、远志肉 4.5g、陈胆星 2g、石菖蒲 9g。（《章次公临证医案》）

病案 3

董某，男，59 岁，1983 年 2 月 28 日。内热外感，咽痛鼻塞，身冷乏力，舌苔白腻，脉象弦滑而数，宜以清解。生石膏（先煎）30g、杏仁泥 10g、板蓝根 15g、生知母 10g、黄柏 10g、大青叶 10g、蝉蜕 10g、金银花 10g、青连翘 10g、霜桑叶 10g、杭菊花 10g、滑石块 15g、橘络 20g、黄芩 10g、栝楼 30g、芦根 15g。3 剂。（《孔少华临证经治笺安》）

（三十四）春温

病案 1

尝治一少年，素羸弱多病。于初夏得温证，表里俱热，延医调治不愈。适愚自他处治病归，经过其处，因与其父素稔，入视之。其脉数近六至，虽非洪滑鼓指，而确有实热。舌苔微黄，虽不甚干，毫无津液。有煎就药一剂未服，仍系发表之剂，乃当日延医所疏方，其医则已去矣。愚因谓其父曰：此病外感实热，已入阳明之府。其脉象不洪滑者，元气素虚故也。阳明府热之证，断无发表之理。况其脉数亦短，兼有真阴虚损之象尤忌发汗乎。其父似有会悟，求愚另为疏方。本拟用白虎加人参汤，又思用人参，即须多用石膏，其父素小心过度，又恐其生疑不敢服，遂但为开白虎汤，方中生石膏用二两。嘱其煎汁两茶盅，分二次温饮下，服后若余火不净，仍宜再服清火之药。言毕，愚即旋里。后闻其服药后，病亦遂愈。（《医学衷中参西录》）

病案2

蒋某，男，18岁。春温壮热，一候未解。烦躁不安，渴喜多饮，面赤口臭，舌唇焦燥，时有谵语，不思纳谷，大便八日未解，曾服辛凉之剂未效。脉象滑数，舌苔黄糙而燥。辨证：春温腑实。治法：清上泄下，宜凉膈散化裁。方药：青连翘9g、黑栀9g、淡子芩6g、知母12g、生锦纹6g、元明粉（冲）4.5g、全栝楼9g、炒枳壳4.5g、天花粉6g、生甘草2.4g、原干石斛（劈、先煎）9g。

二诊：前方服后，今晨便下燥矢甚多，壮热略减，已能安寐，唇舌之燥不若前甚。脉数苔黄，阳明腑实虽清，而经热未解，久热阴液初劫，再拟养阴清热治之。生石膏（杵，先煎）30g、知母9g、西洋参（先煎）6g、原干石斛（劈、先煎）9g、天花粉9g、鲜生地黄24g、青连翘9g、淡芩4.5g、生甘草2.4g、川贝9g、全栝楼12g。

三诊：服人参白虎汤加减，身热顿减，渐思纳谷，舌苔薄黄，脉见小数，伏邪已得外达，再拟清养胃阴，以撤余邪。太子参（先煎）6g、原干石斛（劈、先煎）9g、知母12g、生石膏（杵，先煎）24g、鲜生地黄24g、淡子芩4.5g、青连翘9g、生甘草1.5g、冬瓜仁12g、川贝4.5g、云苓9g。

前方进2剂，身热退尽，后以原方去淡芩、石膏，加麦芽，

续服2~3剂，渐次而愈。(《叶熙春医案》)

二、外科病案

(一) 疖

李某，男，32岁，门诊号267。初诊：1964年8月26日。近3日来，患者头面部遍发热疖，疼痛作胀，夜不安睡。素有关节酸痛史。半个月前曾在某医院治疗，服"可的松"30余片，效不显。检查：头额及面颊部有散在性大小不一结块，局部皮肤微红，光亮无头，按之疼痛。时值暑令，气候干燥酷热，兼服温热药物，以致暑邪外感，湿热血热内蕴，阻于肌肤之间发为本病。苔薄腻，脉滑数。治拟清热凉血解毒。处方：紫花地丁18g、野菊花4.5g、蒲公英30g、细生地黄12g、黄芩9g、赤芍9g、金银花9g、连翘9g、鲜佩兰9g、车前子9g、生甘草3g。外用千捶膏敷贴患处。

复诊：先后连续复诊8次，在治疗期间仍有反复，躯干部亦有发生。曾经切开排脓10余处，亦有多处自溃出脓。处方：内服方药以上方加减。外用药：未溃用千捶膏、三黄洗剂，已溃用九一丹、太乙膏盖贴。至10月12日门诊随访时，头面躯干部多发性疖已痊愈，惟患部留有色素沉着及作痒自觉症状。(《外科经验选》)

(二) 疔

病案1

夏某某，男，22岁。5天前上唇生一疔，挤压后高烧。

诊断：唇疔、败血症，血培养证实。用大剂抗生素、支持疗法、物理疗法，仍未效，转入昏迷，腋下体温40℃以上。中医会诊：面颊皆肿，壮热神昏，口噤不语，两手握固，目赤，上唇腐烂出血。辨证：疔毒走黄，毒陷心包。治法：清热解毒，芳香开窍。方药：紫花地丁60g、带心连翘15g、金银花30g、生甘草10g、川贝（去心）10g、丹皮6g、赤芍10g、黑山栀10g、钩藤（后下）10g，用水煎，冲入菊叶汁一杯，并调下紫雪丹3g，犀黄0.6g，鼻饲给药。外治：疮头掺黄升丹，贴黄连膏，焮肿处用金黄散外敷，两委中穴放血。

二诊：昨进药，次日下午体温37℃，神志较清，能讲一句话。药用：安宫牛黄丸2粒（研），西黄1g（研），犀角粉1g，分3次鼻饲，5小时一次。汤药：鲜生地30g、丹皮10g、赤芍10g、金银花30g、紫花地丁30g、天竺黄10g、川贝10g、带子青蒿10g、甘菊花10g、草河车10g、鲜竹叶30片、黛灯芯3扎、鲜菊叶汁一杯（冲）。煎汤鼻饲，上唇腐烂用珠黄散和蜜调敷，其余外用药仍按原法。

三诊：中西医治疗两天，体温、脉搏正常，神志清楚，壮热告退，目衄既止，唇内腐烂亦定，面目颈肿十去八九，口尚干渴，脉数未静，舌红苔黄，余邪未净，改用下方：金银花藤30g、紫花地丁30g、连翘10g、甘菊10g、生甘草3g、赤芍10g、丹皮10g、黑山栀10g、黄芩10g、鲜生地黄30g、鲜野菊叶汁一杯，上犀黄0.3g。

会诊后5日，血培养（－），第9日局部红肿基本消退，一般情况良好，能下床活动，以后单用西药调理一月

左右出院。（《许履和外科医案医话集》）

病案 2　红丝疔

彭某某，女，16 岁，门诊号：872084，初诊日期 1972 年 12 月 4 日。主诉：左手食指背部红肿，左前臂起红线 5 天。现病史：5 天前左手食指背部近指根处起一小白疱。当天晚上开始发烧，体温 39℃ 以上。次日中午，局部红肿明显，并起红线。曾服清热解毒的丸药及外用药，一天后烧稍退，但局部红肿未消，红线向上臂蔓延到肘窝以上。病后食纳差，尿黄赤，大便不干，口渴。检查：体温 38.7℃，左侧食指背侧红肿隆起，中央有脓样白头，中心破溃，疮口局部有少量脓性分泌物，周围发红而且肿起，范围有 3 × 2.5cm 大小，有灼热感及明显压痛，境界尚清楚，沿前臂内侧有暗红色线状索条延及肘窝上方，腋下淋巴结未扪及。脉象：滑数。舌象：舌苔薄白，舌质稍红。西医诊断：手背部疖肿，合并急性淋巴管炎。中医辨证：火毒蕴结，毒势蔓延（红丝疔）。立法：清热解毒，凉血护阴。方药：金银花 30g、连翘 15g、蒲公英 30g、紫花地丁 30g、黄芩 9g、天花粉 30g、生地黄 30g、赤芍 9g、白茅根 30g、人工牛黄散 1.5g，分 2 次冲服。外用：芙蓉膏。

12 月 8 日服上方 3 剂后，体温恢复正常，手背红肿减轻，红晕逐渐消失，疮面已愈合，红线完全消失，食纳恢复正常。按前方稍佐活血通络之剂，以疏通气血：金银花 15g、连翘 15g、蒲公英 15g、生地黄 15g、天花粉 15g、赤芍 9g、姜黄 9g、鸡血藤 15g。

12月17日手背红肿消失，皮色恢复正常，眠、食、二便均正常，临床治愈。（《赵炳南临床经验集》）

（三）痈

病案1 臀痈

尹某某，男，32岁。门诊号：480187。初诊日期1968年2月13日。主诉：臀部肿痛、发热已8天。现病史：臀部初起一小红疙瘩，轻微痒痛，逐渐加重，伴有发冷发热，注射青霉素数日不效。来院就诊时仍发热，口干，不思饮食，大便干，小便黄赤。因局部肿痛影响走路。检查：体温38.8℃，左侧臀部红肿范围约8cm×5cm，灼热明显，有压痛拒按，触之稍软，但波动不明显。左侧下肢活动受限，左腹股沟淋巴结肿大，有压痛。脉弦数，舌苔黄厚，舌质红。辨证：毒热壅滞，发为臀痈。治法：清热解毒，活血内托。方药：金银花15g、蒲公英15g、连翘12g、赤芍9g、白芷9g、青陈皮12g、炒山甲9g、炒皂刺9g，外用铁箍散软膏围帖。

2月15日：体温38.6℃，服药后，臀部红肿渐退，疼痛仍剧烈，尤以夜间为甚。局部波动明显，局麻下切开一小口，流出脓汁约100ml，用红粉纱条填塞，继以解毒内托之剂。金银花15g、蒲公英30g、连翘15g、天花粉12g、紫花地丁15g、当归9g、败酱草15g、黄芩12g、青陈皮12g，局部每日换红粉纱条一次。

2月17日：局部周围红肿已消，疼痛已止，有时局部有痒感如虫行，疮面肉芽组织红润，有少许脓液外溢。体温恢复正常，脓汁细菌培养结果为大肠杆菌，拟以理气活血、清热解毒为法。当归12g、青陈皮15g、全栝楼15g、红花9g、金银花15g、蒲公英15g、连翘15g、生甘草9g，局部换药同前。上方加减3剂后，疮口日渐变浅，疮面清洁，6天后疮口愈合，痊愈出院。（《赵炳南临床经验集》）

病案2　颈痈

张某某，男，49岁。门诊号：312013。初诊日期：1963年12月25日。7天前颈部生一疙瘩肿痛，诊为颈部痈。注射青霉素未效，肿势逐渐扩大，自溃出脓。患者自觉身热口苦，烦躁，不思饮食，小便黄赤，大便燥结。脉洪数有力，舌质红、苔白厚。检查：颈后右上方肿起约6cm×4cm，周围组织发红，明显肿胀及压痛，疮面有多数小脓点，中心有杏核样大小疮口，有少量脓性分泌物。白细胞计数22800/mm^3，中性粒细胞85%，淋巴细胞15%，尿糖（－）。辨证：毒热壅盛，气血阻隔。治法：清热解毒，消肿排脓。方药：金银藤30g、蒲公英18g、败酱草9g、连翘12g、紫花地丁12g、赤芍12g、炒山甲9g、炒皂刺9g、黄芩9g、丹皮9g、白芷3g、乳香6g、没药6g、菊花9g，疮口处敷京红粉软膏，四周用化毒散软膏外贴。

12月28日：服上方3剂后，肿势继续扩展至12cm×8cm，脓出不畅，剧痛，夜不得寐，心烦易怒，证属毒热炽盛，脓毒已成而不得外泄，法宜排脓托毒，继服前方加栝楼30g、蒲公英30g，并于局麻下在原疮口处行井式切开扩创深至2.5cm，用红粉纱条引流，外敷化毒散软膏。

12月29日：手术后疼痛大减，肿势渐缩小，脓液黏稠，引流尚通畅，换药时清除脓栓及腐肉。症见胃纳欠佳，口渴思饮，大便燥结，鼻衄，口唇起疱，舌苔白厚，舌质红，脉象弦数。脓毒已泄，热邪未解。继以清热解毒、托毒排脓之剂。内服12月28日方加减，换药同前。

1月8日：疮面脓汁减少，肿消痛减，疮口肉芽新鲜，仍有口干思饮，胃纳欠佳，舌红苔微黄，脉沉缓。此为热邪伤阴之象。拟以养阴清热，佐以和胃。生地黄12g、元参9g、白芍9g、金银花9g、天花粉9g、焦麦芽9g、橘皮6g、炒白术9g、生甘草4.5g、石斛9g。

1月14日：伤口愈合，自觉症状消失，1964年10月随访时未见异常。(《赵炳南临床经验集》)

(四) 乳痈

病案1

张某某，女，24岁。初诊日期：1972年4月18日。患者于产后24天，突然恶寒发热，右侧乳房胀痛，经医院检查诊为"急性乳腺炎"，曾注射青、链霉素，未见好转，发病后第三日来北京中医院就诊。当时仍觉恶寒发热，恶心，纳少，口干口渴，心烦不安，大便干燥，小便黄赤，脉弦数，舌质红，苔黄腻。检查：体温38.6℃，面色潮红，呼吸急促，右乳内上方有11cm×9cm肿块，皮色微红，压痛拒按，无波动感，右腋下淋巴结肿大压痛。化验：白细胞计数22600/mm^3，中性84%。辨证：毒热壅阻乳络，发为乳痈 (西医诊断：急性乳腺炎)。治法：清热解毒，理气活血，通乳散结。方药：金银花 24g、连翘 15g、蒲公英 24g、赤芍 9g、陈皮 9g、竹茹 9g、枳壳 9g、漏芦 9g、通草 6g、川军 6g、薄荷 9g、黄连 6g，患乳用温水湿热敷，行乳房按摩，红肿处外敷芙蓉膏。

4 月 21 日（复诊）：服药 3 剂，发热已退，体温 36.9℃，右乳肿块缩小至 4cm×2cm，恶心止，纳增，口渴好转，大便通畅（日 1～2 次），小便微黄。复查白细胞计数 9300/mm³，中性 70%。舌苔薄黄，脉弦滑。上方去枳壳、川军、薄荷、黄连，加归尾 9g、猪苓 9g、天花粉 12g、元参 15g。外治法：同前。

4 月 24 日（三诊）：体温 36.7℃，右乳肿块已消退，右腋淋巴结已消失，其他无不适，舌苔薄黄，脉弦滑。继服前方 3 剂以巩固疗效。（《房芝萱外科经验》）

病案 2

陈某，女，长沙市人。2004 年 7 月 7 日初诊：诉 3 天前右侧乳房开始胀痛，而后出现红肿，痛处有发热感。诊时见右乳红肿，伴一身发热，微恶寒，胸乳部疼痛较甚，舌苔薄黄，脉数。辨证：瘀热乳痈。治法：清热消痈。主方：栝楼牛蒡汤加减。炒栝楼 10g、牛蒡子 10g、金银花 30g、连翘 15g、蒲公英 60g、黄芩 10g、栀子 10g、浙贝 30g、炮甲 15g、皂刺 10g、煅没药 10g、甘草 10g。7 剂，水煎服。另：芙蓉花 100g，如意金黄散 100g，每次各取 15g，麻油调敷患处。

二诊（2004 年 7 月 15 日）：乳房红肿已消 80%，发热及疼痛均已止，舌苔薄黄，脉细略数。症已愈大半，拟原方再进7剂，善后收功。炒栝楼10g、牛蒡子10g、金银花20g、连翘15g、蒲公英30g、浙贝20g、炮甲15g、皂刺10g、煅乳香10g、煅没药10g、甘草10g。7剂，水煎服。（《一名真正的名中医·熊继柏临证医案实录》》）

（五）有头疽

任某，男性，67岁。住院日期：2002月1月15日—2002年3月22日。患者于2001年12月初背部始发结块，红肿疼痛，未予治疗，肿块增大，疼痛渐重，脓头出现相继增多，入院前一天突然高热（T39℃）。入院时背部肿块疼痛剧烈，纳呆，大便2天未行。舌红苔黄腻，脉弦数。既往无糖尿病史。查：背部上方见一肿块，范围约12cm×10cm大小，色红、皮肤灼热，肿势散漫，中央稍高出皮面，上有数枚白色脓点，脓出不多，质地尚硬，触痛明显。实验室检查：血白细胞15.2×10^9/L，中性粒细胞84.8%，淋巴细胞6.3%；血糖7mmol/L。诊断为有头疽。证属脏腑蕴毒，湿热壅滞。治以和营化湿，清热托毒。处方：生地黄、全栝楼、生黄芪各30g，赤芍、丹参、皂角刺、生薏苡仁、金银花、紫花地丁、白花蛇舌草各15g，野菊花、黄芩、生山栀、制军、当归各12g，黄连、白芷、姜半夏、陈皮、生甘草各9g。静脉点滴清开灵、莲必治注射液。外敷金黄膏、八二丹。经治1周后，体温平，肿势限局，中央隆起，脓头增多，疼痛加重，采用"十"字形切口切开扩创术，术后用八二丹、九一丹棉嵌，金黄膏外敷。2周后疮面脓腐尽除，肉色鲜红，疮周肿势消退，上皮生长，治以益气养荣，托里生肌。处方：生芪、太子参各 30g，白术、茯苓、丹参、鹿衔草、天花粉各 15g，当归、赤芍、黄芩、山药各 12g，姜半夏、陈皮各 9g，生甘草 6g。外用复黄生肌愈疮油、白玉膏、生肌散。又 6 周，疮面愈合而出院。(《陕西中医》)

(六) 丹毒

病案 1

孙某某，男，56 岁，1999 年 6 月 10 日初诊。患丹毒半月，曾用抗生素治疗，效果不明显。诊时见左腿胫骨部红肿热痛，左足大趾发麻，口干渴，大便干，每 2 日 1 次，尿黄，舌红偏赤，苔白，脉滑数。从病变部位经络循行辨为足阳明经病，从局部表现辨为血分瘀热，用清泻阳明，凉血解毒法，以化斑汤加减，处方：生石膏（先煎）30g，知母 10g，粳米 20g，炙甘草 8g，玄参 30g，水牛角 20g（先煎），丹皮 10g，茜草 10g，紫花地丁 10g，蒲公英 10g，野菊花 12g，龙葵 15g，白英 15g。7 剂。1999 年 6 月 17 日二诊：左小腿红肿热痛消去大半，左足大趾发麻减轻。舌偏赤，苔白，脉滑数。继用上方 7 剂，病告痊愈。(《温病方证与杂病辨证》)

病案 2

薛立斋治庄敛之子未及三月，乳母不善于养，盛暑中，拥衾令卧，忽患丹毒，遍游四肢，渐延背腹，仓皇求告。予曰：儿方数月，奈何苦之以药？急以犀角绞梨汁磨服。问故，曰：犀角能解心热，而梨汁更能豁痰，且味甘，则儿易服。凉血疏风用荆芥穗、牛蒡子、生地黄、丹皮、元参、天花粉、薄荷、竹叶、麦冬、生甘草、连翘、贝母、生蒲黄，令煎与乳母服之，乳汁即汤液矣。根据法治之，一日夜，赤渐淡，越日丹尽退。(《续名医类案》)

病案 3

王某，男，64 岁，门诊号：327506，初诊日期 1965 年 3 月 11 日。患者面部、前额、两眼睑红肿，发烧十余天。患者于十余天前开始发冷发烧。前额部及两侧眼皮红肿，鼻梁部肿胀，中央起水疱，有少量渗出液。胸闷恶心，咽疼不欲进食，大便两天未解，小便短赤。诊为颜面丹毒。吃药打针，体温稍降，但面部红肿未消。检查：体温 38℃，颜面前额部两侧眼睑及鼻梁部皮肤红肿，边界清楚，颜面鲜红有灼热感，鼻梁中央部有多数小水疱，有些水疱破裂，糜烂结痂。白细胞计数 14600/mm^3，中性粒细胞 87%，淋巴细胞 13%。脉象：洪数有力。舌象：舌质红绛，舌苔黄腻。西医诊断：颜面部丹毒。中医辨证：毒热炽盛，阴虚血热（抱头火丹）。立法：清热解毒，佐以凉血护阴。方药：金银花 24g、蒲公英 15g、紫花地丁 15g、大青叶 12g、板蓝根 18g、赤芍 9g、鲜白茅根 30g、焦山栀 9g、桔梗 4.5g、大黄 9g、黄芩 9g、竹茹 9g、滑石块 9g。外用祛毒药粉（马齿苋 30g，薄荷 3g，红花 3g，大黄 3g，紫花地丁 30g，雄黄 3g，败酱 30g，赤芍 24g，生石膏 24g，绿豆粉 45g，白及 6g，血竭 6g，冰片 3g）60g，加冰片 3g，研匀温水调敷。

3月12日，服上方1剂后，大便已通，胸闷已解。体温38.8℃，白细胞计数16000/mm³。前方去大黄、滑石块，加元参18g，川连6g。3月13日体温37.7℃，心烦、恶心已止，食欲好转，面部红肿已见消退，水疱干燥、结痂。3月16日颜面部红肿全部消退，唯有两耳前后部位作痛，口渴思饮水，舌苔白黄，舌质红，脉弦滑。再以清热解毒佐以养阴理血之法：连翘9g、菊花9g、蒲公英9g、焦栀子9g、金银花9g、龙胆草4.5g、紫草9g、生地黄30g、紫花地丁9g、黄芩6g、赤芍9g、丹皮9g。

3月20日，服上方后症状皆除。白细胞计数恢复正常，临床治愈。(《赵炳南临床经验集》)

（七）瘿痈

病案1

冯某，男，58岁。初诊日期：2014年8月13日。患者一个月前因甲状腺区发生疼痛于院外三甲医院就诊，诊为亚急性甲状腺炎，曾用芬必得治疗。近十天来因午后潮热，左侧甲状腺触痛，遂来就诊。查体：血压115/80mmHg。心、肺、腹未见明显异常。刻诊：患者左侧甲状腺触痛，咽部发紧，近10天来午后潮热，体温波动在37.3℃～38.5℃，汗出较甚，睡眠可，小便调，大便稀，每日2～3次。舌暗红，苔薄白，脉弦细数。2014年8月1日院外甲状腺功能、血沉结果：血清游离三碘甲状腺原氨酸（FT3）7.42pmol/L，（游离甲状腺素）FT423.68pmol/L，促甲状腺素（TSH）0.02μIU/ml，红细胞沉降率（ESR）37mm/h。

中医辨证：温热毒邪炽盛。治法：清热解毒为主，辅以疏风散邪。处方：黄芩 10g、野菊花 10g、连翘 10g、玄参 12g、升麻 9g、陈皮 6g、薄荷 10g、白僵蚕 9g、生甘草 6g、银柴胡 12g、延胡索 12g、夏枯草 15g。7 剂，每日 1 剂，分 2 次口服。2014 年 8 月 20 日二诊：患者自诉服上方 7 剂后，左侧甲状腺触痛减轻，咽痒，咳痰，午后潮热感减轻，体温在 36.5℃～37.1℃之间，汗出减少，大便日 1～2 次，偶不成形，纳差。舌淡红，苔薄白微腻，脉弦滑。上方去黄芩，加桔梗 12g、蜜紫菀 9g，焦山楂 10g、焦麦芽 10g、焦神曲 10g，7 剂，每日 1 剂，分 2 次口服。2014 年 9 月 3 日三诊：自诉服上方 7 剂后，左侧甲状腺已无触痛，午后潮热感消失，体温正常，偶咳黄白痰，纳可，夜寐梦扰，小便微黄，夜尿 3～4 次，大便日 2 次，量少不成形。舌淡红，苔薄白，脉弦有力。2014 年 9 月 1 日院外甲状腺功能、血沉结果：T450.80nmol/L，ESR5mm/h。处方：法半夏 9g、陈皮 6g、茯苓 20g、炙甘草 6g、炒白术 20g、柴胡 6g、大腹皮 15g、厚朴 6g、焦山楂 10g、焦麦芽 10g、焦神曲 10g，14 剂，每日 1 剂，分 2 次口服。药后症状基本消失。(《世界中西医结合杂志》)

病案 2

患者，女，40 岁，以"颈前疼痛 7 天"为主诉于 2011 年 6 月来就诊。其半年前曾因颈痛伴心悸、出汗被外院诊为"亚甲炎"，曾服强的松 1 个月，6 片/天，治愈。1 周前患者又出现左侧颈前疼痛。来本院查甲功示：促甲状腺素

（TSH）：0.019mIU/L，游离三碘甲腺原氨酸（FT3）：5.99pmol/L，游离四碘甲腺原氨酸（FT4）：25.59pmol/L，[131]I 摄取率正常。触诊：左侧甲状腺有触痛。诊断为亚急性甲状腺炎（SAT）。于世家教授根据其舌质红、薄黄苔、脉细等四诊合参，拟清热解毒、凉血消肿止痛之法，予方药：金银花30g、连翘30g、蒲公英20g、紫花地丁20g、皂角刺30g、穿山龙50g、丹参20g。服用6剂后，患者疼痛明显缓解，相关指标明显改善。但患者新出现干咳症状，故在原方基础上加紫菀15g、前胡15g、百部25g。服用10剂后干咳症状消失，颈前仍有少许疼痛，故遵初诊原方继服，1周后痊愈。（《辽宁中医药大学学报》）

（八）蛇串疮

病案1

王某某，女，24岁，病历号：484191，初诊日期1964年2月6日。头面生颗粒状水疱，刺痛兼痒9天。初起于左前额出现红色小颗粒，并伴有针刺样疼痛，逐渐增多，形成水疱，且向头顶及左眼睑蔓延，左目红肿、流泪、视物不清，周围皮肤肿胀、灼热。诊为"面部带状疱疹"。经注射维生素及抗生素等药后，效果不显，继续扩展。胃纳不佳，头晕，口苦，大便干，二日一行，小便短赤。检查：左侧前额及左上眼睑大片潮红肿胀，面积约10cm×8cm，上有高粱粒至黄豆大红色丘疱疹，集簇成群，呈带状排列。左眼球结膜充血，眼睑焮肿。左颌下淋巴结肿大，压痛明显。脉象：弦滑数。舌象：舌苔薄白，舌质红。西医诊断：

带状疱疹。中医辨证：湿热内蕴，肝火挟湿上犯（蛇串疮）。立法：清热利湿解毒。方药：金银花 15g、连翘 15g、野菊花 9g、龙胆草 3g、大青叶 9g、黄芩 9g、炒山栀 6g、紫花地丁 12g、淡竹叶 6g、赤芍 9g、鲜生地黄 9g、桑叶 6g。外用化毒散软膏、芙蓉膏各等量，调匀外敷。

2月10日，服药后头面部浮肿已明显消退，部分皮疹形成脓疱或显露出鲜红色糜烂面，上覆淡黄色渗出及结痂，疼痛减轻，未见新生皮损。再以前方去生地黄、桑叶，加茵陈 15g，车前子 9g，连服 3 剂。外用马齿苋 50g 煎水 500 毫升，待温后连续湿敷局部，每隔 15 分钟交换敷料一次。

2月15日，头部前额及左上眼睑渗液停止，糜烂面出现新生上皮，红晕浮肿已全部消退，疼痛已除，微有痒感。胃纳转佳，二便正常。再以清热祛湿之药物煎水代茶，以清解余毒。处方：茵陈 30g、杭菊花 4.5g、蒲公英 6g。外用祛湿散 30g，加入化毒散 1.5g，调敷局部。

2月23日来院检查，患部皮损已全部消退。仅遗有少量淡褐色色素沉着，无疼痒。两目视物清楚，红肿消退，临床痊愈。（《赵炳南临床经验集》）

病案2

王某，女，33 岁，病历号：11931。初诊日期：1958 年 4 月 4 日。左腰部及左大腿出现集簇小水疱，剧痛已 3 天。7 天前左腰部及左大腿外侧出现大片红斑、小水疱，刺痛加重，不敢触碰，坐立不安，虽服止痛片亦未解痛。大便干结。检查：左侧腰部及沿左大腿外侧，相当于腰 1～2 节段，可见成片集簇之小水疱，部分为血疱，基底潮红。脉弦而带数，舌苔薄黄。诊断：蛇窜疮（西医诊断：带状疱疹）。辨证：心肝二经之火内郁。治法：泻心肝之火热。方药：川连9g、黄芩9g、焦山栀9g、大青叶9g、番泻叶9g、金银花9g、连翘9g、赤芍9g、天花粉9g、青黛1.5g，水煎服。外用玉露膏。

4月6日（二诊）：服2剂后，水疱已见结痂，刺痛明显减轻，大便三日未行，舌苔黄糙，脉弦数。方拟通腑泄热。

生川军（后入）6g、黄芩9g、焦山栀6g、大青叶6g、连翘9g、丹皮9g、赤芍9g、忍冬藤9g，2剂。

4月8日（三诊）：疱疹大部干结，疼痛基本消失，大便畅通。前方去大黄，加花粉9g。2剂后治愈。（《朱仁康临床经验集》）

（九）黄水疮

病案1

侯××，女，17岁，简易病历。主诉：面部起脓疱流脓水已10多天。现病史：面部生脓疱，抓后出脓水，经某医院诊为"传染性脓疱病"，曾服"牛黄清热散"，遂来我院门诊。检查：上额、耳下、背部均有如黄豆大样脓疱，边缘潮红，皮损有糜烂、渗出，部分已结黄色痂皮，尤以上额部皮损较多。脉象：弦数。舌象：舌苔薄白，舌质红。西医诊断：传染性脓疱病。中医辨证：肺胃蕴热，外受湿毒。立法：清热解毒利湿。方药：龙胆草9g、黄芩9g、栀子仁 9g、金银花 15g、连翘 12g、泽泻 9g、木通 9g、丹皮 9g、六一散 15g、大青叶 9g。服药 3 剂后，面部、耳部糜烂、渗出减轻，基底仍潮红，表面偶有脓疱及痂皮。又服 3 剂，皮损基底潮红消退，未再见新生脓疱，已显露出正常皮肤。临床治愈。(《赵炳南临床经验集》)

病案 2

李某，男，49 岁，1978 年 5 月 25 日初诊。几天前发热，经治已退，热退后而口唇周围及眼睑生疱，红肿弥漫，稍痒，目赤，小便黄，大便结。舌体胖且有齿印，舌质暗，苔黄腻，脉象细数。辨证：湿邪内伏，风热内闭，热毒炽盛成疱。立法：透表、解毒、祛湿。方药：桑叶 6g、菊花 10g、金银花 10g、连翘 10g、牡丹皮 10g、赤芍 10g、生甘草 6g、黄连粉（冲）5g、黄芩 10g、酒大黄 3g、板蓝根 15g。3 剂。6 月 1 日复诊：服上药后，疱毒渐退，红肿消退，腑气已通，舌苔渐退，宗上法出入。金银花 12g、连翘 10g、甘草 6g、黄芩 10g、青黛 3g、滑石 12g、车前子 10g、竹叶 5g、藿香 10g、佩兰 10g、珍珠母（先下）30g。服 6 剂，上症痊愈。(《临证治验》)

（十）药毒

朴某，男，47 岁，1982 年 4 月 10 日初诊。病史：2 周前因头痛自服去痛片，数小时后自觉阴部皮肤瘙痒，伴全身不适。次日阴囊皮肤发生大片红肿，并伴低热畏寒，身倦不适。在某医院诊为"固定性药疹"，给硼酸液冷湿敷，外涂氧化锌油膏，治疗后红肿未消。第 3 天发现皮肤变黑溃烂，又去该院就诊，给予0.1%雷凡诺冷湿敷，并给予5%葡萄糖液500ml静滴。又持续治疗数日，疮面继续扩大，阴囊前部皮肤大部脱落，双侧睾丸外露。患者疼痛难忍，伴发热烦渴，大便秘结，小溲黄赤。诊查：体温37.8℃，急性痛苦病容，阴茎包皮肿胀，腹侧面及阴囊前部皮肤大部脱落，双侧睾丸外露，表面覆盖一层筋膜，局部红肿，有大量脓性分泌物，阴囊后部皮肤明显肿胀。包皮水肿，龟头被嵌顿在外。双侧腹股沟淋巴结肿大如小核桃，有触痛。舌质红绛，苔微黄，脉滑数。化验周围血细胞计数及中性粒细胞增高。西医诊断：固定性药疹（继发皮肤坏死）。辨证：湿热内蕴，外感毒邪。治法：清热凉血，解毒除湿。处方：龙胆草10g、黄芩10g、黄柏10g、金银花30g、连翘15g、蒲公英30g、板蓝根30g、生地黄30g、白茅根30g、车前子15g、车前草15g、防己10g、泽泻15g、六一散30g、生石膏（先煎）30g。外治：用手将被水肿的包皮嵌顿的龟头还纳回去，以防龟头嵌顿性坏死，然后用0.08%庆大霉素生理盐水纱布条贴敷创面，外加凡士林油纱条贴敷。二诊：治疗7天后体温恢复正常，症状缓解，包皮红肿消退，阴囊创面较清洁干燥，舌尖红苔白，脉缓。改服解毒活血托里生肌处方：黄芪20g、党参10g、白术10g、扁豆10g、茯苓10g、赤芍10g、白芍10g、红花10g、丹参10g、当归10g、黄柏15g、生甘草10g。局部外用珠香散薄撒，上盖凡士林油纱条。经46天中西医结合治疗，创面全面愈合，仅残留极小萎缩性瘢痕。（《张志礼皮肤病医案选萃》）

(十一) 隐疹

病案 1

尹，环口燥裂而痛，头面身半以上，发出隐疹赤纹，乃阳明血热，久蕴成毒。瘦人偏热，颇有是证，何谓医人不识。犀角地黄汤。(《临证指南医案》)

病案 2

葛某某，女，9岁，2005年4月5日初诊。3天前皮肤突然出现红色皮疹，去北京某儿童医院诊断为"急性荨麻疹"，用抗过敏药治疗，皮疹仍未消退。诊时见颜面、四肢、胸背红色皮疹密集，部分融合成片，皮疹高出皮肤表面，水肿，瘙痒，遇热则痒甚。汗出较多，不恶风，不发热，饮食二便正常。脉滑数而浮，舌红赤，苔薄黄。据皮疹辨证为银翘散去豆豉，加细生地黄、丹皮、大青叶倍玄参方证，处方：荆芥穗6g、薄荷6g、牛蒡子10g、蝉蜕10g、连翘15g、金银花15g、竹叶10g、芦根15g、生地黄10g、赤芍10g、丹皮10g、玄参20g。3剂。皮疹消失而愈。(《温病方证与杂病辨治》)

(十二) 葡萄疫

病案 1

胡某，男，9岁，初诊(1962年1月9日)。患儿高热、紫癜3日，诊断为过敏性紫癜入院，西医已用抗生素及止血药等，热已下降，紫癜不退，故请中医会诊。中医诊治：患儿因患紫癜高热入院，症见面黄略浮，身热不清，体温37.7℃，精神萎倦，口唇红而干裂，舌红苔黄腻，两下肢小腿处有紫癜，纳呆泛恶，二脉细软带数，便通色黑，小便通赤，检查：大便隐血（＋），尿中红细胞 15～20/HP。证属热邪伤络，阴液受耗，治拟清热解毒，凉血化斑。黑栀子 9g、连翘 9g、金银花 9g、牡丹皮 9g、赤芍 6g、小生地黄 9g、黄芩 6g、藕节炭 9g、茜草炭 9g、仙鹤草 9g、百草霜 3g、白茅根 15g。服药 3 剂后，热度渐退，舌质稍淡红，苔光，面部肿退，口唇亦滋，便血已和，脉象弦数，原方去芦根、白茅根，加侧柏叶炭、墨旱莲、女贞子，5 剂后，热度退净，紫癜渐隐，胃纳稍动，再加凉血养胃滋阴之剂而愈。(《董延瑶医案》)

病案 2

田某，女，51 岁，遂平县车站乡农民，1980 年 8 月 1 日诊。一周前外出归来，全身出现散在性紫红色硬斑，如龙眼核大，触之微痛，伴有发热。虽经治疗，效果不佳，且紫斑蔓延，下至足底，上至口腔，心烦不宁，而来就诊。视其舌：在厚腻白苔的舌面上，分布着 10 余个如豌豆大的圆形脱皮紫斑，且错落有致，状如牙牌。见之者，无不称奇。诊其脉沉数，查血小板 102×10^9/L，白细胞 9×10^9/L，西医拟诊为过敏性紫癜。中医辨证，属湿热毒秽之邪，蕴结血分所致。治当清热解毒，利湿降浊，凉血排瘀。处方：大青叶 30g、生地黄 15g、牡丹皮 30g、赤芍 15g、连翘 15g、土茯苓 30g、滑石 20g、甘草 12g、金银花 20g、紫草 20g、藿香 10g。水煎服。1 剂后，斑消大半。原方加水牛角 30g，又服 3 剂，舌上紫斑隐退，厚腻之苔渐化，全身紫癜亦消。

（《张鹤一医案医话集》）

（十三）白疕

病案 1

张某某，男，31 岁，初诊日期 1970 年 5 月 31 日。周身泛发皮疹鳞屑 3 年，加重 2 月。3 年来全身遍见红斑和银白色鳞屑，曾在外地医院治疗，未见疗效。2 月来皮疹明显增多，瘙痒难忍。检查：头皮、手臂、双下肢播散性大片皮损，呈对称性分布，浸润肥厚，基底暗红色，覆盖鳞屑。在躯干、前臂等处，可见大批点滴状红色皮疹，上有轻度鳞屑。脉弦滑，舌质紫红，苔薄白。辨证：风热郁久，化火伤营，复受外风（中医诊断：白疕风，西医诊断：银屑病）。治法：凉血清热，活血祛风。方药：生地 30g、生槐花 30g、当归 15g、知母 9g、生石膏 30g、紫草 30g、桃仁 9g、红花 9g、荆芥 9g、防风 6g、蝉衣 6g，水煎服。6 月 5 日（二诊）：服 5 剂后，部分皮损已明显消退，痒感亦显著减轻，未见新起皮疹。嘱服前方 10 剂。

1970 年 8 月随访：未见复发。（《朱仁康临床经验集》）

病案 2

刘某某，女，28 岁，外院会诊病例，住院号：105058，入院日期 1968 年 3 月 28 日，出院日期 1968 年 7 月 5 日，会诊日期 1968 年 4 月 20 日。患者自 1967 年冬天开始，躯干、四肢散发大小不等之红斑片状皮疹，表面有白色脱皮，痒感明显，诊为"牛皮癣"，使用多种疗法皮疹未退。1968 年 3 月上旬，曾外用"浓斑蝥酊"外涂一周后，皮疹骤然加重，脱皮增多，而且出现像小米粒样大小的水疱，又痒又痛；又曾涂花椒油，当天晚上，周身皮肤发红剧痛，而且密集起小水疱，发烧，病情日渐加重。检查：体温 38.1℃，脉搏 120 次/分，血压 100～120/60～86mmHg，双侧腹股沟淋巴结轻度肿大，有触痛，其他内科情况未见明显异常。皮肤科情况：面部以下躯干、四肢弥漫潮红，表面附着黄白色鳞屑，口腔黏膜未见异常。化验检查：白细胞计数 18000/mm^3，中性粒细胞 75%，嗜酸粒细胞 3%，淋巴细胞 19%，大单核粒细胞 3%，其他肝功能、血糖、血浆蛋白、钾、钠、氯检查物均属正常范围。西医诊断：牛皮癣性红皮症。入院后（3 月 28 日至 4 月 5 日）曾给以大剂量激素治疗，半个月以后，皮肤损害基本消退，面容已呈满月状，逐渐停服激素；停药两天后，躯干、四肢剧烈痛，瘙痒，显著潮红，又复发作。4 月 20 日请赵老医生会诊，症状如上，躯干、四肢弥漫潮红，胸背部有很多红色丘疹，剧烈瘙痒。脉象：弦滑。舌象：苔薄白。中医辨证：蕴湿日久化热入于营血，外受风毒。立法：清热凉血，行气活血，疏风利湿。方药：鲜生地黄 30g、鲜茅根 30g、紫草根 9g、茜草根 9g、赤芍 15g、丹参 15g、红花 9g、丹皮 9g、凌霄花 15g、白鲜皮 30g、防己 15g、鸡血藤 30g。

5 月 14 日：上方服用 9 剂，配合用强的松每日 3 次，每次 10mg，躯干、四肢皮损显著消退，痒感已消失，皮肤光滑，强的松减为 10mg，每日 2 次。5 月 20 日，右肩及右侧胸部疼痛，出现多数集簇样疱疹样损害，有针刺样痛感。

诊断为带状疱疹。综合病情来看，证属阴虚血热，肝胆火盛。拟以养阴凉血、清肝胆热：生玳瑁 6g、龙胆草 12g、白茅根 30g、紫草根 12g、板蓝根 12g、山豆根 12g、苎麻根 12g、生槐花 30g、干生地黄 30g、白鲜皮 30g、丹参 15g。

6 月 2 日：上方每日 1 剂，水疱逐渐消退，疼痛已止，带状疱疹痊愈。6 月 3 日强的松改为每次 10mg，每日 1 次。6 月 10 日强的松改为 5mg，每日 1 次。四肢不断有新生的牛皮癣皮疹，痒感明显。处方：丹皮 9g、生地黄 15g、凌霄花 9g、白鲜皮 30g、赤苓皮 15g、桑白皮 12g、陈皮 9g、厚朴花 9g、玫瑰花 6g、野菊花 9g。

6 月 13 日：服上方后，一般病情稳定，停用强的松，继服上方，每日 1 剂。至 7 月 5 日，皮疹全部消退，无痒感，临床治愈出院。(《赵炳南临床经验集》)

(十四) 风热疮

病案 1

毛××，男，27 岁，简易病历，初诊日期：1976 年 3 月 1 日。主诉：身上起皮癣发痒一周。现病史：一周前发现在胸前有两片钱币状红色皮疹，稍有鳞屑，轻度痒感。两天后很快在上半身前胸后背，密布同样皮损，瘙痒明显，晚间影响睡眠。曾在本单位医务室服扑尔敏，未见减轻，转来我院门诊。检查：胸、腹及背密布大小不等的红色斑疹，呈椭圆形或类圆形皮疹，长轴与皮肤纹理一致，表面附有糠秕样鳞屑。脉弦滑，舌质红，苔薄白。中医诊断：风热疮。西医诊断：玫瑰糠疹。证属：血热内盛，外受风邪，闭塞腠理而成。治则：凉血清热，消风止痒。药用：生地黄30g、当归9g、赤芍9g、紫草15g、生石膏30g、荆芥9g、苦参9g、地肤子9g、蝉衣6g、白蒺藜9g、生甘草6g。外搽九华粉洗剂。

二诊：（3月3日）药后上半身皮疹红色趋淡，蜕皮，发痒减轻；但双大腿又起少数皮疹。嘱继服前方3剂。

三诊：（3月6日）三日后胸、背皮损逐渐消退，但两大腿皮疹反加重，瘙痒甚剧。舌质红，苔薄白，脉弦细滑。仍予以前方3剂加白芷4.5g。

四诊：（3月9日）上半身皮疹已全消失，皮肤稍痒，大腿皮损未再新起，仍觉瘙痒，大便较干。前方3剂加大青叶9g。

五诊：（3月13日）药后来诊，两大腿渐见蜕皮，痒感已轻，继服前方3剂后治愈。（《朱仁康临床经验集》）

病案2

梁建华，女，30岁，初诊：1979年12月5日。病史：患者于11月发现两肋部有两块环行皮疹，色红有薄鳞屑，瘙痒感明显，几天后相继发现前胸、后背、四肢密布同样皮损，经某医院皮肤科确诊为玫瑰糠疹。用葡萄糖酸钙静脉注射，及普鲁卡因、醋酸可的松等药穴位注射，效果不明显，遂来我科诊治。检查：舌苔薄白而腻，脉弦滑。躯干和四肢皮损呈环行、椭圆形皮疹，色红浸润，表面有微薄鳞屑，胸背部皮损范围较大。辨证：外感湿邪，血热蕴毒，发于腠理。治法：清热除湿，凉血解毒。处方：生地黄18g、玄参18g、苦参18g、苍耳子12g、荆芥10g、连翘

12g、蝉蜕 6g、黄柏 9g、鸭脚木皮 18g、半边莲 18g。水煎服，4 剂。复诊：1979 年 12 月 10 日。服上方后，皮损红色明显消退，痒感减。于上方加入地肤子 18g，白鲜皮 12g、继服 7 剂。三诊：1979 年 12 月 17 日。大部分皮损消退，呈现淡红色半环状皮损，中心消退，边缘有浸润，痒感已不明显，苔白，脉缓。改用清热凉血，除湿止痒为法。处方：牡丹皮 12g、生地黄 18g、玄参 12g、连翘 12g、苦参 18g、白鲜皮 12g、地肤子 18g、苍耳子 12g、土茯苓 30g，水煎服。四诊：1980 年 1 月 2 日。上方连续服半个月，皮损全部消退，呈现色素沉着，临床治愈。（《奇难杂症》）

（十五）粉刺

刘××，男，21 岁，简易病历，初诊日期：1973 年 1 月 20 日。主诉：脸面出现痤疮疙瘩成囊肿状，已 3 年。现病史：3 年来脸面经常出现痤疮，开始起黑头粉刺，面部油多发亮，并起脓疱及囊肿，痒疼相兼，挤出脓后形成疤痕疙瘩，时轻时重，缠绵不断，屡治无效。检查：脸面颊部可见密集之黑头粉刺，散在脓疱，囊肿，成萎缩性疤痕。两颌部可见疤痕疙瘩，皮脂溢出明显。颈部前胸、后背亦见多数类似之损害。脉弦滑，舌质红绛。西医诊断：囊肿性痤疮。中医辨证：脾胃积热，熏蒸于肺，日久痰瘀积聚成疮。治则：凉血清热，消痰软坚。药用：生地黄 30g、丹皮 9g、赤芍 9g、蒲公英 15g、蚤休 9g、夏枯草 9g、昆布 9g、海藻 9g、炒三棱 9g、炒莪术 9g。先后服 21 剂，逐渐趋轻，囊肿较平，已不常起脓肿，后即改制成丸剂，便于长期服用。方如下：生地黄60g、丹参60g、赤芍60g、昆布30g、海藻30g、炒莪术60g、蒲公英60g、蚤休60g、夏枯草60g、研末，水泛为丸，日服2次，每次服9g。服丸剂2～3月后，面部囊肿，大致趋平，明显改善。(《朱仁康临床经验集》)

（十六）酒渣鼻

病案1

郭××，女，44岁，病历，初诊日期：1965年4月25日。主诉：鼻部发红2年多。现病史：2年前不明原因，鼻部开始出现粟粒样皮疹，潮红，有皮脂溢出现象，继则出现脓疱，在精神紧张、情绪激动和进餐时潮红更见明显。曾内服中药，外用擦药，未见效果。月经不调，色紫量多。检查：鼻准、鼻翼及两颊部皮肤潮红，皮脂溢出，毛孔扩大，毛细血管扩张。并有脓疱性痤疮损害。脉细滑带数，舌质红，苔微黄。诊断：酒渣鼻。证属：肺经血热。治疗：凉血清热。药用：生地黄30g、当归9g、赤芍9g、丹参9g、陈皮9g、黄芩9g、红花9g、生甘草6g。7剂，水煎服。外用去斑膏，每日搽1次。

二诊：（5月3日）药后见明显减轻。嘱继服前方及外用药。共服药30余剂后痊愈。(《朱仁康临床经验集》)

病案2

邵某，女，38岁。初诊日期：1988年3月12日。病史：近5年鼻尖及两颊出现潮红，逐渐扩大并起粟粒大小的红色丘疹，局部出油多，有红丝，自觉微痒，久治不愈。平素心烦易急躁，口渴喜冷饮，大便干燥，数日一行，小便黄。检查：鼻部、两颊潮红，有明显的毛细血管扩张及毛囊口扩大，鼻尖及面颊散在米粒大红色丘疹，表面有油性分泌物。舌质红苔薄白，脉弦滑。诊断：酒渣鼻。辨证：肺胃蕴热，血热郁结。治法：清肺胃热，凉血活血。药用：桑白皮15g、地骨皮15g、黄芩15g、黄连10g、生石膏（先煎）30g、生栀子10g、鸡冠花10g、玫瑰花10g、生槐花30g、野菊花15g、生地黄30g、丹参15g、赤芍15g、香附10g、全栝楼30g、益母草10g。水煎服，每日1剂。外用硫雷洗剂外擦，甲硝唑霜每早外涂。服药14剂后，面部潮红减轻，丘疹减少，痒减轻。再服14剂，红斑明显消退，改用连翘败毒丸、加味逍遥丸口服，凉血解毒，调和冲任，以巩固疗效。1个月后复诊，面部潮红消退，丘疹变平，油性分泌物减少，二便调，临床治愈。（《张志礼皮肤病医案选萃》）

（十七）痔

患者耿某，女，36岁，1992年10月12日初诊。主诉：肛门突发肿物疼痛2天，因大便干燥，久蹲努责排便后引起。现自觉肛缘肿物不能还纳，质硬而痛不可忍。既往体健，否认慢性器质性疾病。脉弦紧，舌质暗红，苔薄黄。肛门局部检查：截石位肛缘6点见蚕豆大小肿物，表皮色紫，触之痛，质略硬，无出血。诊为血栓性外痔（肠燥络伤型）。患者畏惧手术，要求中药治疗。遂以痔疮肿痛基本方加味：防风10g、秦艽10g、金银花15g、黄芩10g、归尾10g、土茯苓15g、延胡索10g、赤芍10g、全栝楼30g。上方服 5 剂痛减便调，继服 5 剂。局部治疗：痔科浴液外洗热敷，每日 2 次；紫色消肿膏外敷。10 天后肿消。(《王嘉麟医案医话》)

(十八) 肛痈

患者王某，男，57 岁，1994 年 1 月 3 日初诊。肛旁起肿物 3 天，肿胀疼痛持续加重，痛至难眠，活动受限，无发热，大便未行。脉滑数，舌质暗红，苔黄腻。肛门局部检查：截石位 3 点距肛门 3 厘米见约 3cm×3cm 皮下肿物，局部红肿，中心有波动。诊断：肛痈 (脓毒壅聚型)。治疗过程：①整体治疗：拟清热解毒，活血散瘀法。用肛痈肿痛方加味：金银花 30g、连翘 15g、赤芍 10g、归尾 10g、白芷 10g、皂角刺 10g、桔梗 10g、生黄芪 10g、大黄 6g。服 3 剂后，肛痈破溃，流出黄色脓液，肿痛症减。去大黄继服 7 剂，脓液减少。改服成药连翘败毒丸，每次 6g，每日 2 次。②局部治疗：祛毒汤水煎坐浴，每日 2 次，化毒散软膏外敷；肛痈破溃后适当扩口，口内填红纱条引流。半月后肿消，外口闭合。观察半年未复发，暂结束治疗。(《王嘉麟医案医话》)

(十九) 脱疽

病案 1

江某，女，26 岁，患手指端坏疽 1 个月余，系统性红斑狼疮 (SLE) 5 年，经常发热，关节痛。本次发作先有雷诺现象，手足发冷，苍白，发绀，在当地热疗数次后，指端就出现坏疽，更为厥冷。住某院给泼尼松 50mg/日，坏死发展益严重，转来我院治疗。诊见：两手 3、4、5 指端干黑坏死，上界浸润发展趋势，厥冷疼痛剧烈，同时两脚十趾也散见瘀斑浅坏死，鼻两颊隐红，心烦、口渴、恶热。舌质红苔腻，脉细数。两桡动脉搏动存在。诊断：SLE 伴肢端坏死性血管炎急性期，辨证为邪热入营，灼络致瘀证。治以清营凉血解毒法。处方：牛角片（先煎）30g、生地黄30g、人工牛黄（吞服）1.5g、牡丹皮15g、紫草15g、白花蛇舌草30g、蛇莓30g、白英30g、甘草30g。水煎服。连服7剂，疼痛缓解，坏死发展停止。2 个月后指端坏死出现已呈环沟状完全性分解。病情稳定，给予手术清除，改用益气养阴法调理半年，激素减完，长期补肾巩固 5 年未发。（《古今名医临证金鉴》）

病案 2

王某某，男，30 岁，1985 年 12 月 19 日初诊。患者右足冷麻胀痛，间歇性跛行 1 年。经肢体血流图检查，诊断为血栓闭塞性脉管炎。追问患者有感受寒湿及吸烟史，查患肢皮色苍白，皮温降低，胫后动脉微能触及，足背动脉搏动消失，足拇趾青紫，趾头溃烂，脓汁腥臭，疼痛难忍，夜不成眠，舌红苔黄腻，脉弦滑。辨证属毒热型脱疽，拟清热解毒通瘀法。方用：金银花60g、当归30g、元参30g、蒲公英30g、赤芍10g、怀牛膝10g、丹参30g、制没药15g、生薏仁30g、红花10g、生甘草10g、丝瓜络30g（先煎，带水煎药），每日 1 剂。

上方服 20 剂，患肢皮温增高，足拇趾色变潮红，溃疡面结痂，疼痛消失，可触及足背动脉微弱搏动，舌脉如故。继以前方加鸡血藤 24g、黄芪 30g，再进 30 剂临床治愈出院。(《现代名中医外科绝技》)

(二十) 囊痈

一男子囊痈，肿痛甚，小便涩，发热，脉数，以龙胆泻肝汤，倍用车前子、木通、茯苓，四剂势去其半。仍以前汤，加黄柏、金银花，四剂又减二三，便利如常，唯一处不消，此欲成脓也，再用前汤加金银花、白芷、角刺，六帖微肿痛，脉滑数。乃脓已成，令针之，肿痛悉退。投滋阴托里药，及紫苏末敷之愈。(《续名医类案》)

三、妇科病案

(一) 月经先期

病案 1

卜某，14 岁，门诊简易病历。初诊日期：1974 年 3 月 4 日。主诉：月经先期量多 4 月余。现病史：12 岁月经来潮。开始周期不准，半年后月经先期而至，每次提前 10 多天，量多色红，有少量血块。曾经治疗，近 4 个月又出现月经先期量多，每月均提前 10 余天。舌象：舌尖红。脉象：弦滑。西医诊断：月经失调。中医辨证：阴虚血热，冲任不固。治法：养阴清热，固摄冲任。方药：地骨皮三钱，生、熟地黄各四钱，生白芍三钱，黄芩三钱，椿根皮三钱，旱莲草四钱，川断三钱，生牡蛎八钱，乌贼骨四钱，生山药五钱。

治疗经过：4 月 26 日，服上方 7 剂后，月经周期正常，经量仍多。今日月经来潮，第一天下腹胀痛，痛时头晕，恶心，舌质淡，脉弦滑。因兼见气滞血瘀，拟以疏肝理气为法，方药如下：当归三钱，白芍四钱，柴胡一钱半，木香一钱半，香附三钱，延胡索三钱，没药一钱，藿香三钱，陈皮二钱，五灵脂三钱。

4 月 30 日，服上方 3 剂后，月经基本正常，上述症状消失。1975 年 2 月 10 日随访，月经周期一直正常，行经 6 ~8 天，量略多，经期偶有头晕，经来小腹微胀，其他情况良好。(《刘奉五妇科经验》)

病案 2

韦某某，31 岁，已婚，1977 年 1 月 30 日初诊。婚后 3 年，迄今未孕育，常以嗣续为念，一年来，月事不调，一月二三至，颜色紫红，时夹血块，量一般。素多白带，间或色黄。刻诊正值经期，腰酸背楚，小腹胀坠，头晕，心烦，口干不欲饮，舌红少津，脉弦细数。诊为肝郁化热，蕴伏于血分，热迫血行，久损及肾。治拟清热凉血，兼益肝肾为法。处方：秦当归 12g、粉丹皮 12g、凌霄花 4.5g、黄芩炭 9g、细生地黄、东白薇各 15g、刘寄奴 12g、川茜草 9g、香附米 9g、台乌药 6g、海螵蛸 12g、炒杜仲 12g，3 剂，水煎服。嘱经期过后，即服加味逍遥丸、六味地黄丸各一剂，上、下午分服。白带多则以蛇床子 9g，淡吴萸 3g，川黄柏 6g，布包，泡水坐浴熏洗，日 2 次。

二诊（2月20日）：服上药后，诸症均感减轻，昨日月经来潮（距上次月经为20天），血块较既往减少，小腹胀坠亦较前为轻，白带已少，心烦，头晕悉减，惟血量仍多，膝胫酸软，舌红少苔，脉弦细，继守原意，并加重补益肝肾之品。处方：秦当归、厚杜仲、桑寄生各12g，川续断、粉丹皮、乌梅炭、白僵蚕、香附米、赤芍药、刘寄奴、川楝子各9g，延胡索4.5g，川黄柏6g，4剂。药后仍服丸剂，并外用药，同前。

三诊：（3月28日）：月汛来潮，此次为28天。月经周期已趋正常，无须再服汤剂，所谓"衰其大半而止"。令其做妇科检查，诸无异常，嘱服丸剂一个月，药同前。

一年后，其母以高血压病来诊，谈及其女，喜形于色，谓自服药后月经一直正常，而今珠胎已结，期将六月矣。

（《哈荔田妇科医案医话选》）

（二）月经过多

病案1

胡某某，23岁，小学教师。每次经前性情急躁，两乳胀痛，经行则消失。此次月经提前十余天来潮，色黑，于行经第一、二天血量甚多，至今已旬日未止，胃纳如常，脉象弦滑，舌苔薄黄。诊为肝气郁结化火，迫血妄行。日下月经持续多日，治先凉血止血。处方：侧柏叶30g、黑地榆15g、生地黄12g、干藕片30g、杭白芍6g、枯黄芩6g、黑栀子9g、蛇绒草30g、老鼠乌30g、制香附4.5g、地骨皮9g、软毛柴2.5g，服2剂。

次诊：服药 2 剂，经血已止，自感胸闷，心烦。脉弦苔薄黄。继以疏肝理气泄热。予以丹栀逍遥丸，日服 9g。至第二次行经，诸症悉平，经量亦正常。（《孙浩铭妇科临床经验》）

病案 2

范某，11 岁。患者发育甚早，9 岁时乳部已发育，现11 岁零 6 个月，在 2 个月前经水初转，量颇多，5 日净。此次经来，不仅月经过多，而且口鼻出血。初诊：1959 年 9月 21 日。诊时由其母陪来，患者年少害羞，其母代为陈述：为小学五年级学生，身材高长，为班中最高者，现已发育。初潮后每次经来太多，此次更为增加，口鼻亦流出鲜血，内热心烦，脾气急躁，按脉为滑数，舌苔薄黄。此为冲任伏热，月经过多。治法：经期内用调经清热法。

生地黄 12g、蒲黄 9g、炒阿胶 9g、仙鹤草 9g、荆芥炭9g、赤芍 6g、丹皮 6g、白术 6g、茯苓 6g、盐水炒川柏 9g、青蒿 9g、地骨皮 12g、旱莲草 9g。上方服后，口鼻出血首先停止，经量亦渐减少，于第五日经净。复诊：由于经水太多，故经停后感觉头晕目眩，腰酸，肢软，精神疲乏，脉象细软，苔薄。采用补肝肾、益气血法。黄芪 9g、白术 6g、陈皮 6g、白芍 9g、炒阿胶 9g、茯苓 9g、杜仲 9g、续断 9g、女贞子 9g、金樱子 9g、制黄精 9g、五味子 4.5g。上方调理后，月经过多已经好转。（《中医当代妇科八大家》）

（三）经期延长

病案 1

汪石山治一妇，产后经行不止，或红或白或淡，病逾

406

八月，面色黄白，性躁，头眩，脚软。医用参芪补药，病益加，用止涩药不效。汪诊之，右脉濡弱无力，左脉略洪而快，曰：右脉弱者，非病也，左脉偏盛，遂觉右脉弱耳。宜主左脉，治以凉血之剂。遂以生地黄、白芍、白术各一钱，黄芩、阿胶、归身各八分，陈皮、香附、川芎、椿根皮、茯苓各六分，柴胡、甘草各五分，煎服二十余剂而愈。（《古今医案按》）

病案 2

孙某，31 岁，已婚。初诊：1964 年 10 月 13 日。7 月 20 日宫外孕术，8 月 13 日经来至今已两月依然淋漓未净，曾刮宫也未见效，左少腹隐痛，腰脊酸楚，苔薄黄，脉细数。冲任有热，气不摄血，治拟益气养血，清热固经。炒归身 9g，白芍 9g，青蒿 9g，银柴胡 4.5g，金樱子 9g，熟军炭 9g，天冬 9g，黄芪 9g，淮山药 9g，女贞子 9g。

二诊：10 月 15 日。药后经量即少，曾经检查诊断为子宫内膜炎。予上方加黄连 1.5g，生地 12g，4 剂。

三诊：10 月 19 日。经量已少，未净，咳呛频作，痰黏喉痒，苔薄，脉细数。治拟养血清热，宣肺豁痰。生熟地黄各 12g、银柴胡 4.5g、青蒿 9g、地骨皮 12g、白芍 9g、杏仁 12g、桔梗 4.5g、炙麻黄 4.5g、熟军炭 9g、炒川柏 9g、知母 9g，3 剂。

四诊：10 月 22 日，药后经水已净。（《上海名老中医》）

（四）崩漏

病案 1

孙××，女，29 岁，门诊简易病历。初诊日期：1974 年 3 月 2 日。近 10 年来月经行经日久，每次持续 15 ~ 20 天，周期也不规律，先后不定（间隔 20 ~ 70 天）。末前经为 1 月 13 日至 1 月 28 日。末次月经为 2 月 21 日，至今未净、量多，色红有血块，伴有头晕，多梦，烦急，胸闷，手足心热，口干。近 5 个月来曾测基础体温均为单相型。某医院确诊为功能性子宫出血。舌质暗、尖红，脉弦滑。辨证：阴虚血热，冲任不固。治法：养阴清热，安冲调经。方药：青蒿 9g、地骨皮 9g、黄芩 9g、丹皮 9g、白芍 9g、旱莲草 9g、椿根白皮 9g、煅牡蛎 24g、阿胶 15g、侧柏炭 9g。

治疗经过：3 月 13 日，服药 3 剂后阴道出血已止。继服 3 剂，于 3 月 23 日月经复来潮，行经 6 天，周期血量均恢复正常。测基础体温示双相型（提示已有排卵）。持久疗效有待观察。(《刘奉五妇科经验》)

病案 2

林某某，20 岁，未婚，1973 年 5 月 19 日初诊。月经从初潮以来均先期而且量多，色红伴有血块。近数月来月经更是紊乱，一月二次，每次行经继续一周或十余天才能干净。上次月经：1973 年 4 月 22 日，此次 5 月 10 日又见流血，迄今已 10 天未净，无腹痛。平时常感面浮肢楚，纳谷不馨，睡眠欠佳，二便自调。脉滑微数，舌质淡红，苔黄滑，脉症合参属湿热互郁，热伤冲任，迫血妄行。治先凉血止血，佐以和中化湿。方拟四生丸加减。处方：侧柏叶12g、干藕节30g、生艾叶9g、生地黄24g、黑地榆9g、十灰散（布包）9g、赤小豆15g、宣木瓜9g、漂白术9g、川朴花9g，服2剂。

5月22日二诊：药后血止，面浮腰酸仍在，头晕欲呕，食欲不佳，白带多。舌苔微浊，脉象滑，此为热清而湿仍困，故血止而带现，湿属阴邪，法转化湿理脾，以舒带脉。拟香砂六君丸继续观察。（《孙浩铭妇科临床经验》）

（五）经间期出血

病案1

姜××，女，24岁，1976年4月24日初诊。15岁月事初潮，经期及血量尚正常。半年多来，每于经净后十三四天阴道有少量出血，色红、量不多，三天能净。平时夜卧不宁，心情易烦，口燥咽干，腰酸，带下色白如涕。诊为排卵期出血。面色潮红，舌尖红，苔薄白，脉弦数，现经潮第四天。

辨证：肝经郁热，热扰冲任而失于固摄。治法：清肝疏肝为主。方药：炒丹皮4.5g、炒荆芥4.5g、青蒿梗4.5g、柴胡4.5g、炒当归6g、制香附6g、茜草根6g、海螵蛸10g、夜交藤15g、忍冬藤15g、淡子芩9g、白芍9g，5剂。嘱经净后开始服。

二诊（5月8日）：自照原方又服5剂。夜卧已安，带下减少，少腹隐痛已瘥，面色仍潮红，上方去忍冬藤、夜交藤，加川楝子、地骨皮各9g，5剂。

三诊（5月15日）：本月未见经中期出血，心烦渐瘥，少腹偶有酸痛，入夜尚觉咽喉干燥，证系肝经郁热，久而伤阴之候。宗前法加滋养肝肾之品。青蒿梗4.5g、粉丹皮4.5g、茜草根4.5g、软柴胡4.5g，全当归6g、杭白芍6g、香附6g、海螵蛸9g、川楝子9g、地骨皮9g、陈萸肉6g、细生地15g，5剂。

四诊（6月5日）：本月经中期无出血，带下已除，续服逍遥丸、杞菊地黄丸以资巩固。（《浙江中医学院学报》）

病案2

张某某，25岁，未婚，1973年9月12日初诊。半年来月经过多，每次行经7天，用纸两包余。月经周期尚准，惟两次月经中期，阴道有少量出血，色红，每持续五六天开始净。刻诊正为月经中期，阴道出血已两天，并见腰酸乏力，烦热口干，小腹略觉坠胀，舌边尖红，苔薄白，脉沉细数。辨证为阴虚火旺，冲任不调，治拟滋阴泻火，凉血固冲法。处方：细生地黄18g，粉丹皮9g、女贞子9g、旱莲草9g、云茯苓9g、怀山药12g、知母9g、川柏6g、山萸肉9g、炒地榆15g、棕榈炭9g。3剂。水煎服。

二诊（9月25日）：上方服后，阴道出血已止，烦热亦除。昨日月经届期来潮，量多如涌，经热殷红，烦躁少寐，头晕耳鸣，腰部酸胀，脉弦细数，舌红，苔薄黄。此热迫血行，冲任气盛，拟清热固经，凉血止血。处方：细生地黄15g、制龟板15g、陈阿胶9g（烊化冲）、地骨皮9g、女贞子9g、条黄芩6g、焦山栀6g、乌贼骨12g、川茜草9g、炒地榆15g、制香附6g、粉丹皮9g、粉甘草6g，3剂。

三诊（9月29日）：药后经量渐次减少，现尚未净，脉细略数，拟养血固经，以继其后。处方：秦当归12g、大生地黄12g、杭白芍9g、川芎片6g、陈阿胶（烊化冲服）9g、女贞子9g、旱莲草9g、桑寄生9g、川续断9g、条黄芩6g、棕榈炭12g、粉甘草3g，3剂。嘱月经过后10天，仍服一诊方5剂，下次经期服二诊方3～5剂，经后仍服三诊方。如此调治三个月，经量正常，经期出血现象迄未反复。（《哈荔田妇科医案医话选》）

（六）经行发热

病案1

于某，21岁，未婚。1962年2月9日初诊，月经素来超早，每20天一转，已有一年，拖延日期颇长，经行时兼发高热达40℃，并有胸满，胁胀，甚至呕吐，热厥。适逢经前，脉弦数，性静寡言，木郁日久易于化火，引起高烧，治以舒肝清热。处方：柴胡、青陈皮、当归、赤芍、枳壳、制香附、炙甘草、白术、川朴、青蒿、黄芩。

二诊：服药时月经来临，效果不显，热势燔盛，口鼻燥热，头目眩晕，将出现热厥之势。于上方加钩藤18g（后下）以平肝息风，并增强清热之功。服2剂后即感头目清凉。随访，每月经来不再发热。（《著名中医学家的学术经验》）

病案2

马某，女，17岁，未婚。初诊：1972年10月5日，末次月经9月14日。15岁月经初潮，经期尚准。近数月来，每于经前一周，先有头晕头痛，同时伴有咽喉红肿疼痛，继而体温逐渐升高到39℃左右，精神极度烦躁不安，甚至神识昏迷，语无伦次，大便闭结不通，少腹拘急而痛，持续3~4天，至经净后精神症状才逐渐消失。如此反复发作已数月。脉细弦而数，舌苔少，边尖红赤。阴虚内热，心肝之火内炽，痰火蒙蔽清窍，拟清上导下，用釜底抽薪法。处方：生大黄9g、龙胆草6g、黑山栀6g、木通6g、生地黄24g、玄参9g、麦冬6g、地骨皮6g、黄芩6g、竹叶9g。7剂。

二诊：10月12日，服上方后，大便得以通畅，心肝之火由下而夺，精神上自觉轻松愉快，当此经汛将行之前，急宜预防为主，仍宗原意，佐以清肝宣窍，上下分消之。生大黄9g、黄芩6g、木通6g、地骨皮9g、生地黄15g、玄参9g、麦冬6g、姜半夏6g、制南星9g、郁金6g、石菖蒲9g、礞石滚痰丸（包煎）12g，服14剂。

三诊：12月18日，末次月经10月21日，此次经汛落后7天而至，色淡不清，但在经行之前，神情尚属稳定，经行期间，发热未作，神识清晰，一如常人，心肝之火已平，然腹部略有胀痛，脉仍细数，舌苔薄，质红，余热未清，当乘胜追击之。制大黄6g、黄芩6g、木通6g、地骨皮9g、生地黄18g、麦冬6g、玄参9g、制南星9g、郁金9g、磁石（先煎）18g、礞石18g（先煎）、石菖蒲9g。7剂。（《医案选编》）

（七）经行吐衄

病案 1

钟某，20 岁，门诊简易病历。初诊日期：1974 年 9 月 16 日。经期鼻衄已 6 年，于 12 岁月经初潮，周期提前 10 天，量少色黑，行经 2 天，经期鼻衄，每遇情志影响则衄血量多，有血块，经期烦躁易怒，头晕，平素白带量多，腰疼，舌尖边红，脉弦滑。诊为肝旺血热，逆经倒行，治以平肝清热。方用：白茅根 30g、藕节 30g、生地黄 30g、丹皮 6g、龙胆草 9g、牛膝 12g、黄芩 9g、枳壳 6g、麦冬 9g、栀子 9g。服上方后，10 月 15 日经潮，未见倒经，月经正常，未见腹痛，随访半年余，未再发生倒经现象。（《刘奉五妇科经验》）

病案 2

马某，16 岁，未婚。初诊：1958 年 12 月 2 日。主诉：初潮 15 岁，周期尚准，行经 11 天始净，血量多，色正常，经期腹痛，并常有鼻衄，衄血多时经血即减少，曾闭经 6 个月，但每月衄血甚多，末次月经于 11 月 15 日来潮，量少，仅 2 天。经后时感头痛，全身疲软，心中烦热，少腹胀滞，腰痛，纳食尚可，二便正常。诊查，舌苔薄白，脉左细弦，右细弦数。辨证：病属肝火上逆，血热妄行，而致逆经。治法：治以平肝凉血，引血归经。方药：生地黄 9g、丹皮 6g、白芍 9g、泽兰 9g、黑山栀 6g、菊花 6g、制香附 9g、当归 9g、川楝子 9g、益母草 12g、荆芥炭 4.5g、生牛膝 6g。

二诊：12 月 6 日。3 剂后头痛及腹胀渐减，但仍觉全身酸楚，疲惫无力，腰痛，食后腹胀，嗳气时作，大便溏薄，日4至5次。舌光，脉细弦数。治以疏肝益肾，健脾运中。方药：干地黄9g、丹皮6g、白芍9g、泽兰6g、制香附16g、党参9g、白术9g、茯苓9g、益母草12g、荆芥炭4.5g、枳壳6g，4剂。

三诊：1959年1月15日。近2个月来，月经未至，曾经鼻衄2至3次，胃脘尚舒，二便正常。舌苔薄白，脉象沉弦。治以养血清热。方药：干地黄12g、当归9g、白芍9g、泽兰9g、丹皮9g、女贞子9g、藕节12g、生牛膝9g、益母草12g、地骨皮9g。6剂。

四诊：1月24日。月经于1月19日来潮，量不多，色黑无血块，持续3天净，腹部微痛，未有鼻血，遍体酸痛。舌苔薄白，脉象细数。治以养血清营，导热下行。方药：生地黄12g、当归9g、白芍9g、丹参9g、地骨皮9g、生牛膝6g、白茅根15g、藕节12g。

五诊：1月31日。4剂后诸症均减，鼻衄未作。舌尖有刺，脉弦细数。治以养阴清热。方药：知柏地黄丸120g，每晚服6g。（《钱柏煊妇科医案》）

（八）经行口糜

周某某，女，29岁。1983年12月6日初诊。自1981年流产后，每逢经期即发口腔溃烂疼痛。平时每于操劳后易发，发作时常伴口渴、心烦、多梦；月经周期尚准，经量偏多，经色正常，经期腰痛明显，无腹痛。每次经潮后溃面慢慢开始愈合。曾多次就医，服中西药效果不显。诊查：末次月经于今日来潮，开始量少，观舌上有散在大小不等的溃面，口腔充血，小便黄，咽红、咽痛，大便正常。舌红苔薄，脉细稍数。辨证：水亏火旺。治法：滋肾水、清心火。处方：生地黄 20g、玄参 15g、麦门冬 15g、青盐 2g、白芍药 12g、甘草 4.5g、乌梅 4 个、丹参 15g、地龙 15g、桑椹子 15g。

二诊：1983 年 12 月 13 日，服上方 5 剂，口腔糜烂明显好转，经行 4 天，口腔溃烂基本愈合，月经量亦较前减少。舌质红苔薄，脉细。继用上方。

三诊：1984 年 1 月 10 日。末次月经元月 5 日来潮，现已干净，这次经期未再发生口腔糜烂，但仍感心烦，口渴、咽痛。舌脉同前。嘱继服上处方。以后随访几个周期，再未发生口糜，余症均痊。(《中国现代名中医医案精华》)

（九）老年经断复来

侯某某，女，50 岁，1974 年 2 月 15 日初诊。

患者自 1973 年 5 月停经后，于 1974 年 1 月 13 日，突然月经来潮，量多，色红，行经 9 天。2 月 14 日月经又来潮，量多，色红有块，心悸而烦，五心烦热，腰酸，小腹坠胀，记忆力减退。妇科检查未发现异常，宫颈活检未见癌变。舌质暗红。脉沉弦。辨证：阴虚肝旺，冲任不固。治法：平肝固冲，养阴清热。处方：黄芩 6g、马尾连 9g、生白芍 12g、女贞子 9g、生地黄 12g、旱莲草 9g、菟丝子 9g、椿根白皮 9g、川断 9g、阿胶块 15g、煅牡蛎 30g、珍珠母 30g。

二诊：1974 年 2 月 26 日。上方服 6 剂后，诸症减轻，继服前方。3月14日，月经来潮，行经7天，量较前减少，血块减少。舌脉同前。继服前方，诸症基本消失。嘱服芩心丸以断经。（《刘奉五妇科经验》）

（十）带下病

病案1

王某某，女，37岁。带下青色，腥臭稠黏，头胀目眩，口苦胁痛，脉来弦数，舌质红，苔黄腻。证属肝经湿火下注，拟泻厥阴之火，化膀胱之湿。处方：龙胆草6g、黑栀9g、炒白芍9g、生甘草3g、黄芩4.5g、青陈皮各3g、茯苓12g、绵茵陈15g、柴胡4.5g、川萆薢9g、炙白鸡冠花12g。

二诊：带下不多，胁痛间或有之，脉弦，苔薄黄。再拟疏肝和营，兼清余热。炒柴胡4g、丹皮4.5g、黑山栀9g、当归9g、制苍术4.5g、茯苓12g、炒白芍6g、甘草2.4g、薄荷纯梗4.5g、郁金6g、炙白鸡冠花12g。（《叶熙春医案》）

病案2

胡某，38岁，已婚。初诊（6月23日）：曾生三胎，小产两次。1963年2月间第二次小产后，发热四月余未退，经医院注射抗生素治疗无效。刻下胸闷潮热，腰酸肢楚，精力疲乏，带下似脓，有秽味，并时带红。经检查为盆腔炎。据述此次小产后即行避孕，月经三个月未来，小腹隐痛，阴道流出脓汁带有臭味，小便中亦混有血丝，口干潮热。脉细数，舌苔薄黄。辨证：湿热内蕴，阴虚火旺。治法：养阴清热。方药：鲜生地黄30g、红藤15g、川柏9g、知母9g、甘草梢4.5g、淮山药9g、丹皮9g、茯苓9g、山萸肉9g、椿根皮12g。

复诊：上方加减，自9月底至10月15日，服用半月后，潮热消失，秽带减少，尿血亦止，腹部已感轻快，惟尚感精神疲惫，大便燥结不畅，治拟健脾固肾，兼清余邪。黄芪9g、白术6g、陈皮6g、生地黄12g、菟丝饼9g、山萸肉9g、肉苁蓉9g、黄柏9g、茯苓9g、白槿花9g、甘草梢4.5g。
（《医案选编》）

（十一）胎漏、胎动不安

病案1

王某某，20岁，已婚，教师。1956年8月21日诊。患者陈述2月前曾小产，出血甚多，身体尚未复原，最近怀孕又见红3次。近日头眩心烦，内热口干，胸闷不舒，腰酸，并有畏寒身热之象，按其脉为细滑，舌质绛而苔薄黄。流红，色鲜红，量不多。证属血虚内热所致漏，素体虚弱，冲任不固，除用药调治外复应诸事谨慎，方能保全胎胞。治拟健脾养血，清热安胎法。归身6g、生地黄6g、白芍9g、白术6g、陈皮9g、苏梗6g、淡子芩6g、香附炭3g、焦栀9g、炒阿胶9g、藕节炭9g。用上方加减服4剂后，漏红已停，寒热已退，饮食亦逐渐恢复正常。复诊11月1日，面色萎黄，精神疲惫，今晨又复漏红，腰酸痛，小腹并有隐痛。乃按其腹，摸得胎儿如四月大，问感觉稍动否？回曰："尚觉能动"。切脉滑而无力，舌苔薄白，追问其有否受寒，乃答："昨晚曾同房，今晨又红，血量尚少"。病因与上次不同，盖由房帷不慎，复受寒冷，冲任受损，引起胎元不固。治用温中健脾，固肾安胎法：陈艾炭6g、炒阿胶9g、黄芪6g、焦白术6g、仙鹤草9g、炮姜炭2.4g、白芍6g、大熟地黄9g、苎麻根9g、杜仲9g、炙甘草2.4g。服2帖，腹部不再隐痛，漏红亦止，经调理后，诸症次第就愈。(《朱小南妇科经验选》)

病案2

林某，女，20岁，已婚，农民。妊娠已5个月，近2月来阴道又流血，色红质稠，心烦齿衄，口干腥臭，尿少而黄。舌质红，舌苔薄黄，脉弦滑数。曾经某医院服西药，血仍未已，而来门诊。中医辨证认为肝火内炽，热扰冲任。治以清肝泻火安胎。处方：龙胆草9g、枯黄芩9g、生栀子6g、软毛柴3g、杭白芍9g、生地黄15g、大乌豆24g、白苎根15g、车前草15g、干地榆15g。服2剂。

次诊：药后阴中流血已止，口干齿衄亦愈，继以清余热，凉血安胎之剂续进，以资巩固。处方：枯黄芩9g、杭白芍6g、生甘草3g、大乌豆30g、生地黄15g、川续断9g、白苎根15g。服3剂。(《孙浩铭妇科临床经验》)

(十二) 子淋

病案1

一妇妊娠六七月，溺出涩痛，淋漓不止，脉带沉数，此湿热积于膀胱，气不施化，而溺窍不利也。先投五淋散三剂而涩痛稍减。又以导赤散加麦冬、山栀、黄芩、知母，数服而小便清利。后用加味黑逍遥散，去丹皮加麦冬、知母，调理一月，而精神倍加。(《徐灵胎医书全集》)

病案2

一孕妇患淋，血赤涩痛，脉数沉涩，此热结水府，伤血室而阻塞溺窍也。先投加味木通汤，利其窍而涩痛减。又以知柏地黄汤去丹皮，加山栀、麦冬，数服而血自止。后以八珍汤加麦冬、知、柏，调理一月而安。(《徐灵胎医书全集》)

病案3

刘某，女，28岁。

第二胎妊娠5个月，半月前感觉排尿不畅，初不介意，继则加重，小便频数，艰涩不爽而痛，色黄，大便干燥，食欲欠佳，夜眠不安，易发烦躁。舌苔白，根部发黄。脉象滑数。

辨证立法：妊娠小便难，乃热郁膀胱，津液亏少，气化不行所致。宜清热通淋，调气润燥以治。处方：川石韦6g、川萆薢6g、炒枳壳6g、台乌药6g、酒条芩6g、天冬6g、麦冬6g、火麻仁12g、益智仁5g、甘草梢3g、生地黄10g、天花粉10g、山栀5g、茯苓10g。

二诊：服药2剂，尿频大减，尿时仍有涩痛之感，大便已通，眠食转佳，原方去火麻仁加淡竹叶5g。(《施今墨医案解读》)

(十三) 妊娠恶阻

病案1

梁某，女，25岁。妊娠3个月，有饥饿感而不欲食，饭后胸间堵闷欲吐，口干不喜多饮。舌苔薄微黄，脉滑数。

辨证立法：妊娠恶阻，多见于怀孕初期，若已3月，仍不欲食，则为郁热结滞，脉滑数亦足证明。拟用和胃清热法为治。处方：酒条芩 6g、金石斛 10g、白扁豆 3g、北沙参 12g、砂仁壳 5g、白豆蔻壳 5g、香稻芽 10g、厚朴花 5g、玫瑰花 5g、炒枳壳 5g、旋覆花 6g、炒半夏曲 6g。(《施今墨医案解读》)

病案 2

谢某，30 岁。一诊：1975 年 4 月 9 日。症状：曾做人工流产两次，现已怀孕两个月，吐酸水，甚苦，食入即吐，胸胁胀闷，精神疲乏，头眩晕，烦渴，大便燥结，脉弦数，舌红苔黄。诊断：妊娠恶阻。辨证：肝火上冲犯胃。治法：清热调肝，和胃止呕。自制方：(王渭川验方)沙参 10g、生白芍 10g、枸杞子 12 枚、女贞子 24g、菊花 10g、刺蒺藜 10g、栝楼皮 10g、竹茹 12g、旱莲草 24g、制旋覆花 10g、广藿香 6g、生牛蒡子 24g、麦冬 10g。1 周 6 剂，连服 1 周。疗效：呕吐减轻。

二诊：4 月 18 日。服上方至 6 剂，能吃藕粉，麦乳精想吃，仍有呕意，大便已解，不结，眩晕口渴显著减轻。脉弦缓，舌质淡红，苔黄渐退。自制方：沙参 10g、生白芍 10g、枸杞子 12g、刺蒺藜 10g、女贞子 26g、竹茹 12g、旱莲草 24g、制旋覆花 10g、广藿香 6g、黄连 6g、吴茱萸 3g、麦冬 10g。1 周 6 剂，连服 1 周。

三诊：4 月 26 日。症状：病情悉解，能吃稀饭面食，不呕吐，小便清长，大便逐日能解。自制方：沙参 10g、焦白术 10g、茯苓 10g、桑寄生 10g、女贞子 10g、厚朴 3g、生

麦芽30g、广藿香6g、砂仁3g。1周6剂，连服2周。疗效：服药痊愈，照常工作。(《王渭川妇科治疗经验》)

(十四) 产后发热

病案1

汤右。产后十朝，恶露不绝，日来骤多，腹痛拒按，身热咽痛，汗出不解，脘闷泛恶。脉弦沉数，苔黄舌红。时值盛暑，湿热当令，产后瘀结与湿热相搏，郁遏不化。治宜清瘀解暑，宣肺泄热。炒当归9g、赤芍9g、粉丹皮9g、焦怀膝9g、玉桔梗3g、荆芥穗9g、广郁金9g、益母草9g、鲜藿梗9g、鲜荷梗15g、葱白3个。服药2剂而热清体安，即去荆芥、葱白，续服2剂则愈。(《蔡氏女科经验选集》)

病案2

丹溪云，产后当以大补气血为主，他症从而治之。言固善矣，然事竟有不可执者。乾隆乙巳仲夏，岩镇许静亭翁夫人病，延诊。据述：产后十二朝，初起洒渐寒热，医投温散不解，即进温补，病渐加重，发热不退，口渴心烦，胸闷便秘。时值溽暑，病人楼居，闭户塞牖。诊脉弦数，视舌苔黄。告静翁曰："夫人病候，乃产后感邪，医药姑息，邪无出路，郁而为热。今日本欲即用重剂清解，恐生疑畏，且与一柴胡饮试之，但病重药轻，不能见效，明日早为进步。"并令移榻下楼，免暑气蒸逼。次朝视之，脉症如故，舌胎转黑，众犹疑是阴症。予曰："不然。阴阳二症，舌胎皆黑。阴症舌黑，黑而润滑，病初即见，肾水凌心也。阳症舌黑，黑而焦干，热久才见，薪化炭也。"前方力薄，不能胜任，议用白虎汤加芩、连。饮药周时，家人报曰："热退手足微冷。"少顷，又曰："周身冷甚。"静翁骇然，亦谓恐系阴症，服此药必殆。予曰："无忧，果系阴症，服温补药效矣，否则昨服柴胡饮死矣，安能延至此刻？此即仲景所谓'热深厥亦深也'，姑待之。"薄暮厥回，夏热烦渴，欲饮冷水。令取井水一碗与饮，甚快。予曰："扬汤止沸，不若釜底抽薪。"竟予玉烛散下之。初服不动，再剂便解黑矢五六枚，热势稍轻，改用玉女煎数剂，诸候悉平，调养经月而愈。(《杏轩医案并按》)

病案3

孙某，女，26岁，工人，已婚。产后发热7天，正常分娩，惟产程较长。产后体温38.9℃，伴有恶寒，头痛，身痛，恶露不多，色紫黯，臭秽，少腹疼痛拒按，大便秘结，小便短赤。化验室检查：血红蛋白74g/L，白细胞15000/mm^3，血压140/86mmHg。舌质红，苔白厚而腻，脉象滑数。中医诊断：产后发热。证属消毒不慎，邪毒感染，直犯胞宫，正邪交争。治法：清热解毒，活血化瘀。方药：金银花30g、连翘30g、红藤15g、粉丹皮10g、炒栀子10g、薏苡仁15g、桃仁9g、川芎9g、全当归9g、炮姜4.5g、益母草10g、白通草1.2g。

治疗经过：服上方3剂后，体温37.8℃，一般情况转好，但食五谷不香，胃脘有些胀感。舌质红、苔黄而腻象不明显，脉见滑缓，数象已消失，知内热已得初清。宗原方之意，连翘改为15g，去红藤，加炒莱菔子9g，再服6

剂，体温恢复正常，胃脘不胀，诸症消失，半月后痊愈出院。（《丛春雨妇科经验》）

（十五）产后乳汁自出

黄某，女，29 岁，1976 年 10 月 12 日初诊。产后 1 月余，因事不遂意，初时尚无不适，但 1 周来，虽按时喂乳，但乳房仍胀痛，乳汁自出，量不多而质稠浓，心烦易躁，夜难入寐，虽寐而不深，口苦咽干，舌红，脉弦数。证属肝胆郁热，疏泄太过之变，治宜疏肝清热，佐以清敛之品。处方：南丹皮 12g、山栀子 9g、北柴胡 6g、当归身 9g、杭白芍 12g、白茯苓 9g、淮山药 15g、夏枯草 12g、合欢花 6g、糯米根 20g、生甘草 6g。每天清水煎 1 剂，连服 3 剂，每剂均复煎 1 次。

10 月 16 日二诊：上方服后，夜能入寐，乳房胀痛减轻，乳汁自出较少。脉尚细数，舌苔薄黄，舌尖红。仍守上方，连服 3 剂。

10 月 20 日三诊：自前天以来，乳房不胀痛，无乳汁自出，口不苦。脉细不数，舌苔薄黄，舌质正常。转用益气养阴之法。处方：太子参 15g、麦冬 12g、浮小麦 20g、糯米根 20g、淮山药 15g、何首乌 15g、北沙参 10g、杭白芍 9g、生甘草 6g。每天清水煎 1 剂，连服 6 剂。以后追访，疗效巩固。（《国医大师班秀文妇科奇难病论治》）

（十六）阴痒

病案 1

王某，女，67 岁。

阴部瘙痒，已有年余。瘙甚则出黄水，其痒难忍，影响睡眠。经停于48岁，白带多，大便三四日一解。舌苔黄腻，六脉沉滑。辨证立法：脉证合参，湿热为病已无疑议。湿热下注则阴部瘙痒，时出黄水，并见白带绵绵。治之宜清肝胆泻湿热，以肝脉络于阴器也，化裁龙胆泻肝汤为治。处方：醋柴胡5g、北细辛1.5g、车前子10g（布包）、杭白芍10g、大生地黄10g、车前草10g、龙胆草5g、酒当归10g、川楝子10g、海螵蛸10g、白杏仁6g、桑螵蛸10g、晚蚕沙（炒皂角子10g同布包）10g、白薏苡仁6g、酒川芎5g、酒川军6g、粉甘草3g。

二诊：服药4剂，瘙痒依然，但黄水较少，大便隔日一次。前方加花椒15g、乌梅炭5g、盐知母6g、盐黄柏6g。另用熏洗方：蛇床子30g、百部30g、花椒5g，煎汤外用。

三诊：前方服10剂，又加用熏洗方，瘙痒大减，白带亦少，希予常服方回乡。处方：龙胆草3g、川楝子10g、生白果10枚（连皮打）、北细辛1.5g、盐知母6g、北柴胡5g、生熟地各6g、盐黄柏6g、杭白芍10g、沙蒺藜10g、酒川芎5g、桑螵蛸10g、白蒺藜10g、黑芥穗5g、川花椒2g、炙甘草3g。（《施今墨医案解读》）

病案2

曹某某，45岁。初诊：1976年7月5日。主诉：近一年半来白带明显增多，并伴有外阴瘙痒，灼痛，甚至坐卧不安，痛苦不堪。诊查：白带呈豆渣样，混有多量血丝。多次检查均未发现肿瘤迹象，确诊为真菌性阴道炎。用制霉菌素治疗虽能使症状减轻，但始终未能根治。刻诊赤带绵注，阴蚀阴痒，面赤尿黄，苔少舌红。辨证：此心经热盛，灼伤带脉。治法：清心凉血，泄热束带。处方：人中白10g、细川黄连（后下）3g、细木通6g、淡竹叶10g、大生地黄15g、生甘草6g、生山栀10g、苦参片10g、粉丹皮12g、黛衣灯芯2g。

上方煎剂凉服，连服10剂，心烦，赤带明显减轻，为了继续治疗并防止复发，嘱将上方汤剂以十倍量加天花粉、淮山药、寸麦冬、全当归、血蝎炼蜜为丸，连服2月后，赤带完全消失，经多次涂片检查，未发现异常。（《中国现代名中医医案精华》）

（十七）盆腔炎

病案1

杨某，女，26岁，1983年3月5日初诊。清宫术后阴道下血不净半月，腹痛3天。患者半月前流产清宫后下血淋漓不尽，今日因腹部剧烈疼痛3天就诊。痛处拒按，伴发烧寒战，体温升高达39.6℃，头痛，泛恶不吐，烦躁，口渴，带下如脓，其气臭秽，大便干结，尿频色赤。舌质红，苔黄腻，脉滑数。妇科检查：双侧附件增厚与子宫粘连成块，压痛、反跳痛明显。查血常规：白细胞18.6×10^9/L。诊其为急性盆腔炎。证属热毒瘀滞，蕴结下焦。治宜清热解毒，佐以活血化瘀。处方：金银花15g、连翘15g、红藤15g、柴胡10g、生地黄15g、赤芍10g、丹皮10g、白花蛇舌草15g、枳实10g、桃仁10g、川军（后下）10g、马鞭草15g、生甘草6g。6剂，水煎服，1日2剂。忌辛辣。

复诊：（1983年3月13日）：服药后曾腹泻3次，泻后高热渐退，腹痛显减，头痛，恶心亦轻，舌质红苔黄腻，脉滑数。瘀热尚未清除，守前方去金银花、连翘、川军，加败酱草15g，生薏苡仁15g。6剂，水煎服，日1剂。

三诊（1983年3月21日）：身热已退，腹痛轻微，带下亦少。复查血常规：白细胞10.2×10^9/L。惟感小便频数，尿道有灼热感，少腹胀坠，舌质红苔黄，脉滑数。查尿常规：白细胞6~8个/HP，蛋白（＋），红细胞满视野。为湿热移于小肠，再拟清利下焦湿热，用八正散加减。处方：生地黄15g、木通10g、瞿麦10g、鱼腥草15g、茅根15g、车前草15g、栀子10g、六一散（包煎）15g、小蓟12g、萹蓄15g、琥珀（吞服）1.5g。3剂，水煎服。

四诊（1983年3月26日）：服药后尿频减轻，小便畅通，尿道口已不痛，但仍有腰痛。再拟丸药调治，用知柏地黄丸，每次1丸，日服2次。连服1个月，症状消失，妇科检查盆腔恢复正常。（《当代名老中医典型医案集》）

病案2

1956年夏，我院妇科病房收容一产后患者，李某，年20岁左右，系家庭妇女，确诊为"急性盆腔炎"。据患者述产后恶露涩少，五六日内点滴不下，小腹硬痛，手不可近，按之有鸡卵大包，久发高烧达39℃以上。曾注射各种抗生素和内服消炎化瘀药，但体温持续不降，小腹疼痛加剧，包块逐渐增大，又服活血化瘀中药数剂，亦无效。望其面色深红，唇舌紫暗而干，苔黄燥，听其语言亮利，呼吸气促，问其现状，心烦不宁，食入即吐，口喜饮冷，大便不通，小便如茶，身有寒热，小腹刺痛，阴道不断流出污浊之血，恶臭难闻，按其小腹硬块如儿头，切其脉象弦滑而数。根据症候分析，时值炎热季节，产室寒温失宜，感受外邪，或产后感染邪毒而致恶血当下不下，蓄积胞内，热毒蕴结日久，而形成"胞宫内痈"。予以清热解毒化瘀之方：金银花25g、连翘15g、大黄5g、丹皮15g、桃仁15g、蒲公英20g、紫花地丁20g、生石膏20g、三棱10g、文术10g、甲珠15g、黄柏10g、乳香15g、没药15g。水煎服，2剂。

服药后一日内腹痛加剧，阴道流出大量脓血，恶臭，大便泻下燥屎数枚，便尿混赤，体温下降到37℃左右，口干不甚渴，饮食稍进，诊其脉弦滑而稍数。知其胞内余脓未尽，败血未除。仍以上方减生石膏，加姜黄15g以行恶血，又随服2剂。服药后阴道留下黑紫血条血块，小腹胀痛减轻，二便已通，饮食倍增，精神如故，体温正常，脉弦细而缓。此仍气血不足之证，又拟一益气补血之方：当归15g、生地黄15g、白芍15g、人参10g、怀牛膝15g、麦冬15g、龟甲20g、山萸肉15g。连服4剂，调治1个月痊愈。（《老中医医案选》）

四、儿科病案

（一）肺炎喘嗽

病案 1

刘某，男，1岁。初诊：1个月前曾患水痘，支气管炎。4日来突然高热达 40.3℃，咳喘发憋，惊惕不安，神昏嗜睡，口干思饮，乳食难进，咳甚则呕，大便2日未行，小溲短黄。舌绛有刺，口干唇裂，两脉数急。证为风寒外感，化热中潜，火极劫阴，逆犯神明之险证。治以清肺止咳，佐以生津。处方：麻黄 2.1g、炒杏仁 15g、生石膏 15g、甘草 3g、金银花 10g、连翘 10g、紫苏子 5g、橘红 3g、川贝母 3g、款冬花 5g、麦冬 6g、石斛 3g。甲壬金散 0.4g，日服 2 次。

二诊：原方加减3剂，并配用局方至宝丹，但无效，仍高热 40℃，弛张不解，喘憋亦甚，面色发绀，涕泪俱无，舌绛有芒刺，中心苔垢，老黄，两脉沉实而数。急请赵老会诊，认为风温入里化热，郁阻肺窍，热在阳明，急投辛凉解毒，清肃肺胃之剂。处方：金银花 10g、连翘 10g、生石膏 18g、麦冬 10g、鲜生地黄 12g、炒杏仁 5g、大青叶 6g、蔓荆子 6g、薄荷 1.5g、焦大黄 3g、知母 3g、生麦芽 6g。甲壬金散及羚羊粉各 0.3g，日服 3 次。

三诊：1剂而效，次日体温降至正常，涕泪初现，诸症大减，但尚有精神烦急，舌质尚赤，根部黄苔已去，脉象沉细而数，毒热去其大半，病势好转。余焰未尽，并有伤阴之象，再予清余邪，滋阴解毒之剂。处方：金银花10g、连翘10g、天花粉10g、麦冬10g、桃仁3g、杏仁3g、鲜生地黄12g、焦麦芽6g、炒栀衣3g、黄芩6g、炒枳壳5g、焦大黄3g。

四诊：又进2剂，精神食欲正常，体温无波动，轻咳有痰，肺内啰音减少，继予竹叶石膏汤类善后调治，逐渐康复出院。（《赵心波儿科临床经验选编》）

病案2

曹某，女，9个月，患儿因咳5天，身热2天，喘憋半天，经某医院急诊诊为重型小叶性肺炎、喘息性支气管炎合并心力衰竭。初诊：体温36℃，精神萎靡，喘息鼻煽（给氧气吸入），胸部膨隆，喘气抬肩，气道痰鸣，大便日行一次正常，小便略少，面色灰白，暗而不泽，口鼻周围青紫，舌苔薄白，舌质红，口内干而少津，脉数疾。听诊两肺密集细小水泡音，心率174次/分。辨证：温邪入肺，表邪不尽，正气已虚。治以清热解毒，益阴宣肺解肌。处方：青蒿6g、葛根3g、麻黄0.3g、玄参4.5g、牛黄散（分3次服）0.3g。

二诊：服药当天夜间，体温回升至39℃，不久即自然下降。次日体温正常，精神好转，喘减咳微，撤氧气吸入。处方：上方去牛黄散、青蒿、葛根，加麦冬4.5g、天花粉4.5g、射干2.4g。

三诊：服6剂后肺啰音消失，痊愈停药，经追访未复发。（《现代名中医类案选》）

(二) 鹅口疮

病案 1

孙某，男，6个月。1983年1月初诊：患儿近几日来哺乳期烦躁，啼哭，口流涎唾，饥不能食。检查：周身未见异常，不发热，舌面布有白色糜点和奶块状物，拭之不易去。证属邪毒蕴结，心脾热盛。治用紫雪丹清热解毒，吴茱萸外敷足心以引火下行。处方：紫雪丹每日3次，每次0.2g，涂于舌面上。另用吴茱萸20g，研末，分3包，每晚1包，食醋调敷两足心涌泉穴，次晨去之。

二诊：经上方治疗3天，患儿口舌上奶状物消退，哺乳正常，病愈。(《诊籍续焰》)

病案 2

邓某，男，出生半个月，1980年5月24日诊。早两天乳吮啼哭，烦躁不宁，昨日发现口腔布满白屑，曾用米泔水试口，但旋复如故。大便干燥，小便短黄。症见面赤唇红，口腔、舌上、牙龈及两颊内侧黏膜上白屑密布，状如雪花重叠。察其指纹紫滞，达于气关。此为鹅口疮。治宜清热解毒，祛腐生肌。拟以清热泻脾散加味。处方：生地黄6g、赤茯苓5g、山栀子3g、灯芯草0.3g、黄连3g、生石膏6g、栝楼仁5g、金银花6g、黄芩3g、连翘5g。外用纱布扎裹筷子头上，蘸咽喉漱涤剂依次将舌上及两颊内侧白屑轻轻拭去，纱布可放在温开水杯中洗净拧干再用。拭口后，再用珠黄散吹布患处。

复诊：仍按上法施治，3天痊愈。(《三湘医粹(医

案)》》

（三）口疮

病案1

宋某，男，1岁，1966年4月7日初诊。口内疼痛半月余，身体较弱，原有腹泻，为淡黄色稀便，2～3次/日，现小便短赤。检查：体温38.2℃，精神好，口腔有散在脓疱疹，舌质红，少苔，脉象细微数。印象：疱疹型口腔炎，消化不良。辨证：脾虚泄泻为本，心脾蕴热为标，本虚标实。急则治标，先拟清心脾之湿热，再拟涩肠止泻。处方：炒泽泻4.7g、陈皮6g、黄柏6g、黄连3g、天花粉9g、白芷1.6g、竹叶1.6g。加服小儿牛黄散，每日2次，每次服0.3g，外用珠黄消疳散涂抹。服药一日热退，尿色转清，口疮有所好转，但仍腹泻，继用前药加服磨积片，每日2片，每日2次，经治3日而愈。（《何世英儿科医案》）

病案2

石某，女，14个月。1978年1月20日初诊：发热6天，39℃上下，内热熏蒸，口疮溃疡，牙龈红肿，舌红，苔薄腻，烦躁不安，便下干结，小溲黄赤。心胃火热上炎，亟须清热泻火。处方：川黄连2.4g、生石膏（先入）24g、芦根30g、生大黄6g、竹叶6g、木通3g、生甘草3g、连翘9g、碧玉散（包）12g。3剂。

1月23日二诊：药后大便即下，热度已退，口疮亦平，安静入睡，小溲尚赤，舌红苔薄。续清余火。处方：原方去石膏、生大黄，加天花粉9g。3剂，药后病愈而安。

(《幼科刍言》)

(四) 小儿急惊风

病案 1

狄某某，女，5 岁。初诊：发烧 2～3 天，体温 38.5℃，咳嗽气促作喘，X 线透视：支气管肺炎，白细胞 12000/mm³，两脉滑数，指纹深紫，已至命关，舌红苔白腻根厚，夜间因热惊抽两次，汗出口渴，大便略干。此风温蕴热，因热动风，急用清热凉肝息风方法。处方：薄荷（后下）1g、生石膏（先煎）10g、知母 6g、连翘 6g、芦根 30g、钩藤 10g、焦三仙各 6g、羚羊角粉（分冲）0.3g，1 剂。

二诊：身热渐减，体温 38℃，咳喘少轻，脉仍滑数，昨日抽搐未作，口渴夜不安寐，大便仍干，小便短赤，温邪蕴热在于气分，再以清热息风方法：薄荷（后下）1g、生石膏 10g、僵蚕 4.5g、连翘 10g、芦根 30g、钩藤 10g、羚羊角粉（分冲）0.3g，2 剂。

三诊：身热渐退，体温 37.5℃，咳喘大减，抽搐未作，昨夜安寐甚佳，两脉弦滑，数象大减，指纹已淡，回至风关，舌红苔略厚，再以原方进退：前胡 1.5g、蝉衣 3g、片姜黄 3g、钩藤 10g、芦根 30g、焦麦芽 6g、牛黄抱龙丸 1 丸（分 2 次药送下），2 剂。

四诊：身热退而咳喘亦止，体温 36.5℃，抽搐未作，夜寐甚安，指纹、脉象皆如常，舌苔已化，二便如常，再以清热化滞方法。禁荤腥，吃素食，注意寒暖。前胡 1.5g、芦根 15g、焦麦芽 10g、鸡内金 10g。2 剂后诸恙皆安，调理

一周如常。(《赵绍琴临证验案精选》)

病案 2

纪某，男，5 岁。1970 年 8 月 5 日初诊：神志不清，牙关紧闭，项背强直，高热抽搐，涕泪皆无，口唇干燥，二便不利，舌苔黄腻，舌质红，脉弦数，指纹三关皆见青紫色。处方：金银花 10g、连翘 10g、钩藤 8g、生地黄 10g、薄荷 3g、僵蚕 3g、黄芩 10g、石膏 15g、大黄 3g、竹叶 5g、甘草 3g。3 剂，水煎服，日 3 次。

二诊：高热抽搐已止，身微汗出，咳痰不爽，口干舌燥，大渴引饮，脉弦数。证属余热未清，改投升降太杞丸 30 剂，每服 1 丸，日 3 次。出院门诊治疗。

三诊：脉静身凉，口润渴止，痰清津生，但邪去正虚，微见咳嗽。改用千金散 5g，桃花散 5g，胆芩散 5g。均 6 次服，每日 3 次。

四诊：咳止正复，仍用上述散剂，以善其后。(《老中医医案选》)

（五）小儿夜惊

病案 1

韩某，女，9 个月，半月前患感冒。病愈后时多烦急，夜啼，睡眠不实，大便干燥，小溲腥臭。指纹淡紫，至风关，舌无垢腻。为外感病后，余热不尽，热扰神明，少寐多啼之夜啼证。立法：清心泻热，安神益智。处方：朱麦冬 10g、炒枣仁 6g、木通 5g、滑石 10g、莲子心 3g、知母 5g、焦麦芽 6g、神曲 6g。日服 3 次。

服药 1 剂而病愈。(《赵心波儿科临床经验选编》)

病案 2

刘某,男,8 个月,曾受惊吓,入夜寐时则啼哭,同时伴睡中易惊醒,烦躁不安。手扬足蹬,口渴,纳谷不馨。处方:上川黄连 3g、炙远志 2g、石决明 21g、嫩钩藤 9g、生山栀 6g、淡竹叶 3g、茯神 9g、灯芯 3g、煅龙牡各 30g、淡黄芩 4.5g、首乌藤 15g。水煎服。服用方法:将上药用凉水浸泡 20 分钟,先煎煅龙牡 20 分钟后,再与余药同煎 30 分钟,澄出药液,于晚上睡前半小时服用,每日 1 剂,服药 3 剂后病情好转。守原方再进 3 剂痊愈。(《现代名中医儿科绝技》)

(六) 水肿

病案 1 风水

朱某某,男,6 岁。发热水肿已有 6 天,西医诊断为急性肾炎,咽痛口渴,小溲短少而赤,血尿明显,舌红苔薄白,脉浮数。此系风水表热,处方:麻黄 2.4g、生石膏 18g、桑叶 9g、连翘 9g、桔梗 3g、生甘草 2.4g、荆芥 4.5g、金银花 9g、栀子 9g、滑石 12g,2 剂。二诊热平肿退,表证初解,小溲渐长,血尿已淡,风去湿热尚留,兹须清肾利尿:茯苓皮 9g、泽泻 9g、苍术 9g、车前子 9g、栀子 9g、连翘 9g、滑石 12g、通草 3g、生甘草 2.4g,7 剂后水肿全退,胃和便调,血尿渐止,惟余湿未清,再予陈皮 3g、茯苓皮 9g、苍术 9g、猪苓 9g、泽泻 9g、六曲 9g、车前子 (包煎) 9g、川朴 2.4g、薏苡仁 12g,3 剂。药后尿检正常,续予原

法而安。（《中医儿科临证备要》）

病案2　风水

张××，男，8岁，病历号：56592。一天来壮热轻咳，头痛，颈部不适，面目微肿，小溲短赤，大便两日未行。血压110/65mmHg，心肺、胸腹未见异常。化验尿蛋白（＋＋＋），红细胞（＋＋），管型0～1。血沉第一小时28mm，第二小时58mm。舌苔薄黄，脉滑。辨证：邪热郁闭，内伤阴络。治法：清邪泻热化瘀。方药：金银花10g、连翘10g、荆芥10g、枯芩6g、赤芍10g、丹皮6g、白茅根15g、败酱草12g、大青叶10g、大黄2.4g、炒栀子10g。服药3剂，肺气得宣，汗出尿增，诸症大减，病有转机，又继服3剂。面目肿已消，咳嗽壮热俱平。诸症悉无，仅尿化验尚有轻微异常。继以金匮肾气丸调治月余而愈，各项化验均正常。（《赵心波儿科临床经验选编》）

（七）遗尿

苏某，女，4岁。1994年7月13日初诊，遗尿2周。家长诉患儿1岁多就不再尿床，近2周患儿却时有尿床，不仅夜间遗尿，白天在幼儿园午睡时亦尿床，故在幼儿园老师督促下来诊。老师反应：患儿脾气烦急，并有尿频尿急，其尿臊味较大。小儿诉肛门及外阴瘙痒，其纳食一般，大便偏干，日二行，夜寐不安，偶有啼哭。舌尖红，苔黄白厚略腻，脉滑数。查体：肛门、尿道口、阴道口潮红。尿常规：尿蛋白（－），红细胞（－），白细胞3～10/HP。辨证：湿热下注膀胱，治以清热祛湿。方药：黄柏10g、苍术

6g、黄连 3g、萆薢 10g、瞿麦、木通 1.5g、车前子 10g（包煎）、茯苓 15g、使君子 6g、百部 6g、生薏米 15g。

患儿内服上药，每日 3 次，并用苦参 10g、百部 10g、苦楝根皮 10g，煎水，每晚外洗前后阴部，嘱家长每日换洗患儿内裤，并煮沸消毒。3 日后症状明显减轻，继以前法治之，1 周后诸症全部消失，尿检正常。（《内科临证医案》）

（八）麻疹

病案 1

奉天友人朱贡九之哲嗣文治五岁，于庚申立夏后，周身壮热，出疹甚稠密，脉象洪数，舌苔白厚。知其出疹患温热也，欲用凉药清解之，因其素有心下作痛之病，出疹后贪食鲜果，前一日犹觉疼，又不敢投以重剂，遂勉强用生石膏、玄参各六钱，薄荷叶、蝉蜕各一钱，连翘二钱，晚间服药，至翌日午后视之，气息甚粗，鼻翅煽动，咽喉作痛，且自鼻中出血少许，大有烦躁不安之象。愚不得已，重用生石膏三两，玄参、麦冬各六钱，仍少佐以薄荷、连翘诸药，使煎汤三茶盅，分三次温服下。至翌日视之，则诸症皆轻减矣。然余热犹炽，其大便虽行一次，仍系燥粪，其心中犹发热，脉仍有力。遂于清解药中仍加生石膏一两，连服两剂，壮热始退，继用凉润清毒之药调之痊愈。（《医学衷中参西录》）

病案 2

陈某某，男，7 岁，1959 年 11 月 10 日就诊。发热咳喘已 6 天，前天在保健站诊为"麻疹"初期，服药后汗出很多，早晨面部即现红点。嗣因不慎受凉，致疹点忽隐不见，恶寒发抖，气喘，烦躁不安，热甚渴饮，谵语神昏，面及胸部疹点宛若蚤斑，疹色紫暗不泽，喘促鼻煽，颧赤、口干，舌质红，苔薄白燥而不润，唇绀，呛咳声嘶，喉有痰声。按之身热肢厥，体温41℃。此是正虚邪实，热毒内闭。急宜扶正祛邪，清泄热毒。处方：麻黄4.5g、杏仁9g、生石膏18g、甘草4.5g、苇茎15g、玄参15g、生地黄15g，1日1剂，分4次分服。

次日复诊：喘逆已平，疹点渐现，色赤红活，以原方去杏仁，加金银花、连翘各6g。服后疹透脚底，病得转危为安，渐次痊愈。（《伤寒论方医案选编》）

（九）风痧

王某，男，3岁。1960年3月3日初诊：患儿昨晚起发热，体温38.6℃，伴咳嗽、喷嚏、流涕，大便干，小便黄，全身皮肤遍起红疹，舌边尖红苔薄白而干，脉象浮数。温邪犯肺，肺气不宣，郁热波及营分，外发成疹。治宜辛凉解表，宣肺透疹。银翘散加减。处方：金银花三钱、连翘三钱、薄荷一钱半、豆豉二钱、牛蒡子三钱、桔梗一钱半、竹叶二钱、芦根五钱、浮萍二钱。

二诊：服上方2剂后，热退疹消而愈。（《董建华医案选》）

（十）丹痧

病案1

王，幼。丹痧发于遍身，骨节酸痛异常，喉痛，此喉痧重症。舌红起刺如杨梅，是其特征。处方：浮萍 5g、前胡 5g、板蓝根 9g、紫草 2.4g、山栀皮 9g、蒲公英 9g、薄荷 6g、大力子 9g、射干 2.4g、丹皮 6g、连翘 9g、六一散 9g、白茅根 30g。另：玄明粉 30g，水冲多次漱口。

二诊：予以清气解毒。小蓟 9g、玄参 9g、麦冬 9g、连翘 9g、升麻 2.4g、板蓝根 9g、知母 9g、金银花 9g、生山栀 9g、通草 3g、鳖甲（先煎）24g、藏青果 5 枚。另：陈莱菔英 120g，煎汤代茶。外吹锡类散。

三诊：再投养阴凉血之属。鲜生地黄 12g、小蓟 9g、白薇 9g、麦冬 9g、夏枯草 9g、梗通 1.5g、玄参 9g、浮萍草 5g。

四诊：喉痧寻愈，一身关节疼痛，不利转侧。浮萍草 6g、西河柳 9g、豨莶草 9g、桃仁泥 9g、丹皮 9g、薄荷 6g、白芍 9g、汉防己 12g、海桐皮 6g、晚蚕沙 9g（包）。（《章次公医案》）

病案 2

陶某，男，11 岁。初诊：1 日来高热，头晕，咽痛，恶心，呕吐，胸背见疹猩红弥漫，神倦思寐，饮食少进，体温 38.5℃，咽部红肿疼痛，有白色渗出物，心肺腹未见异常，舌苔黄厚而腻，两脉滑数，诊为猩红热。证属瘟毒入里，风温夹毒，瘟毒上攻，而致咽喉红肿，血分郁热，热邪外出肌表，故发斑疹。治法为清热解毒透疹。处方：杭菊花 10g、钩藤 10g、桔梗 6g、甘草 10g、粉丹皮 5g、淡竹叶 10g、寸冬 6g、蝉蜕 6g、芦根 15g、竹茹 10g、生石膏

24g、姜黄连3g。锡类散吹喉及六神丸5粒含服，每日3次。

二诊：药服1剂，壮热初解，皮疹密布周身，舌中心苔黄腻，脉洪数。斑毒外达，继予清解温毒，透斑利咽之剂。处方：金银花10g、连翘6g、大青叶6g、浙贝母10g、玄参6g、鲜石斛10g、金果榄6g、寸冬10g、黄芩6g、粉丹皮5g、桃仁5g、蝉蜕5g、芦根12g。紫雪丹1.2g，日服2次。

三诊：继服2剂，体温正常，斑毒已透，部分回靥，咽喉娇红肿大减，舌苔消退，脉缓，再予清热解余毒，利咽生津之剂。处方：金银花12g、大青叶6g、蝉蜕6g、杭菊10g、鲜石斛10g、浙贝母6g、玄参6g、连翘6g、焦军5g、马勃5g、大生地黄10g、金果榄10g、竹叶3g。六神丸10粒含服，日2次。

又2剂，毒清热解，身无不适。(《赵心波儿科临床经验选编》)

(十一) 水痘

病案1

瞿少爷，三岁，五月十二日，东四十一条。周身透见水痘，参差不齐，舌苔白，大便秘结，两脉细弦而滑，拟以清解泄化。净连翘三钱、紫草钱半、粉草薢三钱（布包）、赤苓皮四钱、忍冬藤五钱（枳壳钱半同炒）、地丁草钱半、保和丸五钱、建泽泻三钱、赤芍药二钱、白鲜皮三钱、焦麦芽三钱、丝瓜络三钱。

二诊：五月十四日。水痘透见参差不齐，小便短少，舌苔白，两脉细弦而滑，拟再以清解分利。净连翘三钱、紫草钱半、粉草薢三钱（布包）、赤苓皮四钱、忍冬藤五钱（枳壳钱半同炒）、地丁草钱半、大腹皮三钱、焦麦芽四钱、赤芍药钱半、白鲜皮三钱、生甘草梢钱半、建泽泻三钱、保和丸五钱、方通草钱半。

三诊：五月十六日。水痘已透齐，渐渐结痂，二便亦调，舌苔白，两脉细弦滑数，拟再以泻化余热，病已向愈，诸宜小心。盐水炒粉丹皮钱半、忍冬藤五钱、丝瓜络三钱、方通草钱半、香青蒿钱半、赤芍药钱半、六一散五钱（布包）、赤苓皮四钱、朱连翘三钱、白鲜皮三钱、保和丸五钱、建泽泻片三钱。（《伯庐医案》）

病案2

徐某，男，4岁。1971年4月6日初诊：发热3日，身出水痘，见于胸腹四肢，初小渐大，晶莹疱浆，边缘红色晕润，体温未降，口渴喜饮，苔黄而干，小溲短赤，咽红诉痛，脉浮数。为感受风热化毒，邪在气营之间，予以清热解毒，祛风凉血。处方：粉丹皮3.5g、赤芍3g、大生地黄6g、绿豆衣9g、大青叶6g、板蓝根9g、金银花6g、净蝉衣3.5g、山豆根3.5g。

二诊：体温正常，水痘浆液见回。紫草9g、白鲜皮4.5g、大生地黄6g、绿豆衣9g、大青叶6g、板蓝根9g、金银花6g、净蝉衣3.5g、山豆根3.5g。

三诊：服上药后，水痘浆回结痂，毒化热清。因病毒初解，腠理空虚，又经7日，复感于风，低热肤痒，再予宣风清热，以资巩固。处方：蝉衣3.5g、牛蒡子3.5g、紫草

6g、连翘 6g、金银花 6g、板蓝根 9g、地肤子 4.5g、绿豆 9g、紫荆皮 3.5g、薏苡仁米 9g。(《儿科临证验案》)

（十二）痄腮

病案 1

朱左。头面肿大如斗，寒热口干，咽痛腑结，大头瘟之重症也。头为诸阳之首，惟风可到，风为天之阳气，首犯上焦，肝胃之火，乘势升腾，三阳俱病。拟普济消毒饮加减。荆芥穗（一钱五分）、青防风（一钱）、软柴胡（八分）、酒炒黄芩（一钱五分）、酒炒川连（八分）、苦桔梗（一钱）、连翘壳（三钱）、炒牛蒡（二钱）、轻马勃（八分）、生甘草（八分）、炙僵蚕（三钱）、酒制川军（三钱）、板蓝根（三钱）。

二诊：肿势较昨大松，寒热咽痛亦减。既见效机，未便更张。荆芥穗（一钱五分）、青防风（一钱）、薄荷叶（八分）、炒牛蒡（二钱）、酒炒黄芩（一钱）、酒炒川连（八分）、生甘草（六分）、苦桔梗（一钱）、轻马勃（八分）、大贝母（三钱）、炙僵蚕（三钱）、连翘壳（三钱）、板蓝根（三钱）。

三诊：肿消热退，咽痛未愈，外感之风邪未解，炎炎之肝火未清也。再与清解。冬桑叶（三钱）、生甘草（六分）、金银花（三钱）、甘菊花（二钱）、苦桔梗（一钱）、连翘壳（三钱）、粉丹皮（一钱五分）、轻马勃（八分）、黛蛤散（包，五钱）、鲜竹叶（三十张）。(《丁甘仁医案》)

病案 2

王姓，女，3 岁，发病 20 余日，于 1957 年 2 月 27 日就诊，颌下腺及耳后腺红肿热痛，大便燥，发热无汗，脉浮数。处方：川连、子芩、牛蒡子、甘草、桔梗、板蓝根、柴胡、连翘、陈皮、薄荷、僵蚕、蝉蜕、麻黄、川大黄、金银花。水煎服，外以金黄散醋调敷患处。服药后症状减轻，乃加入玄参、浙贝母、乳香、没药、蒲公英、紫花地丁服之而愈。（《华廷芳医案选》）

（十三）小儿暑温

病案 1

1965 年 4 月 29 日初诊：患儿高热 38.5℃～39.4℃已有 3 天，肢冷无汗。颈强抽搐，时有嗜睡，神志尚清，便闭 5 天，腹部微满，舌苔薄润，脉象细数。西医诊断为乙脑。是为暑温邪热内结，亟须清热泻火，开门逐盗。处方：西香薷 3g、益元散 12g、西锦纹 6g、元明粉 4.5g、黑山栀 9g、大青叶 9g、连翘 9g、金银花 9g、钩藤 6g、鲜佩兰 12g，1 剂。

7 月 30 日二诊：通便 5 次，腹已柔和，小溲尚通，颈软搐减，但热度仍高，舌红脉数。温邪初得出路，其势尚炽，再以清火解毒。处方：生石膏 30g、知母 6g、大青叶 9g、川连 1.8g、益元散 12g、鲜竹叶 50 片、连翘 9g、金银花 9g、鲜青蒿 12g，1 剂。

7 月 31 日三诊：热势较松（38.5℃），便下 5 次，睡时惊惕，舌绛苔薄。温邪未消，病势犹重。再以泻火清热，祛除邪毒。处方：川连 2.4g、淡黄芩 6g、黑山栀 9g、益元散 12g、扁豆花 4.5g、连翘 9g、金银花 9g、大青叶 9g、鲜竹叶 50 片、紫雪丹（化服）0.9g。1 剂。

8 月 1 日四诊：热退惊平，便下亦和，舌红苔润，续以清泄。处方：川连 1.5g、黄芩 4.5g、六一散 12g、连翘 9g、金银花 9g、桑叶 9g、淡竹叶 4.5g、大青叶 9g、川石斛 9g、知母 6g。2 剂。

8 月 3 日五诊：诸恙均和，形神亦振，唯小便短少，大便干涩，苔薄而干，是温热伤津之故。病差当予清润调理。处方：玄参 9g、知母 6g、栝楼仁 12g、火麻仁 12g、炙甘草 3g、炒谷芽 6g、川石斛 9g、麦冬 9g、大生地黄 12g。2 剂。药后病愈出院。（《幼科刍言》）

病案 2

赵某，男，5 岁。4 天前开始发热，嗜睡，右上肢发硬，3 小时以前开始抽风，于 1958 年 8 月 7 日晚 11 时来院就诊。脑脊髓液检查符合乙脑。收住乙脑病房中医治疗组。当时体温 41℃，昏睡，抽风，振颤，颈强直，右上肢呈现僵硬。心率 132/分。4 日未大便。舌苔褐腻，脉象弦数。治宜清热解毒，芳香开窍。处方：金银花 15.6g、连翘 18.8g、赤芍药 6g、茵陈 6g、全虫 6g、钩藤 9g、天花粉 9g、鲜薄荷 9g、鲜佩兰 6g、鲜藿香 6g、生石膏 31g、甘草 4.7g，水煎服。安宫牛黄散 1.6g，紫雪散 1.6g，即时服下。

8 月 8 日上午二诊：神志略清，要水喝，右上肢仍发硬，颈仍强直，体温 40℃。继续服上方。当日下午体温又升至 40.8℃，右上肢抽动，瞳孔扩大，反应迟钝，口吐涎沫，进入深度昏迷状态。入晚大便 3 次，色黑褐如败酱，极恶臭。至晚 11 点，体温又升至 41℃，头汗多，有谵语。

8 月 9 日三诊：体温 40.3℃，心率 136/分，右上肢颤动撮空，触按腹部仍有疼痛表情。舌质红，舌苔干黑有芒刺。按邪入中府，热结旁流。处方：生川大黄 9g、条黄芩 9g、桃仁 9g、川厚朴 4.7g、赤芍药 9g、粉丹皮 9g、枳实 4.7g、紫雪散 3g，冲服，煎 100 毫升，一次鼻饲。

8 月 10 日四诊：上午体温 38.9℃，心率 120/分，神志半昏迷，时时撮空，大便 3 次稍稀，色黑褐。至下午 2 点，体温降至 37.8℃，神志渐清，抽动止。惟少腹膨胀尿闭，行腹部推揉排尿 1 次。本日仍按前方去黄芩，煎 120 毫升，分 2 次服。

8 月 11 日五诊：神志有时清醒，体温 37.8℃，昨夜大便一次，仍为黑褐色。至中午少腹又膨胀，无小便，用脐腹葱熨法，熨至 20 分钟，开始排尿，腹胀随消，以后未再尿闭。舌苔渐退，转薄白而糙，舌根尚黄。处方：鲜石斛 15.6g、郁李仁 9g、盐橘核 12.5g、川大黄 9g、知母 9g、黄柏 9g，水煎服。另局方至宝丹 0.8g。

8 月 12 日六诊：体温 37.4℃，神志清醒，腹软呈舟状，舌苔薄白，脉象转沉缓。病已转入恢复阶段，于 8 月 26 日出院。（《何世英儿科医案》）

（十四）手足口病

陈某某，男，3 岁。手足口腔疱疹 3 天，发热 2 天。患儿 3 天前手足见淡红色疱疹，无发热，轻度瘙痒，未特殊处理。隔日出现发热，体温 39℃，予布洛芬后体温可降，但药后体温复升，发热以夜间为主，近2天疱疹增多。现低热无汗，皮肤瘙痒，口腔疼痛，无法进食，口臭流涎，鼻塞流涕，轻咳，无痰。大便烂，日行2次，气味臭秽。昨日鼻衄1次，量少。查体：精神可，手足、手腕、双踝附近见淡红色疱疹，摸之触手，唇红，舌面及口腔黏膜见多个疱疹、溃疡。舌红苔黄，指纹紫滞于风关。辨证：风热夹湿，热重于湿。治法：疏风清热化湿。处方：金银花10g、连翘10g、板蓝根15g、蝉蜕5g、淡豆豉10g、仙鹤草10g、黄芩10g、丹皮10g、六一散（包煎）12g、桔梗5g、桑叶10g、桑白皮10g、焦山楂10g、焦神曲10g。3剂。

二诊：患儿手足疱疹渐干愈合，口腔溃疡渐愈，饮食不振，阵阵烦躁，微咳，手足心热，口干喜饮，大便干结，舌红少苔，指纹紫滞于风关。处方：连翘10g、淡竹叶8g、沙参10g、麦冬10g、石膏15g、玉竹10g、桑叶10g、天花粉10g、扁豆10g、甘草3g、法半夏6g，焦山楂10g、焦神曲10g。3剂后，手足疱疹消退，口腔疼痛消失，食欲好转，诸症消失。（《汪受传儿科医论医案选》）

第七章　历代名医论清热法

一、孙思邈

凡除热解毒，无过苦酢之物，故多用苦参、青葙、艾、栀子、葶苈、苦酒、乌梅之属。是其要也。热盛非苦酢之物不解。

《千金方》

二、钱乙

疮疹候：面燥腮赤，目胞亦赤，呵欠顿闷，乍凉乍热，咳嗽嚏喷，手足梢冷，夜卧惊悸多睡，并疮疹证，此天行之病也。惟用温凉药治之，不可妄下及妄攻发、受风冷。……有大热者，当利小便；有小热者，宜解毒。

弄舌：脾脏微热，令舌络微紧，时时舒舌。治之勿用冷药及下之，当少与泻黄散，渐服之。

急欲乳不能食：因客风热入儿脐，流入心脾经，即舌浓唇燥，口不能乘乳，当凉心脾。

《小儿药证直诀·卷上·脉证治法》

三、刘完素

且如一切怫热郁结者，不必止以辛甘热药能开发也，如石膏、滑石、甘草、葱、豉之类寒药，皆能开发郁结。以其本热，故得寒则散也。……是故善用之者，须加寒药。

《素问玄机原病式·热类》

四、朱丹溪

火，阴虚火动难治。火郁当发，看何经，轻者可降，重者则从其性而升之。实火可泻，黄连解毒之类；虚火可补，小便降火极速。凡气有余便是火，不足者是气虚。火急甚重者，必缓之以生甘草，兼泻兼缓，参术亦可。人壮气实火盛颠狂者，可用正治，或硝黄冰水之类；人虚火盛狂者，以生姜汤与之，若投冰水正治，立死。有补阴即火自降，炒黄柏、生地黄之类。凡火盛者，不可骤用凉药，必兼温散。

《丹溪心法·卷一·火六》

五、袁班

若温热，是里阴炽也，用苦寒以胜里热。

《证治心传·卷一·治病须明阴阳虚实论》

六、缪希雍

病之热者，当察其源：火苟实也，苦寒咸寒以折之；若其虚也，苦寒、酸寒以摄之。

《神农本草经疏·卷一·治法纲》

七、喻嘉言

上焦如雾，升而逐之，兼以解毒；中焦如沤，疏而逐之，兼以解毒；下焦如渎，决而逐之，兼以解毒。

《尚论篇》

八、张凤逵

暑病首用辛凉，继用甘寒，终用甘酸敛津，不必用下。

《伤暑全书》

九、张景岳

治实火诸法：凡微热之气，惟凉以和之……大热之气，必寒以除之……

实火宜泻，虚火宜补，固其法也。然虚中有实者，治宜以补为主，而不得不兼乎清，如加减一阴煎、保阴煎、天王补心丹、丹溪补阴丸之类是也。若实中有虚者，治宜以清为主，而酌兼乎补，如清化饮、徙薪饮、大补阴丸之类是也。凡此虚中之实，实中之虚，本无限则，故不得谓热者必无虚，虚者必无热。但微虚者宜从微补，微热者宜从微清。若热倍于虚，而清之不及，渐增无害也。若虚倍于热，而清之太过，则伐及元阳矣。凡治火者，不可不知此义。

《景岳全书·卷之十五·杂证谟·火证·论治火》

寒方之制，为清火也，为除热也。夫火有阴阳，热分上下。据古方书，咸谓黄连清心，黄芩清肺，石斛、芍药清脾，龙胆清肝，黄柏清肾。今之用者，多守此法，是亦胶柱法也。大凡寒凉之物，皆能泻火，岂有凉此而不凉彼者，但当分其轻清重浊，性力微甚，用得其宜则善矣。夫轻清者，宜以清上，如黄芩、石斛、连翘、天花之属是也。重浊者，宜于清下，如栀子、黄柏、龙胆、滑石之属也。性力之浓者，能清大热，如石膏、黄连、芦荟、苦参、山豆根之属也。性力之缓者，能清微热，如地骨皮、玄参、贝母、石斛、童便之属也。以攻而用者，去实郁之热，如大黄、芒硝之属也。以利而用者，去癃闭之热，如木通、茵陈、猪苓、泽泻之属也。以补而用者，去阴虚枯燥之热，如生地、二冬、芍药、梨浆、细甘草之属也。方书之分经用药者，意正在此，但不能明言其意耳。然火之甚者，在上亦宜重浊；火之微者，在下亦可轻清。夫宜凉之热，皆实热也。实热在下，自宜清利；实热在上，不可升提。盖火本属阳，宜从阴治，从阴者宜降，升则反从其阳矣。经曰：高者抑之，义可知也。外如东垣有升阳散火之法，此以表邪生热者设，不得与伏火内炎者并论。

《景岳全书·卷之五十·新方八略引·寒略》

十、吴又可

今疫邪透出于膜原，气为之阻，时欲到胃，是求伸而未能遽达也。今投寒剂，抑遏胃气，气益不伸，火更屈曲，所以反热也。往往服芩、连、知、柏之类，病患自觉反热，其间偶有灵变者，但言我非黄连证，亦不知其何故也。切谓医家终以寒凉清热，热不能清，竟置弗疑，服之反热，全然不悟，虽至白首，终不究心，悲夫！

《温疫论·下卷·服寒剂反热》

十一、程钟龄

清者，清其热也。脏腑有热，则清之。经云：热者寒之，是已。然有当清不清误人者，有不当清而清误人者，有当清而清之不分内伤、外感以误人者，有当清而清之不量其人、不量其证以误人者，是不可不察也。

夫六淫之邪，除中寒、寒湿外，皆不免于病热。热气熏蒸，或见于口舌、唇齿之间，或见于口渴、便溺之际，灼知其热而不清，则斑黄狂乱，厥逆吐衄，诸症丛生，不一而足。此当清不清之误也。

　　然又有不当清而清者何也？有如劳力辛苦之人，中气大虚，发热倦怠，心烦溺赤，名曰虚火，盖春生之令不行，无阳以护其荣卫，与外感热证，相隔霄壤。又有阴虚劳瘵之证，日晡潮热，与夫产后血虚，发热烦躁，证象白虎，误服白虎者难救。更有命门火衰，浮阳上泛有似于火者。又有阴盛隔阳，假热之证，其人面赤狂躁，欲坐卧泥水中，或数日不大便，或舌黑而润，或脉反洪大，峥峥然鼓击于指下，按之豁然而空者，或口渴欲得冷冻饮料而不能下或因下元虚冷，频饮热汤以自救，世俗不识，误投凉药，下咽即危矣。此不当清而清之误也。

　　然又有清之而不分内伤、外感者何也？盖风寒闭火，则散而清之，经云：火郁发之是也。暑热伤气，则补而清之，东垣清暑益气汤是也。湿热之火，则或散、或渗、或下而清之，开鬼门、清净府、除陈是也。燥热之火，则润而清之，通大便也。伤食积热，则消而清之，食去火自平也。惟夫伤寒传入胃腑，热势如蒸，自汗口渴，饮冷而能消水者，借非白虎汤之类，鲜克有济也。更有阳盛拒阴之证，清药不入，到口随吐，则以姜汁些少为引，或姜制黄连反佐以取之，所谓寒因热用是也。此外感实火之清法也。若夫七情气结，喜、怒、忧、思、悲、恐、惊，互相感触，火从内发，丹溪治以越鞠丸，开六郁也。立斋主以逍遥散，调肝气也，意以一方治木郁而诸郁皆解也。然经云：怒则气上，喜则气缓，悲则气消，恐则气下，惊则气乱，思则气结。逍遥一方，以之治气上、气结者，固为相宜，而于气缓、气消、气乱、气下之证，恐犹未合。盖气虚者，必补其气。血虚者，必滋其血。气旺血充，而七情之火悠焉以平。至若真阴不足，而火上炎者，壮水之主以镇阳光。真阳不足而火上炎者，引火归元以导龙入海。此内伤虚火之治法也。或者曰：病因于火，而以热药治之，何也？不知外感之火，邪火也，人火也，有形之火，后天之火也，得水则灭，故可以水折。内伤之火，虚火也，龙雷之火也，无形之火，先天之火也，得水则炎，故不可以水折，譬如龙得水而愈奋飞，雷因雨而益震动，动阴蒙沉晦之气，光焰烛天，必俟云收日出，而龙雷各归其宅耳。

是以虚火可补而不可泻也。其有专用参，而不用八味者，因其穴宅无寒也。其有专用六味而不用桂附者，因其穴宅无水也。补则同，而引之者稍不同耳。盖外感之火，以凉为清。内伤之火，以补为清也。

然又有清之而不量其人者何也？夫以壮实之人，而患实热之病。清之稍重，尚为无碍。若本体素虚，脏腑本寒，饮食素少，肠胃虚滑，或产后、病后、房室之后，即有热证，亦宜少少用之，宁可不足，不使有余；或余热未清，即以轻药代之，庶几病去人安，倘清剂过多则疗热未已而寒生矣。此清之贵量其人也。

然又有清之不量其证者何也？夫以大热之证，而清剂太微，则病不除，微热之证，而清剂太过，则寒证即至，但不及犹可再清，太过则将医药矣。且凡病清之而不去者，犹有法焉，壮水是也。王太仆云：大热而甚，寒之不寒，是无水也，当滋其肾。肾水者，天真之水也。取我天真之水以制外邪，何邪不服？何热不除？而又何必沾沾于寒凉，以滋罪戾乎！由是观之，外感之火，尚当滋水以制之，而内伤者更可知矣。大抵清火之药，不可久恃，必归本于滋阴。滋阴之法，又不能开胃扶脾，以恢复元气，则参、苓、术，亦当酌量而用。非曰清后必补，但元气无亏者，可以不补；元气有亏，必须补之。俟其饮食渐进，精神爽慧，然后止药可也。此清之贵量其证也。总而言之，有外感之火，有内伤之火，外感为实，内伤为虚，来路不同，治法迥别，宁曰热者寒之，遂足以毕医家之能事也乎！

《医学心悟·卷一·医门八法·论清法》

十二、戴天章

时疫为热证，未有不当清者也。其在表宜汗，使热从汗泄，汗法亦清法也；在里宜下，使热从下泄，下法亦清法也。若在表已得汗而热不退，在里已下而热不解，或本来有热无结，则惟以寒凉直折以清其热而已，故清法可济汗、下之不逮，三者之用，可合而亦可分。时疫当清者十之六七，则清法不可不细讲也。

凡清热之要，在视热邪之浅、深。热之浅者在营卫，以石膏、黄芩为主，柴胡、葛根为辅；热之深者在胸膈，花粉、知母、楼仁、栀子、豆豉为主。热在肠胃者，当用下法，不用清法，或下而兼清亦可。热入心包者，黄连、犀角、羚羊角为主。热直入心脏，则难救矣，用牛黄犹可十中救一，须用至钱许，少则无济，非若小儿惊风诸方，每用分许即可有效。

当清诸症，详列于下：

热在营卫证：身热汗自出，不恶寒反恶热，身重，头面项红肿，周身红肿，斑疹，鼻孔干，唇燥，烦躁，遗尿，舌苔白。

热在胸膈证：身热反减，渴，呕，咳，咽干，谵语，多言，胸前红肿，舌苔浓白。

热在肠胃证：便血，便脓血。余悉见下证条中。

热在心包及心证：狂，昏沉，多睡，舌黑。

《广瘟疫论·卷之四清法》

十三、秦之桢

表邪已解，表汗已多，热邪传里，里有结热，宜清里。故心烦多汗不得卧者，宜用黄连阿胶汤。恶热多汗，唇焦消水者，宜人参白虎汤。神志不清，脉沉数大者，宜陶氏导赤各半汤。

口渴舌刺，潮热便闭者，宜凉膈散。赤已透，多汗烦热者，宜化汤。肠胃热结，大便不通，宜调胃承气汤。欲便而不得便，时转臭气，小腹胀满，下症悉具，宜三乙承气汤。

《伤寒大白·总论·宜清里论》

清里之药，但能解里热，不能解表热。故凡身热无汗，头痛身痛，忌清里。手足逆冷，身热脉伏，忌清里。脉浮身热，忌清里。痧未透，忌清里。口干不渴，渴不消水，忌清里。二便清利，里无热结，忌清里。舌苔而滑，身热足冷，忌清里。身热面赤，表汗未彻，忌清里。谵语狂言，渴不消水，呕吐恶心，脉滑不数，痰食滞于中焦者，忌清里。紫不化，口反不渴，脉反不数者，阳明湿毒，非血热也，忌清里。血蓄上焦，漱水不咽者，忌清里。胁痛干呕，口反不渴，水饮内停者，忌清里。阴极发燥，不能消水，脉迟下利，面赤戴阳者，阴症也，忌清里。

《伤寒大白·总论·忌清里论》

十四、叶桂

大凡看法：卫之后方言气，营之后方言血。在卫汗之可也；到气才宜清气；乍入营分，犹可透热，仍转气分而解，如犀角、元参、羚羊等物是也；至入于血，则恐耗血动血，直须凉血散血，如生地、丹皮、阿胶、赤芍等物是也。

《温热论·第六章卫、气、营、血看法》

十五、余霖

初病周身如冰，色如蒙垢，满口如霜，头痛如劈，饮热恶冷，六脉沉细。此阳极似阴，毒之隐伏者也。重清内热，使毒热外透。身忽大热，脉转洪数，烦躁谵妄，大渴思冰，症虽枭恶，尤易为力。若遇庸手，妄投桂、附，药不终剂，死如服毒。

四肢属脾，至于逆冷，杂症见之，是脾经虚寒、元阳将脱之象。惟疫则不然，通身大热，而四肢独冷。此烈毒壅遏脾经，邪火莫透。重清脾热，手足自温。

杂症有精液枯涸，水不上升，咽干思饮，不及半杯，而此则思冰饮水，百杯不足，缘毒火熬煎于内，非冰水不足以救其燥，非石膏不足以制其焰。庸工忌戒生冷，病家奉为神术，即温水亦不敢与，以致唇焦而舌黑矣。

四时百病，胃气为本，至于不食，似难为也。而非所论于胃热者，乃邪火犯胃，热毒上冲，频频干呕者有之，旋食旋吐者有之。胃气一清，不必强之食，自无不食矣。

至于疫疹腹痛，或左或右，或痛引小肠，乃毒火冲突，发泄无门，若按寻常腹痛分经络而治之必死。如初起，只用败毒散或凉膈散加黄连，其痛立止。

《疫疹一得·卷上·疫疹之症》

深红者，较淡红而稍重，亦血热之象。一凉血即转淡红。

色艳如胭脂，此血热极之象，较深红而愈恶。必大用凉血始转深红，再凉之而淡红矣。

紫赤类鸡冠花而更艳，较艳红而火更盛。不即凉之，必至变黑。

《疫疹一得·卷下·疫疹之色》

十六、吴鞠通

温病燥热,欲解燥者,先滋其干,不可纯用苦寒也,服之反燥甚。此用苦寒之禁也。温病有余于火,不用淡渗犹易明,并苦寒亦设禁条,则未易明也。举世皆以苦能降火,寒能泻热,坦然用之而无疑,不知苦先入心,其化以燥,服之不应,愈化愈燥。宋人以目为火户,设立三黄汤,久服竟至于瞎,非化燥之明征乎?吾见温病而恣用苦寒,津液干涸不救者甚多。盖化气比本气更烈。故前条冬地三黄汤,甘寒十之八九,苦寒仅十之一二耳。至茵陈蒿汤之纯苦,止有一用,或者再用,亦无屡用之理。吴又可屡诋用黄连之非,而又恣用大黄,借乎其未通甘寒一法也。

《温病条辨·中焦篇》

十七、柳宝诒

冬月伤寒,邪由皮毛而入,从表入里,初见三阳经证,如太阳病,则头项强痛而恶寒之类。三阳不解,渐次传入三阴。其中有留于三阳,而不入三阴者;有结于胃腑,而不涉他经者;亦有不必假道三阳,而直中三阴者。凡此伤寒之症,初起悉系寒邪见象。迨发作之后,渐次化热内传,始有热象。故初起治法,必以通阳祛寒为主。及化热之后,始有泄热之法。此伤寒病之大较也。若夫温病,乃冬时寒邪，伏于少阴。迨春夏阳气内动，伏邪化而为热，由少阴而外出。如邪出太阳，亦见太阳经证，其头项强痛等象，亦与伤寒同。但伤寒里无郁热，故恶寒不渴，溲清无内热。温邪则标见于外，而热郁于内，虽外有表证，而里热先盛；口渴溲黄、尺肤热、骨节疼，种种内热之象，皆非伤寒所有。其见阳明、少阳，见证亦然。初起治法，即以清泄里热，导邪外达为主。

《温热逢源·卷下·论温病与伤寒病情不同治法各异》

十八、刘松峰

夫古之黄连解毒、三黄、凉膈、泻心等剂，非古人之好用凉药也，以其所秉者浓，故用之无寒中之患，而获败火之功。今人所秉者薄，既不逮古，而又兼之以凿丧，若用大苦大寒之剂，其何以当之。况瘟疫之火，因邪而生，邪散而火自退矣。若用大寒之剂，直折其火，未有驱邪之能，而先受寒凉之祸。受寒则表里凝滞，欲求其邪之解也难矣。总之如黄连、黄柏、龙胆草、苦参大苦大寒等药，皆当慎用。以有生地、二冬、元参、丹皮、栀子、黄芩、银花、犀角、茅根、竹沥、童便、葛根、石膏、人中黄辈加减出入，足以泻火而有余矣。

如果有真知灼见，非黄连等药不可，少者分计，多者钱计而止，不可多用。

《松峰说疫·治瘟疫慎用古方大寒剂论》

主要参考书目

［1］朱邦贤．中医各家学说［M］．北京：人民卫生出版社，2012

［2］范仁忠．中医治法精粹［M］．合肥：安徽科学技术出版社，1990

［3］杨医亚．中国医学百科全书方剂学［M］．上海：上海科学技术出版社，1985

［4］张文选．温病方证与杂病辨治［M］．北京：人民卫生出版社，2007

［5］周超凡．历代中医治则治法精粹［M］．北京：人民军医出版社，2008

［6］刘学华．古今名方现代研究与临床应用［M］．北京：人民军医出版社，2010

［7］谢鸣．方剂学［M］．北京：中国中医药出版社，2009

［8］姚乃礼．当代名老中医经验方汇粹（下册）［M］．北京：人民卫生出版社，2014

［9］孙晓波，徐惠波．现代方剂药理与临床［M］．天津：天津科技翻译出版公司，2005

［10］谭同来，刘庆林．常用中药配对与禁忌［M］．太原：山西科学技术出版社，2003

编 后 语

　　本书第 1～4 章由湖南中医药高等专科学校方剂学教授李美珍编著,第 5～7 章由湖南中医药高等专科学校方剂学副教授曾姣飞编著。书稿成书后,资深专家谭同来进行了删润,在此由衷致谢。本书在编写的过程中参考了诸多学者、专家的资料,在此一并表示感谢! 书中不妥之处,敬请各位同道批评指正。

编　者

图书在版编目（CIP）数据

中医清热法／李美珍,曾姣飞编著.—太原:山西科学技术出版社,2020.5

（中医临床必备实用疗法系列丛书／谭同来总主编）

ISBN 978－7－5377－5986－1

Ⅰ.①中… Ⅱ.①李… ②曾… Ⅲ.①清热 Ⅳ.①R243

中国版本图书馆 CIP 数据核字（2020）第 001877 号

中医清热法
ZHONG YI QING RE FA

出　版　人:赵建伟

编　著　者:李美珍　曾姣飞

责　任　编　辑:郝志岗

封　面　设　计:杨宇光

出　版　发　行:山西出版传媒集团·山西科学技术出版社

　　　　　　地址:太原市建设南路 21 号　邮编:030012

编辑部电话:0351－4922072

发　行　电　话:0351－4922121

经　　　销:各地新华书店

印　　　刷:山西基因包装印刷科技股份有限公司

网　　　址:www.sxkxjscbs.com

微　　　信:sxkjcbs

开　　本:880mm×1230mm　　1/32　　印张:14.75

字　　数:282 千字

版　　次:2020 年 5 月第 1 版　　2020 年 5 月太原第 1 次印刷

书　　号:ISBN 978－7－5377－5986－1

定　　价:45.00 元

本社常年法律顾问:王葆柯

如发现印、装质量问题,影响阅读,请与发行部联系调换。